癌症·新知
科学终结恐慌

李治中 ◎ 著

清华大学出版社
北京

版权所有，侵权必究。侵权举报电话：010-62782989　13701121933

图书在版编目(CIP)数据

癌症·新知：科学终结恐慌 / 李治中著. — 北京：清华大学出版社, 2017 (2017.10重印)
ISBN 978-7-302-48010-5

Ⅰ.①癌… Ⅱ.①李… Ⅲ.①癌-防治 Ⅳ.①R73

中国版本图书馆CIP数据核字（2017）第201001号

责任编辑： 胡洪涛　王　华
封面设计： 于　芳
责任校对： 刘玉霞
责任印制： 杨　艳

出版发行：清华大学出版社
　　　　　网　　址：http://www.tup.com.cn，http://www.wqbook.com
　　　　　地　　址：北京清华大学学研大厦A座　　邮　编：100084
　　　　　社 总 机：010-62770175　　邮　购：010-62786544
　　　　　投稿与读者服务：010-62776969, c-service@tup.tsinghua.edu.cn
　　　　　质量反馈：010-62772015, zhiliang@tup.tsinghua.edu.cn
印 装 者：北京亿浓世纪彩色印刷有限公司
经　　销：全国新华书店
开　　本：165mm×235mm　　印　张：22.75　　字　数：370千字
版　　次：2017年9月第1版　　　　　　　　印　次：2017年10月第3次印刷
定　　价：68.00元

产品编号：073023-01

序

菠萝又出新书了！

新书的名字：《癌症·新知：科学终结恐慌》。

蛮有意思，菠萝把心理压力看得比癌症本身更为严重。事实也是如此，癌症作为一种疾病，它有一个发展的过程，但过度的焦虑和恐慌，却可以在非常短的时间内摧毁一个人的神经系统和免疫系统，吓死就这样发生了。但由此发展出中国特有的"癌症不告诉文化"，却是不应该。因此，我特别推荐大家阅读本书中"应该让癌症患者知道真相吗？"章节。亲属得癌症，我们不想让他（她）知道；而自己得癌症，却一定要知道。内中的悖论，值得深思。

菠萝外表粗糙棱角分明，内里却金黄鲜甜，写科普的人又何尝不是这样，将丰腴的知识哺育他人，也常常揭穿皇帝的新衣，更是字中千秋道尽人间百态。《维基百科》记载：菠萝为多年生常绿草本，原产于南美洲，现广泛种植于热带地区。菠萝先生旅居北美圣迭戈，常奔走于内地鼓与呼，这，纯粹是一种巧合吗？不管是巧合还是自然，我们都要感谢菠萝，因为有了他的文字，使这世界少了一点愚昧；因为有了他的著述，可使众多的癌症患者少走弯路；因为有了他的孜孜不倦，可让这世界更为美好！

我与菠萝素未谋面，只是文字相交，但读他的书，却似多年之友，总有一种酣畅淋漓的感觉。谢谢菠萝——我尊敬的李治中先生！

吴一龙写于丁酉端午

前言

把癌症变为慢性病，我们还有多远？

相信每个人都感觉到身边的癌症患者越来越多。

2017年，"癌症"是任何人生活中都躲不开的词。中国最新癌症报告指出，中国一年就新增400多万患者，死亡280万。

年龄是致癌第一大因素，而中国社会正快速进入老龄化，即使不考虑吸烟和环境污染等因素，在未来几十年，癌症患者数量也必将继续增多。我们和癌症的战争注定长期而艰苦。

但战争的目标是什么？

我认为，不是消灭癌症，也不是治愈癌症，而是把癌症变成慢性病。

消灭癌症并不现实。绝大多数癌症是"老年病"，是人体自然老化过程中基因突变的产物。就像我们无法阻止皱纹和老花眼的出现一样，我们无法像对待传染病一样，开发疫苗彻底阻止突变的发生。

治愈所有癌症也不现实。的确有很多乳腺癌、前列腺癌、甲状腺癌、淋巴瘤、白血病等患者治疗后顺利康复，幸福一生的鲜活例子。但这只是"少数"。癌症作为整体，依然极端顽固。以现有的知识，无论西医、中医，治愈大部分癌症都是不可能完成的任务。

我们真正的目标，是把癌症变为慢性病，用副作用小的药物，控制住它的发展。

仔细想想，大家"谈癌色变"，并非只因为它会致命，更因为觉得癌症致命快，治疗过程痛苦。

中国高血压每年导致200万人死亡，和癌症接近，但极少有人知道自己高血压后就崩溃的。社会上常说不少癌症患者是被"吓死的"，这虽然没有任何科学证据，但毫无疑问，心理压力显著降低了患者生存质量。如果能用副作用小的治疗方法，把癌症变为慢性病，无论是对延长患者生命，还是降低患者心理负担，抑或是提高患者生存期的生活质量，都是极为重要的。这就是我对"成功战胜癌症"的定义。

我们早已有了成功例子。

15年前，携带BCL-ABL突变基因的慢性髓性白血病患者5年存活率不到30%。但经过20多年的科学研究，2001年针对该基因突变的靶向药物"格列卫"横空出世，让罹患该病的患者5年存活率从30%一跃升到了90%，最初尝试格列卫的一批患者已经存活了超过20年，统计显示，这些患者生存率和普通人群无异！

其实他们并没有被"治愈"，一旦停药，很多人的白血病就会复发。但因为格列卫是口服药，而且副作用不大，只要简单地在家按时服药，他们就可以和其他人一样正常生活，他们是带着癌细胞的"健康人"。

格列卫把慢性髓性白血病变成了一个与高血压、糖尿病一样的慢性病。虽然患者需要终身服药，但并不可怕。很多慢性髓性白血病患者，一旦知道治疗方法后，通常长舒一口气后说，"还好，还好"。

这就是我们的目标。

最近两三年，我们离把更多癌症变成慢性病这个目标近了一大步，因为免疫疗法出现了！

2017年，我相信绝大多数癌症患者都会听到"免疫疗法"这个词。

免疫疗法，相对以往的抗癌手段，有一个最本质的区别：它针对的是免疫细胞，而不是癌细胞。

"激活人体自身免疫系统来对抗癌症"是一个存在了很久的猜想。从理论上说，免疫药物相对别的药物来说有巨大优势：它不损伤而是增强免疫系统；同一种药可以治疗多种癌症，对很多患者都会有效；可以抑制癌细胞进化，减低复发率。

在过去，这只是个猜想，但近几年，革命性改变临床治疗的免疫药物终于出现了！

最令人兴奋的是最近上市的PD-1和PD-L1抑制剂，它们对黑色素瘤、肺癌、

前言

肾癌、头颈癌、膀胱癌、淋巴瘤等都展现了非常让人振奋，乃至震惊的效果。比如用在晚期转移的黑色素瘤患者身上时，它们让 60% 以上的患者肿瘤缩小，其中一部分甚至彻底消失超过 3 年！要知道，通常这些晚期肿瘤转移患者生存时间只能以周计算。以前药物如果能延长几个月就是胜利。

第一批尝试免疫疗法的晚期黑色素瘤患者中，已经有人活了近 15 年，而且无法再检测到癌细胞。

免疫疗法治愈了癌症吗？很难讲，因为无法检测到癌细胞不代表没有癌细胞。但不容争辩的是，免疫疗法让很多患者变成带着癌细胞的"健康人"。

PD-1 和 PD-L1 抑制剂仅仅是冰山一角。目前有成百上千个癌症免疫疗法试验正在进行，其中还包括新型免疫"鸡尾酒疗法"、前沿基因编辑细胞治疗、癌症疫苗、溶瘤病毒等。每一个临床试验的成功都将给癌症治疗带来革命。

2016 年，美国政府启动了"抗癌登月计划"，投入大量资源来对抗癌症，主攻方向之一也是免疫疗法。我相信，未来几年一定是免疫疗法的爆发期。

不过，对于中国患者，现在使用免疫疗法有两个困难：第一，国外批准的免疫药物在中国还没有上市，不少患者都得辗转海外购买；第二，免疫药物非常贵，一个月十多万元人民币，多数家庭无法承担。如何把有效的免疫疗法，以普通家庭能承担的方式带给中国的患者，是个难题。

随着医生"抗癌工具箱"里面的方法越来越多，癌症治疗将进入"精准医疗"时代，越来越强调"个体化"和"低副作用"。

更多的患者会接受"鸡尾酒疗法"：手术或放疗可以处理局部的病灶，化疗和靶向药物可以杀灭全身各处的癌细胞，免疫药物可以激活自身免疫系统，除了直接追杀癌细胞，还能用于巩固治疗，防止复发。

也许在不远的未来，会有人说："还记得 2017 年那会儿大家都以为癌症是绝症吗？真是太搞笑了！"

目 录

思考篇

换个全新角度来认识癌症	2
彻底消除癌症，人类寿命能增加多少？	8
对癌细胞一定要赶尽杀绝吗？	13
大家为什么会被"大师"忽悠？	17
有效的技术，凭啥不推广？	23
诺贝尔奖得主亲自尝试的癌症疫苗	28
抗癌新药最大的副作用是什么？	33
美国最新癌症报告带来什么启示？	39
为什么对儿童癌症的投入这么低？	46
中国癌症病死率为啥这么高？	52
美国"抗癌登月计划"，到底想干嘛？	57
应该让癌症患者知道真相吗？	64
为什么中国患者总是感觉孤独无助？	70
患者家属也是受害群体	74
离家出走的患者，刺痛我们的心	81

辟谣篇

爽身粉致癌吗？	88
牛奶致癌吗？	93
儿童白血病是装修引起的吗？	97
得了白血病横竖就是个死？	102
害死年轻演员的是谁？	106
拼命工作会累出癌症吗？	111
小苏打能饿死癌细胞吗？	116
医生生病后为何拒绝化疗？	121
澳洲水果提炼出了抗癌神药？	127

预防篇

癌症筛查，到底查什么？	132
运动可以预防癌症吗？	138
关于吸烟的5个冷知识	143
不吸烟为什么也会得癌症？	147
癌症预防，需要学习日本	152
应该打宫颈癌疫苗吗？	159
怎样避免早期癌症患者被过度治疗？	164

治疗篇

化疗到底有效吗？	170
一、二、三代靶向药是什么意思？	178
靶向药耐药以后怎么办？	184
这个靶向药凭啥创造上市纪录？	191
砒霜是抗癌靶向药物，你信吗？	199
PARP 抑制剂，为什么这么火？	204
BCL-2 抑制剂是白血病新希望吗？	210
靶向药物和免疫药物的主要区别是啥？	215
CTLA4 免疫疗法，如何带来超级幸存者？	220
美国前总统卡特是怎么被治好的？	226
PD-1 疗法为啥在这种癌症里面效果这么好？	230
全球首个"广谱抗癌药"来了！	235
肺癌进入免疫疗法阶段	240
TIL 免疫细胞疗法，和魏则西用的有何不同？	245
IL2 免疫疗法，效果这么好为什么没人用？	251
放疗也是免疫疗法？	257
化疗也是免疫疗法？	263
靶向药物也是免疫疗法吗？	268
临床试验，风险很大吗？	273

精准篇

从 1.0 到 4.0，癌症的分类进化史	280
基因测序，越贵越好吗？	287
基因测序报告成了"天书"，咋办？	292
为什么同样的药，效果千差万别？	298
为啥失败的抗癌药偏偏对她一人有效？	303
西医也会异病同治	307
人工智能如何帮助癌症治疗？	313

交流篇

遭遇肺癌，先问医生这几件事儿	322
遭遇乳腺癌，先问医生这几件事儿	325
遭遇结直肠癌，先问医生这几件事儿	328
遭遇肝癌，先问医生这几件事儿	331
遭遇胃癌，先问医生这几件事儿	335
遭遇白血病，先问医生这几件事儿	338

参考文献	**341**
后记	**351**

思考篇

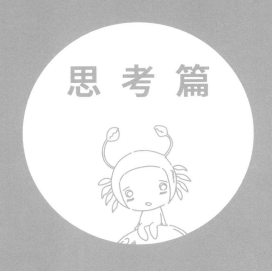

学而不思则罔。

——孔子

换个全新角度来认识癌症

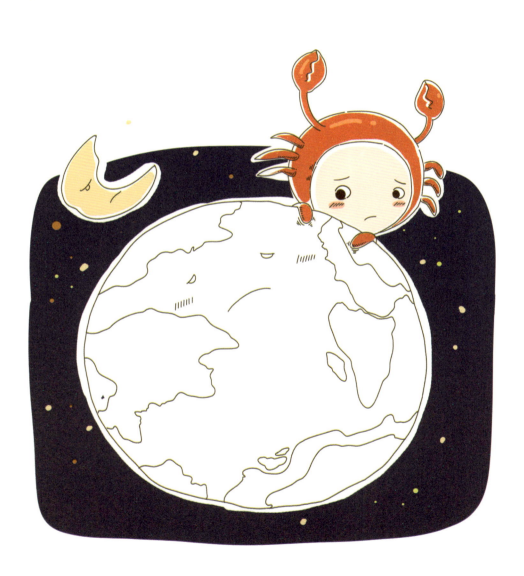

思考篇

宏观社会和微观社会有很多相似之处。我发现不少看起来非常深奥的癌症专业问题，如果和人类社会的发展做对比，就变得非常容易理解。

不信？

咱们一起来看看这 7 个问题。

癌细胞为啥会转移？

绝大多数癌症患者都是死于转移。如果肿瘤细胞在一个地方待着不动，就叫良性肿瘤，是很可能被手术治愈的。那癌细胞为啥会转移呢？

因为世界那么大，想出去走走。

人类不就到处迁徙吗？

咱们的祖先本来在非洲，但有个别好奇心重的人走了出来，一路冒险，到欧洲、亚洲、美洲、大洋洲，死伤无数，但有极个别成功的，在新的环境定居，繁衍后代，成为当地的亚当夏娃。

癌细胞也一样，它们从一个地方开始发展（原发肿瘤），偶尔，有个别好奇心重的细胞脱离集体，进入血液或淋巴循环。这样的细胞多数在路上都死掉了，只有极少数能活下来，并且在新的器官定居，生长出新肿瘤。

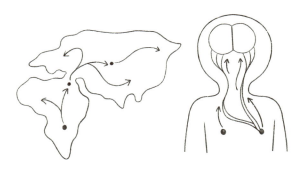

癌细胞为啥并不可怕？

身体里有癌细胞其实并没有啥，就像地球上有人类，并不是注定要毁灭。

现代人类（智人）诞生已经 20 多万年了，在现代工业革命和人口爆炸之前，人类对地球整体生态没啥影响。

因此,在癌细胞全面失控爆发之前,其实对身体影响应该是很小的。30多岁的男性中,约30%的人前列腺已经存在癌变细胞,60岁以上的人群中这个比例更高达70%,但其实只有14%的人会真正被诊断为前列腺癌。人体和癌细胞,完全可以共存很长时间,甚至终身共存的。

癌细胞为啥潜伏期长达10~30年?

绝大多数癌症,从最初细胞突变,到最后真正变成癌症,需要很长时间,通常是10~30年。为什么需要这么长时间?

主要是在等待发生新的基因突变。

新的突变能让癌细胞生长更快,不容易死亡,同时,能让癌细胞改造周围环境,为自己服务,逃脱免疫系统监管。

这和人类历史简直是一模一样。

从下图可以看出,人类从20万年前产生,一直人口都很少,直到1800年以后才突破10亿,然后开始大爆发。

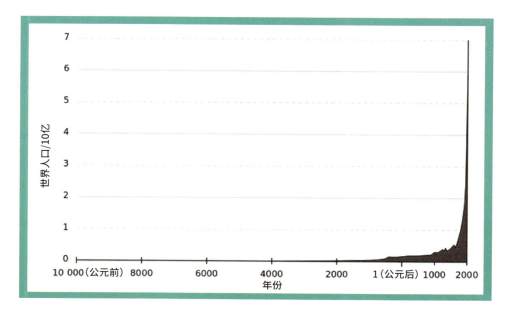

为啥用了这么久？因为我们在等待工业革命，就像癌细胞在等待新的突变。

这场革命带来了干净的生活用水，带来了批量生产的抗生素和疫苗，于是人类病死率下降，寿命变长。同时，人类能更好地改造环境，为自己服务，并且逃脱各种自然的限制。

为什么癌细胞不停地生长？

因为多数癌细胞都希望多繁衍点后代。

这也和人类一样。

绝大多数人并不想破坏地球，无非只是希望自己过得好，家人过得好，后代多一些。但这样的后果，就是整体人口的剧烈膨胀。

而且这是一个无解的趋势，因为个人是不会考虑整体利益的，除非被强制要求。中国实施计划生育，就是强制个人服从整体利益，客观上真的是为保护地球做贡献。

但这个"整体"，依然只是中国，而不是全人类。当这个政策伤害了国家利益的时候，就被放弃了。

绝大多数人，不可能纯粹为了地球的利益，或者全人类的利益，而放弃繁殖后代。

同样道理，癌细胞也不可能为了身体的健康，而长得慢一点。

癌细胞无限生长的结果，就是人体的死亡。人类无限增长的结果，也必然是地球生态的崩溃。

为什么癌细胞要活这么久？

癌细胞不仅分裂出很多后代，而且能存活很长时间。

为什么癌细胞不死？

因为没活够嘛。

如果大家寿命都短一点，地球负荷会小一点，人类作为一个物种可能会存在得久一点，但自古以来，有钱有权的人最关心的，依然是长生不老。

这几年全世界有无数大款砸钱，雇用科学家来研究"衰老"的机制，希望能把人类平均寿命提高到 120 岁，甚至 150 岁。

我问过一位大佬："大家都活这么久，地球资源不够怎么办？"

他笑笑说："你目光太短浅了，我们到时候肯定能开发别的资源，甚至移民太空的。"

我相信，癌细胞把人弄死，然后一起挂掉之前，也是这么想的。

为什么饿不死癌细胞？

经常有伪科学文章说癌细胞爱吃糖，因此患者不吃糖就能饿死癌细胞。

这是非常幼稚的想法。

这就像说人类爱吃肉，因此如果把人类爱吃的猪牛羊和鸡鸭鱼统统从地球上拿走，就能饿死整个人类，拯救地球？

做梦呢。

一来人适应性很强，没有传统肉类，我们可以去吃昆虫、吃蛇、吃螃蟹（不信请看贝爷的《荒野求生》）。你再把这些都拿走，我们甚至可以干脆吃素！兔子急了敢咬人，人饿了敢和熊猫抢竹子！

二来即使能饿死人类，地球上其他物种也离不开这些动物。你拿走了它们，地球整体生态就崩溃了。没有了人类，也没有了其他生物，那费这么大劲还有意义吗？

"饿死癌细胞"之所以不靠谱，也是一样的道理。

一来癌细胞适应性很强，没有糖，癌细胞会吃别的；二来，身体很多正常细胞，包括脑部神经细胞、心脏的心肌细胞、各种免疫细胞，都需要糖，饿死癌细胞之前，可能已经把这些重要细胞饿死了。

为什么抗癌药总有各种副作用？

无论化疗药物、靶向药物、免疫药物，总是有各种副作用，甚至还可能致命。

为什么？

主要因为癌细胞和正常细胞本质上实在太相像了。杀死癌细胞的任何方法，都可能误伤到正常的功能性细胞，这就是副作用。

清除癌细胞其实很简单。癌细胞怕酸，怕碱，怕饿，怕冷，怕热，怕各种东西。你把硫酸静脉输入患者血液，癌细胞肯定死了！但问题是，这时候人也死了。

想要把人类从地球上消灭一点也不难。

核弹可以搞定，小行星撞地球可以搞定，把地球上的水全部重度污染也可以搞定。但问题是，地球整个生命圈也没了。

但你能想到任何一种办法，可以只把人类清除，而不伤害到地球上任何其他物种或者环境吗？

非常困难。因为人和其他动物本质上非常像。

思考越多，你就会发现癌症和人类社会整体确实有很多相似之处。

透过人类，能更好理解对抗癌症中的重重困难；反过来，透过癌症，能更好看清人类确实需要考虑更长远的问题。

人类是地球的癌症吗？这个问题仁者见仁，智者见智。

如果认为人类是地球的癌症，那么还有两个值得思考的问题：

- 地球是会长期带癌生存，还是命不久矣？
- 人类是地球的癌症，还是宇宙的癌症？如果地球只是一个器官，不是整体，那我们移民其他星球，算新的"癌症转移"吗？

我没有答案，但我会从自己做起，努力减少浪费、保护环境，延长地球生态寿命。

咱们也别追求什么长生不老。生命就是向死而生，活着的时候咱们努力追求意义，实现价值，然后，该给后代子孙让位的时候，就平静地离开吧。

彻底消除癌症，人类寿命能增加多少？

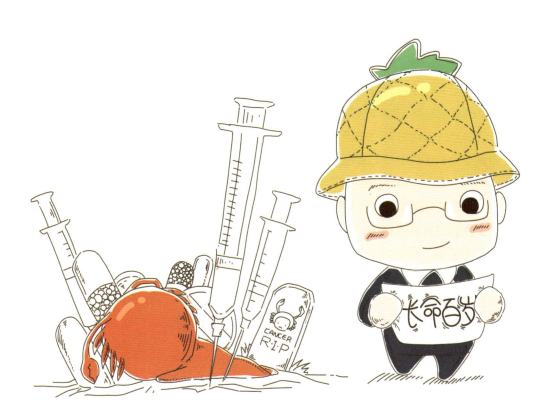

最近有个朋友问我,"菠萝,如果你们科学家成功了,消灭了癌症,人类寿命能增加多少?"

这个问题我还真从来没想过。

你猜测一下,如果消灭癌症,人类平均寿命会增加多少?

A. 1 到 3 年

B. 3 到 5 年

C. 5 到 10 年

D. 10 年以上

意外的答案

这是个非常有趣的问题。我相信大家都希望癌症从世界消失,但只谈延长寿命的话,攻克癌症到底有多大好处?

要仔细解答这个问题,需要很多统计数据,但我们可以偷懒,把这个问题简化为:"不是因为癌症而去世的人,平均寿命(Z)是多少?"

消灭癌症,所有人的寿命就应该接近 Z。

这个数据直接查不到,但我们可以粗算一下,需要三个数据:全民平均寿命(T),因癌症去世人数比例(B),因癌症去世人数平均寿命(C)。

公式应该是:

$$C \times B + Z \times (1-B) = T$$

以 2013 年美国人为例,T=78.5 岁,B=22.5%,C=72 岁。代入上面的公式:

$$72 \text{ 岁} \times 22.5\% + Z \times 77.5\% = 78.5 \text{ 岁}$$
$$Z = ?$$

大家慢慢算,这道方程的难度可是美国研究生入学考试的难度!

什么?中国幼儿园小朋友已经算完了!?

Z=80.4 岁

所以，现在美国不因癌症去世的人，平均寿命也不过80.4岁！也就是说，如果现在美国没有癌症，全民平均寿命只能够增加80.4–78.5=1.9岁。

不到两年！？

这个结果多少让我有点惊讶。我知道不会太高，但没想到这么低。

显然，不同地区的数据会不同，结果也会有差异。比如，美国加利福尼亚州，T=79.9岁，B=23.3%，C=70.5岁。计算下来，Z=82.8岁。无癌人群能多活82.8–79.9=2.9岁。

稍微长点，但显然没有大家想象得多。

中国的C数据我没有查到，所以算不了，但我估计数字也不会很大。

抗癌的价值

问题来了，为了平均不到3年的寿命，科学家一辈子吭哧吭哧和癌症对着干，值得吗？

我觉得还是很值得的。

虽然平均寿命增加有限，但是如果站在患者角度看，情况就不同了。攻克癌症，对他们好处是非常明显的。

对美国整体，癌症患者平均寿命72岁，非癌症患者平均寿命80.4岁，能延长寿命80.4–72=8.4岁！

对美国加利福尼亚州，能延长寿命82.8–70.5=12.3岁。

无论是8.4，还是12.3，好处显然是巨大的。

这还没有算对患者和家属心理上的价值。知道有药可用，还有希望，光是这一点就是无价的。

所以，科学家、医生、全社会，还得继续和癌症死磕。不是为了提高人类平均寿命，而是为了提高患者的寿命和生活质量。

另外，也再强调一遍我的观点：癌症作为内源性疾病，不可能消失。攻克癌症的任务不是彻底消灭它，而是把它变成可控的慢性疾病。

消灭不同癌症，对寿命的影响是不同的。

在美国，前列腺癌患者平均去世年龄已经是80岁，比全民平均寿命还长！

消灭前列腺癌，对于延长寿命不会有太大影响，因为还有很多别的杀手。

不是说前列腺癌不需要研究，但显然不能指望靠开发前列腺癌药物，来显著延长男同志的寿命。

相反，软组织瘤患者去世年龄平均仅为 59 岁，如果能把它控制住，带来的寿命延长是 80.4–59=21.4 岁！

控制骨癌，21.4 年；控制脑瘤，16.4 年。

这些显著影响中年，甚至青年患者的癌症类型，是癌症研究和新药开发的重中之重。

当然，还有我最关心的儿童癌症。

按照刚才的算法，治愈一名 10 岁的儿童癌症患者，将带来 70.4 岁的寿命！即使把这个时间打 8 折，也会有 56 岁。

生命都是等价的，不能说儿童生命比成年人的更珍贵。但至少，儿童癌症应该受到同等重视。

美国最新"抗癌登月计划"中，儿童癌症是重中之重，即将投入大量资源。而在中国，儿童癌症仍是边缘学科，政府和社会支持杯水车薪。科研经费缺乏，儿科医生待遇和培训机会也不如其他专科。和欧美发达国家相比，基础和临床研究差距已经越来越大。

总不能干坐着，等美国雷锋来救中国孩子吧。

抗癌只是开始

要想活得久，光靠抗癌是远远不够的。

日本现在的平均寿命已经是 83.1 岁，世界第一。现实中有癌症的日本，平均寿命远远超过幻想中没有癌症的美国。何况美国人均医疗花费是日本 3 倍还多，但显然，效果差很多。

为什么？

一个主要原因是生活方式的差异。

众所周知，美国地大物博，垃圾食品世界第一，胖子比例世界第一。按我爸妈的话说，不来美国，都不知道人可以长到这么胖，屁股可以这么大。

肥胖带来的各种慢性病，大量消耗着美国的医疗资源。不客气地说，美国人的平均寿命是钱硬堆出来的。

活多长时间重要，活得优质更重要。比寿命更重要的是"健康寿命"（health adjusted life expectancy）：健康，能独立自主的高质量生命长度。

2015年，美国人平均寿命为79.3岁，但健康寿命只有69.1岁。也就是说，美国人平均最后10年，健康情况是很糟糕的。不少人丧失了独立行动能力。有的人活着，但已经死了。

但不是所有人都这样。

来到美国，你会发现一个有趣的现象：虽然到处都是胖子，但逛"Whole Foods"超市的人，胖子很少，无论什么年龄，多是身材匀称，精神焕发的人。

"Whole Food"是卖有机食品的地方，里面东西就一个字：贵！长期去的都是中产阶级。虽然我不认为吃贵的有机食品就能让人健康，这主要是商业宣传。但这是一个积极的信号，代表着这些人追求健康，很注意生活习惯。我最近去就发现里面很多人都戴着"智能手表"，随时监控自己的身体特征。

所以说，要想活得久，健康的生活方式才是王道。积极锻炼，少吃腌腊烧烤食物，戒烟戒酒，等等。

这其实和钱无关，少吃垃圾食品，多锻炼，不抽烟，不喝酒，弄不好还省钱呢。

关键还是教育和意识。

中国人平均寿命76.1岁，健康寿命68.5岁，都显著低于日本，这和中国贫富差距大、农村医疗条件落后相关。但我的读者多是受过良好教育的中产阶级人士，大家没有任何借口不向日本的平均水平看齐。

活到83.1岁！你准备好不拖后腿了吗？

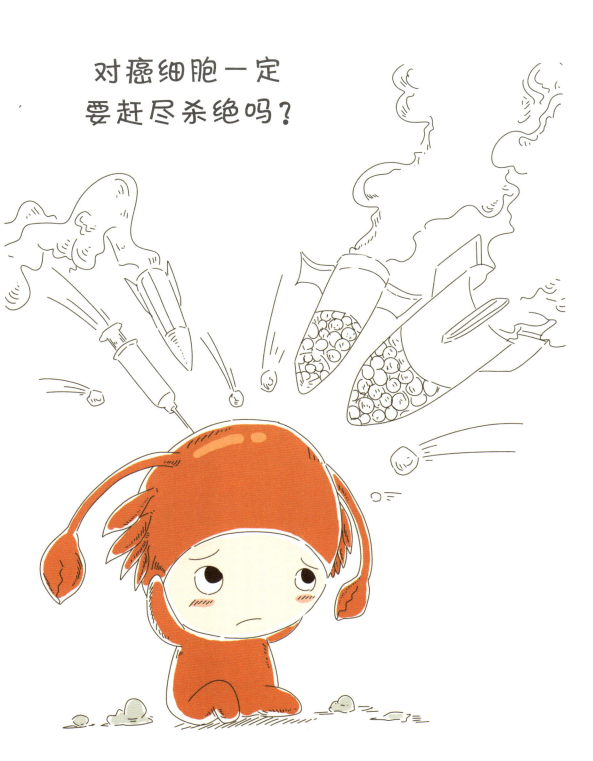

"菠萝，必须杀光每一个癌细胞吗？"

这是个好问题。

回答它之前，咱们先看看身体平时是怎么"抗癌"的。

癌症对于身体，是黑社会。罗马城不是一天建成的，黑社会也不是一天冒出来的。

单看个体，癌细胞比正常细胞有进化优势，比如持续繁殖，擅长适应新环境。但对于身体来说，癌细胞代表了叛逆和自私，完全不管整体的混乱和死活，一旦壮大，就成了黑社会。

为了防止黑社会的出现，身体建立了一整套监管体系，主要就是免疫系统。

实验室里，没有免疫系统的老鼠，得癌症概率大大增加。人也是如此，比如艾滋病患者，免疫系统大幅受损，癌症发生概率会增加几倍到几十倍。

癌细胞的一生，是和免疫系统斗争的一生。

胜者为王，败者为寇。

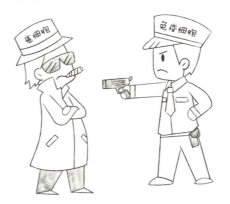

斗争三部曲

癌细胞和免疫系统的斗争大戏，科学上被称为"免疫编辑"（immuno-editing）。整个过程通常横跨十几年，甚至几十年。

第一部：免疫清除。 免疫系统强势，出来一个癌细胞，就干掉一个。

第二部：免疫平衡。 社会动荡，癌细胞不断冒出，免疫系统很忙，不停地杀，但无法除根。

第三部：免疫逃逸。免疫系统失效，癌细胞逃脱监管，甚至策反免疫系统，助纣为虐。这时才有我们看到的癌症。

其中第二部时间最长。研究发现，癌细胞能和人体免疫系统形成长达数十年的"免疫平衡"。这以前只是假说，但是越来越多事实证明了它的存在。

神奇的故事

2003 年，《新英格兰医学杂志》报道了一个惊人的故事。

1998 年，有一位器官捐献者去世后，两个肾被分别移植给了两位患者。本身很成功，但仅一年多后，接受肾移植的两位先后患上癌症！

更惊人的是，两位的癌细胞都不是自己的，居然是来自于器官捐献者！

深挖历史才发现，捐献者在 1982 年，曾患有皮肤癌，但手术后"痊愈"，在接下去 16 年，他年年复查，也没有发现任何问题。

但现在的情况证明，其实一直都有少量癌细胞潜伏在肾里面，只不过在 16 年间，由于"免疫平衡"，没有任何迹象。

为什么移植以后癌细胞突然爆发了呢？因为接受器官移植的人，为了防止排异反应，会使用免疫抑制性药物。这一下导致"免疫平衡"被打破，潜伏的癌细胞短期内就爆发了。

故事还没完，发现癌症后，其中一位迅速停止了免疫抑制性药物，同时手术摘除带黑色素瘤的肾，并且接受免疫治疗。两年后，他也被"治愈"了，再次检测不到任何癌细胞。

这个故事从头到尾，一波三折，但带来的信息非常明确：

- 在免疫系统控制下，癌细胞可以在体内长期无害存在；
- 免疫系统失效，是癌症爆发的重要原因。

再讲另外一个故事。

众所周知，前列腺癌是男性第一大癌症，美国约 14% 的男性一生中会被诊断为这种疾病。但对意外死亡男性的解剖发现，在 30~39 岁的男性中，约 30% 的人其前列腺已经存在癌变细胞，在 60 岁以上的人群中这个比例更高达 70%。

对比这几个数据，就能得出结论：绝大多数前列腺癌细胞会在体内潜伏几十年,永远不爆发!

这绝不只限于前列腺癌。其实多数人,都在不知情的情况下,与某些癌细胞和谐共存了一辈子。

"免疫平衡"的启示

理解长期"免疫平衡"的存在,我觉得至少有三方面的意义。

- 维持健康的免疫系统非常重要。

对提升免疫力,再昂贵的补品,也比不过免费的**"规律锻炼,均衡饮食,戒烟戒酒"**这十二个字。研究发现,每周锻炼 4~6 个小时的人,绝大多数癌症的发生率都显著低于不锻炼的群体。而所谓"高级保健品"都是商业炒作,甚至有毒副作用,千万别乱吃。

- 不要见到"癌"就恐慌,过度治疗。

毫无疑问,早期筛查技术的进步,让很多人受益,生存率大大提高。但这也带来了过度治疗的问题。研究发现,对于一些早期肿瘤或者结节,进行激进治疗没有必要。使用副作用小的治疗方式,甚至单纯观察监控可能是更好的选择。对很多老年患者,即使晚期的癌细胞也生长缓慢,保守治疗或许比手术化疗更合适。

- 抗癌不等于杀死每一个癌细胞。

我坚决反对市面上那些"癌症无须治疗""癌症不是病"之类"抗癌鸡汤书"!这类书耽误了很多晚期癌症患者的治疗,害人不浅。当黑社会嚣张的时候,必须打黑!但控制住局面后,则不一定盲目追求杀光每一个癌细胞,尤其如果这意味着大幅损伤身体。在健康免疫系统帮助下,长期带瘤生存是完全可能的。

癌症治疗目的是什么?

不是"杀死癌细胞",而是重获健康的生活!

打黑有必要,但别杀红了眼,彻底搞垮了整个社会。

大家为什么会被"大师"忽悠?

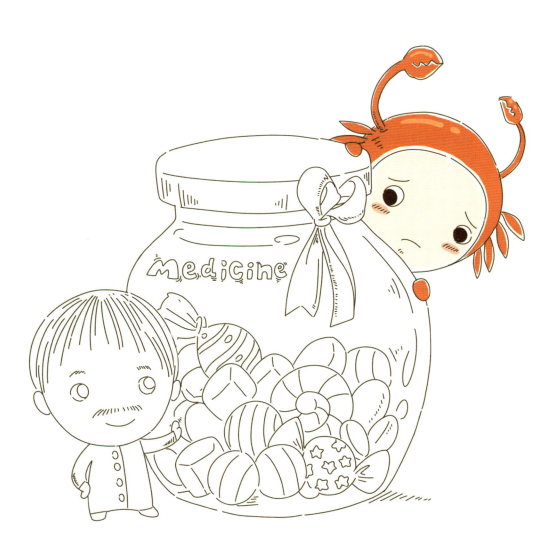

神奇的效果

陈二蛋生活不规律,加上压力太大,天天头痛失眠,经人介绍找到"隐居"的王大师求解。王大师"闻名天下",号称有特异功能,能治百病。陈二蛋虔诚拜见后,大师在他头上摸了几下,给了他一些神药。果不其然,陈二蛋出门后就觉得好了很多,回家睡眠质量也明显提高,于是逢人就说王大师的好。

但其实王大师没有神功,只有演技。

70多年前的欧洲,世界大战,美国大兵李解放受伤了,被困在战场,更不幸的是止痛片用完了,他非常痛苦。还好,一位医生找到了几粒最新式的止痛片,他吃完立刻感觉好多了,安静地睡着了。

但其实李解放吃的不是止痛片,而是维生素C。

这俩故事为啥要一起讲?

因为他们都深刻揭示了一个科学原理:安慰剂效应!

安慰剂效应(placebo effect):由于患者期待并相信某种治疗方法有效,而导致理论上本应无效的安慰剂显著缓解患者症状的神奇现象。

也就是说,只要患者相信,"假药"也是可以有效果的!

安慰剂效应

安慰剂效应听起来玄乎,但绝不是伪科学,而是一种逐渐被科学界认可的客观现象。任何治疗方法的效果,其实都由两部分组成:安慰剂效应和活性药物(疗法)效果。在很多情况下,使用理论上无效的安慰剂,比完全不使用药物有更好的效果。

安慰剂效应是如何产生的?

安慰剂效应,核心是神经反应。

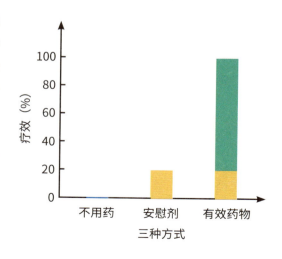

看过电影《黑客帝国》的都知道，我们的所有感受，无论是高兴、难过、爱、恨、痒、痛，各种生病难受，其实都只是神经信号而已。

特别有意思的是，一旦大脑相信药物有效，神经就会配合，释放积极信号，让患者感觉某些症状减轻了，这就是安慰剂效应。

由于安慰剂效应是神经反应，因此它对神经系统相关的症状效果最明显，比如疼痛、抑郁、头晕、失眠，等等。失眠的陈二蛋、疼痛的李解放，最容易感受到安慰剂效应。

人们对安慰剂效应的分子机制还不完全清楚，但普遍认为它的原理和正常药物的作用原理非常类似，只是一个由我们大脑自动激发的，另一个由药物激发的。

比如，吗啡是一种常用的镇痛药物，因为吗啡分子和大脑内的受体结合后，能产生愉悦感，从而抑制疼痛；而安慰剂效应能刺激神经产生一种天然吗啡类化合物——内啡肽，这是人体内天生存在的愉悦剂和镇痛剂，因此会产生和吗啡一样的效果。这就是为啥开篇的美国大兵李解放，吃了假的止痛片也有效。

但要注意，安慰剂效应治标不治本，它能缓解症状，但安慰剂没有活性成分，不可能治愈疾病，因此绝不能迷信。安慰剂效应可能让癌症患者疼痛减轻，精神变好，但不太可能让肿瘤减小或者消失。

深远的影响

安慰剂效应，对我们生活方方面面都有深刻影响。

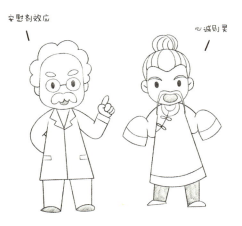

医生：为何要"总是去安慰"？

大众对医生总有一个误解，以为医生什么都懂，可以包治百病。但现实是非常骨感的，对于绝大多数疾病，医生是无法治愈的。

1915 年，美国名医特鲁多在纽约去世，它的墓志铭是："有时是治愈，常常是帮助，总是去安慰。"这句经典，在整整 100 年后，仍然准确地概括着医生的职责和目标。

治愈固然好，如果不能治愈，那努力帮助患者，提高患者生活质量，就是医生的根本任务，也是成功医疗的定义。

由于安慰剂效应的发现，"总是去安慰"，就不再仅是一句体现人性的口号，而有了科学的支持：安慰真的会让患者感觉好一些！

英国一项问卷调查曾发现，97% 的医生都曾给患者使用过安慰剂，无论是糖片、维生素 C 还是生理盐水。给患者使用安慰剂是一种善意的而且有效的"欺骗"。

同时，安慰剂效应，证明了医患关系对医疗效果会有直接影响。

安慰剂效应产生前提是"患者相信医生，相信治疗会有效"，否则，安慰剂效应必定受影响。目前中国医患交流时间不足，矛盾不少，安慰剂效应不理想。当使用同样药物的时候，拼疗效，其实在拼的，就是安慰剂效应。宽敞明亮的病房和微笑的医生，真的是能影响疗效的。

新药测试：为何要双盲试验？

正是由于安慰剂效应的发现，直接导致了目前测试新药的标准："双盲试验"的诞生。

双盲试验，有两个关键要素：

- 有两组患者，一组用安慰剂，一组用新药，对比疗效。
- 患者和医生都不知道用的是安慰剂还是新药，即所谓"双盲"。

这两种情况都和安慰剂效应有莫大的关系：

- 新药效果不能和没吃药比，而要和安慰剂比。如果和没吃药的比，安慰剂看起来也会像是有效药物，糖水都可能成为抗癌新药。
- 患者如果知道吃的是安慰剂或是新药，会导致不同的"心理期望"，改变安慰剂效应的程度，无法正确评估真正的药效。同时，医生如果知道了，可能会给患者不同的暗示。因此任何新药试验必须双盲。

中药之所以不被西方接受,一个重要原因就是没有做过双盲试验。由于安慰剂效应的存在,即使一个患者吃了某中药,感觉比不吃中药的时候好,也无法说明这个中药有效。

真正的办法是找一批患者,一半吃测试中药,一半吃无效的安慰剂中药,但患者不知道吃的是哪一种,最后由第三方来公正地统计疗效。

双盲试验是目前最公正、最科学的药效测试方法,和中西医理念无关。

江湖骗子:心诚则灵?!

事实上,对安慰剂效应了解最深的既不是医生,也不是科学家,而是各类江湖骗子。

只不过他们给安慰剂效应取了个新名字——心诚则灵!

"你相信有效,它就可能有效,不相信,它就无效。"这不就是安慰剂效应吗?!

很多患者吃了江湖医生昂贵的神药以后,感觉好多了,也许没那么疼了,也许精神好多了。现在大家知道了,这还真可能不是串通骗人的:由于安慰剂效应的存在,患者很多症状确实可以被各种"神药"缓解,即便这些神药仅仅是不值钱的安慰剂。

这就是为什么无数的所谓大师被揭穿后,好多患者大惑不解:"他的药确实有效啊?!"

在你去替大师申冤之前,请跟着我默念三遍:安慰剂效应!安慰剂效应!安慰剂效应!

有些气功大师很高端,忽悠了无数娱乐圈和商界名人,好多人不理解为何会有这么多人前仆后继地上当,我只能笑笑说:"只因为名人不懂安慰剂效应。"

人如果钱多又有闲,难免容易瞎想,因此不少名人的疾病都是精神层面的,这些病正是安慰剂效果最好的类型。只要真心相信"大师",他发一下功,疼痛、紧张、失眠以及全身各处的不舒服还真可能缓解。这样一传十,十传百,神医就出现了,而且越来越神。因为信任度越来越高,安慰剂效应越来越强。

向大师学习

安慰剂效应，导致一个愿打，一个愿挨。

不是谁都能当"大师"。"大师"之所以成为"大师"，是因为他能建立最佳医患关系，获取患者最大的信任。当到了盲目信任的时候，安慰剂效应可以达到最大值，这时候啥药都可以是神药。

如果"大师"和医生一样，只收 10 块钱一次挂号费，我绝对支持他们，就凭安慰剂效应我就觉得值这个价格。

如果让"大师"组团到三甲医院巡回讲座，讲授和患者沟通技巧，中国医疗质量的飞跃指日可待。

从根本上消灭"大师"最有效的办法是什么？

不是严打，而是把"大师"分为主治"大师"、副主任"大师"和主任"大师"，必须发论文才能晋升。那年轻"大师"们一定天天忙得像旋转的陀螺一样，和老婆都说不上几句话，还谈什么和患者深入交流？靠安慰剂效应吃饭？想都别想。

安慰剂效应，证明了每个人的大脑都具有非凡的自我治疗能力；其实，从出生开始，每个人身体里都住着一位神医。

有效的技术,凭啥不推广?

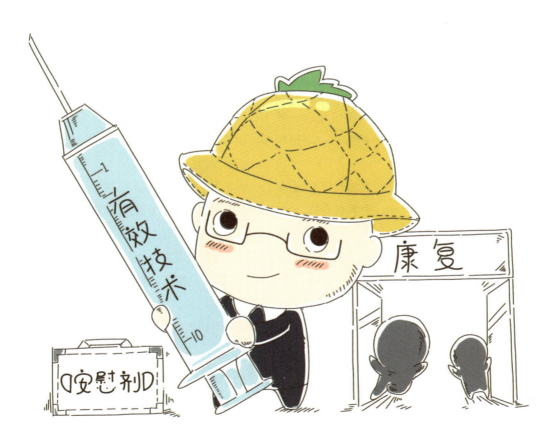

革命性新技术

2005 年，一个凉爽的夏季夜晚，美国明尼苏达州，75 岁的波妮·安德森老太太去厨房拿水喝，结果一不小心摔倒在地板上。她立刻感觉到脊椎传来的剧烈疼痛，她心想"这下完了"。

万幸，波妮老人没有瘫痪，但是，脊椎骨折了。这是患有骨质疏松症的老人身上经常发生的事情。

这一摔，波妮的生活彻底改变。

受伤前，她是一个非常喜欢运动的老太太，打了一辈子的高尔夫，退休后仍然坚持。受伤后，她后背剧烈而持久的疼痛，让她连站着洗碗的能力都没有。

正在郁闷的时候，她听说了一个**革命性的新技术：椎体成形术**（vertebroplasty）。

这种手术给受损的脊柱部位注射一种化合物，俗称"骨水泥"。它能帮骨头粘合在一起，从而帮助骨折愈合，减轻疼痛。据说非常有效，超过 80% 的患者使用后情况都有好转。

于是，波妮驱车来到美国最好的医院之一梅奥医学中心，加入临床试验，做了这个手术。果不其然，**手术有奇效，她立刻就感觉好多了！**出院都是自己走出去的。

在之后的一个月中，她的脊椎疼痛继续减轻，感觉非常好。她不仅恢复了正常生活，能完成简单的家务，甚至还回到了高尔夫球场，挥了几杆。

"这是一个奇迹，疗效实在太好了！"

10 多年过去了，现在 86 岁的波妮背部依然没问题。她非常庆幸当初参加了椎体成形术的临床试验。

只不过，有一个小小的问题：**波妮，其实根本就没有做椎体成形术！**

波妮在医院确实参加了椎体成形术临床试验。但她不知道的是，自己被分到了对照组，接受的是"假手术"。

波妮居然被假手术治愈了！

假手术的力量

为什么医生要给波妮做假手术呢？

为了验证"椎体成形术"到底有没有效。

椎体成形术其实一点也不新，它从 20 世纪 80 年代就已经兴起，到波妮受伤的时候，每年已经有近 10 万患者接受这个手术。

它的临床效果非常好，多数患者都觉得手术后疼痛明显减轻，生活质量提高。无论医生，还是患者，都觉得它是好东西。

但慢慢的，有少数好事的医生发现了一些非常不合理的事情。

比如，注射"骨水泥"的量似乎无所谓，可多可少，效果都一样。

最夸张的是，有时候操作出现失误，把"骨水泥"注射到了错误的脊柱部位；但即使这样，居然还是有效！

怎么可能呢？！

难道椎体成形术的效果并不都是"骨水泥"带来的吗？

为了解答这个疑惑，梅奥医学中心的医生设计了一个对照试验。一组患者接受正常椎体成形术，另一组患者接受"假手术"，不注射"骨水泥"。

医生对待两组患者几乎一模一样，包括所有准备工作、麻醉过程、相关药物，甚至医生和护士的对话，都是演练过，保持一致的。

唯一的区别就是当针扎进去的时候，一组注射了骨水泥，另一组没有。

试验结果让所有人下巴都掉了：

两组患者的治疗效果，没！有！差！别！

注意，并不是椎体成形术失去了效果，而是"假手术"居然同样有效！无论是否注射"骨水泥"，多数患者的疼痛都显著减轻了。

各位先生，各位女士，请一起跪拜强大的安慰剂效应！

激烈的争论

2009 年，顶尖的《新英格兰医学杂志》同时发表了美国和澳大利亚研究者的两篇研究论文，都证明椎体成形术并不显著比安慰剂强。波妮就是美国试验参与者之一。

一石激起千层浪，每年 10 多万患者用过的手术，居然全靠"安慰剂效应"在混？

全世界大批医生首先不干了："胡扯！我们亲手治好了这么多的患者！绝对不可能只是安慰剂！"

由于很多医生坚信它有效，因此直到现在，全世界，包括美国，每年依然有大批患者接受这个手术。当然，患者并不知道医学界对手术其实有很大争议。

但继续手术的医生怎么解释发表的临床试验的数据呢？

大家有各种理由："试验患者数量太少""患者选择有问题""试验设计有问题""我自己操作比他们更好"，等等。

这些质疑都是合理的。

毫无疑问，更大规模的严格对照试验是解决争议的唯一办法。

但问题是谁会花钱、花时间来做这个试验呢？

没有人，因为毫无动力。

如果证明无效，断人财路，患者也不开心，对自己毫无好处。

如果证明有效，则肯定被其他人嘲笑：早就告诉你有效！瞎折腾！

还不如大家一起忽视这些论文，继续手术。患者感觉良好，自己也有收入，何乐而不为呢？

不要迷信直觉

我今天不是要批判"椎体成形术"。

它到底有没有效，还有待研究，远没盖棺定论。个人依然希望有一天通过更大规模试验，真相能够浮出水面。

今天主要是告诉大家，**安慰剂效应可以强大到你无法想象！**

我有时批评在中国流行的一些疗法无效，纯粹就是安慰剂效应，不应该盲目推广使用。但总有人不服："虽然美国试验无效，但我们确实看到一些患者有非常神奇的效果，他们恢复更快，感觉更好，怎么可能只是安慰剂？"

波妮的故事就告诉我们：一切皆有可能！

因为安慰剂效应这个无比强大的存在,个人的经验和直觉,在证明一个疗法是否有效上面完全靠不住。

无论医生觉得有效,还是患者觉得有效,可能都是安慰剂效应。要发现真相,唯有临床对照试验才能说明问题。

安慰剂还带来一个看似荒谬,但却非常严肃的问题:

假设明知某种疗法,客观上无效,但是有强大安慰剂效应,确实会让患者感觉更好。那么,医生应该继续瞒着患者,并且收费进行这种治疗吗?

你的答案是什么呢?

诺贝尔奖得主亲自尝试的癌症疫苗

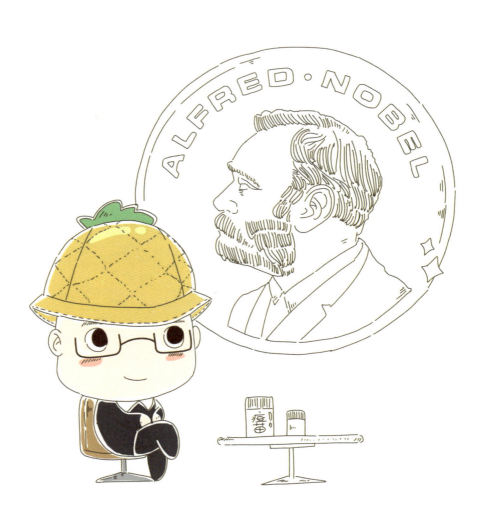

思考篇

迟到的诺贝尔奖

拉尔夫·斯坦曼是世界顶尖的免疫学家，1973 年发现了一种非常重要的免疫细胞：树突状细胞。2011 年，他凭借"发现树突状细胞和其在后天免疫中的作用"而获得诺贝尔奖。

非常戏剧性的是，斯坦曼教授没能听到自己得诺贝尔奖的消息，因为就在公布结果的前 3 天，他突然去世。由于诺贝尔奖原则上仅授予在世者，这件事儿引起了激烈争论，但最后奖还是发给了他，因为在诺贝尔奖委员会决定给他发奖的时候，他还活着。斯坦曼教授成为历史上第一位去世后仍然获得诺贝尔奖的人。

他得奖，实至名归。

故事回到几年前。

2007 年，斯坦曼被诊断为晚期胰腺癌，一种平均生存期只有几个月的恶性肿瘤，绝大多数患者确诊一年内去世。他并没有放弃，果断拿自己当小白鼠，测试自己研究的，以树突状细胞为主的一种试验性癌症免疫疗法。

结果非常不错，他活了 4 年半，远超平均水平！更重要的是，他生存质量很高，治疗期间一直在实验室研究更好的癌症免疫疗法。

敢拿自己来做实验，一方面说明他很有勇气，另一方面也证明了他的研究一定很靠谱，自己非常有信心。

世界上这么多神医，有几个人得病后敢用自己吹得天花乱坠的神药？！

读到这里，我想请回答一个问题：

你觉得斯坦曼教授的免疫疗法有效吗？

A. 至少会对某些人有效。他自己就活了 4 年半。

B. 可能完全无效。

C. 无法判断。

疗法应该推广吗？

斯坦曼坚信，他的胰腺癌是因为使用了自己发明的免疫疗法而被控制住的。

顶尖免疫学大师，美国名校教授，诺贝尔奖得主，用免疫疗法治疗自己的癌症取得惊人效果。这么靠谱的人！这么励志的故事！你觉得下一步他应该做什么？

如果是在中国，细胞疗法不受传统新药开发的监管，因此可以直接让患者使用，还可以收费①。正常情况下，斯坦曼应该找商家合作，一起开公司，大规模推广这种疗法，一边让广大患者从自己的研究中受益，一边赚钱。总之，双赢。

可惜，他在美国。

即便是斯坦曼教授这样活生生的例子站在面前，细胞治疗上市也得经过严格临床试验，没这么简单。

你觉得斯坦曼教授的免疫疗法下一步应该如何？

A. 立刻推广，让更多晚期患者多项选择，反正总有人能从中获益。

B. 进入临床试验，让少量患者免费尝试，收集数据，证明疗效。

C. 无法判断。

相信读到这里，无论是支持立刻推广，还是先做试验再推广，多数人都会同意斯坦曼教授的免疫疗法是有效的。仅仅需要做临床试验证明而已。

因为到目前为止，我们现在知道的事实，看起来很有说服力。

- 斯坦曼教授是免疫方面顶尖专家，他患晚期胰腺癌后，使用了自己发明的免疫疗法。
- 这种癌症患者平均只能存活半年，而他存活了 4 年半，高质量的 4 年半。
- 他自己坚信，是免疫疗法才让他活了这么久。

这样的故事大家是否觉得似曾相识？

隔壁老王，癌症晚期，大夫说可能只有几个月了，尝试 ××× 新疗法以后，现在健康生活了好多年，心存感激。

很多新药或者新疗法宣传的时候都有这样的故事，我们往往怀疑它的真实性。但在斯坦曼教授这里，显然故事是真的。这种情况下，这样的疗法是否有效？

全面信息带来的改变

我要给大家泼点冷水：

---

① 2016 年"魏则西事件"后，这方面的监管有明显加强。

这个故事,无法证明斯坦曼教授的免疫疗法有任何效果。

为什么?

因为我们知道的并不是全部事实。

其实还有一些故事背景没有交代:

- 斯坦曼教授先后一共尝试了至少 8 种疗法,包括手术、化疗、靶向药物和至少 4 种不同的免疫疗法。
- 他的胰腺癌对化疗非常敏感,缩小很快。
- 即使只做手术和化疗,有 2%~7% 的胰腺癌患者会存活超过 5 年。

好了,现在我们知道了所有信息。

我们再来试试开始的问题:你觉得斯坦曼教授的免疫疗法有效吗?

A. 至少会对某些人有效。他自己就活了 4 年半。

B. 可能完全无效。

C. 无法判断。

你的答案还和刚才一样吗?

没错,信息的全面化和透明化改变了一切。科学思维的训练,其中最重要的就是学会质疑,学会收集事实,学会理性和冷静地思考。

我们不知道,8 种治疗手段里到底是哪一个真正起了作用?

我们不知道,他的胰腺癌为何会对化疗敏感?

我们不知道,他是否是那仅仅靠手术和化疗,就能活过 5 年的 2%~7%?

我们都不知道。

突然间,刚才故事里,让人眼前一亮的免疫疗法不那么神奇了。

当然,斯坦曼教授自己的免疫疗法或许真的是拯救他生命的关键,只是,仅仅从一个人身上,我们无法判断。

即使这个人活生生站在我们面前,即使他信誓旦旦地说自己是被这种免疫疗法治好的,即使他没有说谎。

每个人的癌症都是不一样的,加上体质

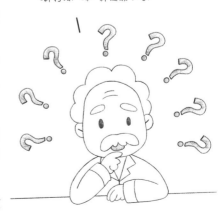

8种疗法,哪一种起效了呢?

差异,其他治疗方法差异,让任何个体案例都不可靠。正因如此,任何抗癌新药上市前,都应该接受科学设计的、严格对照的群体试验。

斯坦曼教授发明,并用自己生命尝试过的免疫疗法,正在进行这样的临床试验,我真诚希望它的有效性能被证明,给更多患者带来福音。

大浪淘沙,始见真金。

学会质疑隔壁老王

假如有一位隔壁老王,癌症晚期,大夫说可能只有几个月了,尝试×××新疗法以后,现在健康生活了好多年,心存感激。

如果老王站在你面前,告诉你应该尝试×××。

你至少应该问他以下几个问题:

A. 除了×××新疗法,以前接受过或者正在接受别的治疗吗?什么治疗?

B. 了解每个人癌症都是不一样的吗?

C. 你的癌症确诊是什么类型?通常5年存活期是多少?

D. 亲眼见过多少患者,用×××新疗法以后结果和你一样?

E. 这些患者是在正规大医院进行病理确诊了吗?

F. ×××新疗法做过系统临床试验吗?有对照组吗?

G. ×××新疗法的临床试验结果有发表过研究论文吗?

H. 这个疗法被批准上市了吗?

I. 如果还在试验阶段,收费合法吗?

J. ……

抗癌新药最大的副作用是什么？

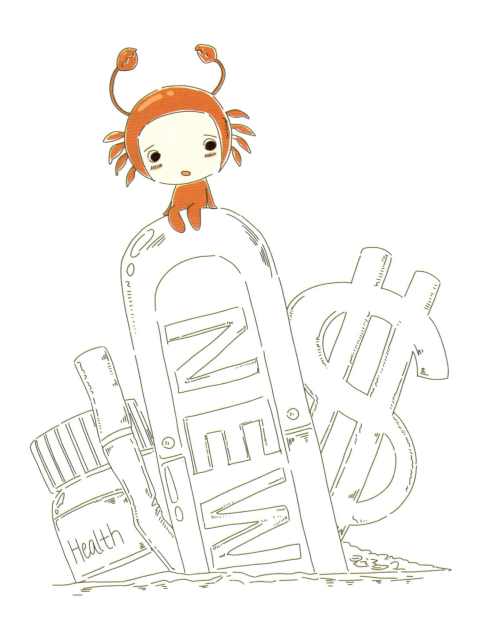

被人忽视的毒副作用

是药三分毒。无论中药还是西药,天然还是人工合成,所有的药都有毒副作用(治疗手段对患者身体和生活产生的不良影响)。

说起抗癌药的毒副作用,很多人第一反应就是化疗后的脱发、严重腹泻、免疫力下降,等等。正是因为这些毒副作用,化疗药的使用受到很大限制,很多时候效果不理想。

近 20 年来,大量抗癌新药上市,包括靶向药物和免疫药物。它们通常毒副作用更加可控,比如肺癌的 EGFR[①] 靶向药物,最明显的毒性是皮疹,相对化疗好很多。

但是,靶向药物和免疫药物有一个比化疗严重得多的毒副作用。

是什么?

经济毒性!

包含两方面:

- 昂贵的药物价格给患者和家庭带来的经济负担。
- 昂贵的药物价格给患者和家庭带来的心理压力。

我相信,很多患者和家属都会同意,这才是抗癌药最大的毒副作用。

严峻的挑战

经济毒性是近年来提出的新概念。

以往说毒副作用,大家只关注对患者身体的影响,但事实上,毒副作用应该包含所有对身体和生活的不良影响,包括财务和心理。

经济毒性出现的重要原因,当然是日益高涨的医疗费用,尤其是药价。抗癌药价格日益提高,在过去 10 多年,美国抗癌药平均价格已经翻了一番,从每个月 5000 美元涨到了 10000 美元!

随便列举几个近 5 年上市新药,在美国的每年费用:

---

① EGFR:epidermal growth factor receptor,表皮生长因子受体。

Ibrutinib（淋巴瘤，15.7 万美元）

Crizotinib（肺癌，15.6 万美元）

Pomalidomide（多发性骨髓瘤，15.0 万美元）

Sorafenib（甲状腺癌，14.1 万美元）

Opdivo（多种癌症，15 万美元）

更要命的是，癌症治疗正走向混合疗法阶段，肯定还会更贵。比如，Opdivo(PD-1 免疫药物) 单独使用每年 15 万美元，但和 Yervoy（CTLA4 免疫药物）组合，第一年费用高达 25.6 万美元。

美国医保体系越来越承受不住，所以特朗普上台就说：一定要控制药价！

和很多人想的不同，中国的药物价格通常比美国低。比如 Crizotinib（克唑替尼）在美国 15.6 万美元一年，折合 100 万人民币，在中国大概是 60 万元。

无论 100 万元还是 60 万元，对绝大多数中国患者都是天文数字。

不用新药，遗憾；用新药，破产。

这就是很多患癌家庭面临的困境。残酷而真实。

经济毒性不单单是新药造成的。

癌症治疗通常是个系统工程，其他费用，包括手术、放疗、各种中药，甚至去一线城市治疗的路费和生活费，都是毒性的一部分。

最近权威期刊《柳叶刀》发表论文，通过对中国 1.4 万名癌症患者调查，发现患者家庭年平均收入为 8607 美元，但平均支出是 9739 美元。一位患者治疗费用就超过一家人的全部收入！

我认为真实情况比这个统计更加严峻，主要原因有二：

第一，年收入并不等于可支配收入。8607 美元不可能 100% 用来治病，那样连白饭都没得吃了。事实上，中国 2015 年居民人均可支配收入仅为 21966 元人民币，大概 3000 美元，双职工之家也就 6000 美元。

第二，统计的时候，中国患者绝大多数还没有机会使用昂贵的靶向药物或者免疫药物。随着新药越来越多进入中国市场，费用也会持续攀升。

因此，即使算上医保，癌症治疗的经济毒性仍然是灾难性的，倾家荡产者不在少数。无论中国还是美国，经济毒性已经成为癌症治疗中不可忽视甚至最为严重的毒副作用。

而且不单是癌症,很多别的疾病也面临类似的问题,经济毒性是一个越来越普遍的现象。

有解决之道吗?

经济毒性对中国政府是巨大的挑战。

怎么办?

首先,靠降低中国医务人员待遇是行不通的。

实话实说,在政府的调控下,中国很多医疗费用,包括挂号费、护理费、检查费,已经很便宜,完全和市场脱节。比如,去北京动物园看猩猩门票10元,去协和医院看大夫挂号费5元(注:很庆幸,今年刚刚改革了)。

大家总说医生富得流油,但这绝对是少数。院长、主任很可能生活得很好,但大多数医生,尤其是年轻医生其实非常苦,工作时间长,工资低得可怜,弄不好还莫名其妙陷入医疗纠纷。当正常收入无法保证他们一家体面生活的时候,各种赚钱的幺蛾子就出现了,比如各种回扣,各种过度医疗等。

羊毛总会出在羊身上,压榨医务人员对降低医疗成本毫无帮助。

控制药物价格是办法之一。

抗癌新药几乎都来自欧美,价格不菲。为了解决这个问题,中国政府一方面通过谈判,压低进口药物价格,另一方面鼓励国内公司在合法(不侵犯专利)前提下生产替代药物。

大家熟悉的国产肺癌靶向药物——凯美纳,就是个好例子。

很多科学家不喜欢凯美纳,因为纯从制药来讲,它并非全新,而是通过改造易瑞沙和特罗凯得来的。另外,它有些小问题,比如易瑞沙每天只需吃1次,而凯美纳需要吃3次,这可能导致一些患者忘记服药,影响效果。

这些都是事实,但我认为凯美纳对中国社会的价值不容置疑。

首先,它确实有效而且更便宜,给患者带来新的选择。其次,它的成功是一个标杆,对中国创新制药业起到了非常大的推动作用,吸引了一批有理想的科学家回国打拼。

另一个值得一提的例子是西达本胺。

这是个主要治疗淋巴瘤的国产原创药物。它每个月价格是 2.5 万元人民币，依然不便宜，但它尝试了一种新的商业模式：患者买 3 个月，送 3 个月，如果有效，再买 3 个月后，就会终身免费赠药。因此，药物支出被控制在（3+3）×2.5 万元 = 15 万元以内。

15 万元当然不是小数目，但至少不再是无底洞。类似这种模式，有利于解决经济毒性，对政府和患者都是好消息，我相信会越来越多。

如果常看新闻，就会发现政府最近一直在释放信号：中国急需有效而且老百姓用得起的新药！

在这种大环境下，恒瑞、百济神州、微芯、贝达、艾森、信达等一批国内创新生物技术公司正在快速发展。

从某种意义上，正由于经济毒性，中国新药研发的春天提前来了。

不只是药的事儿

虽然说了半天降低药价，但经济毒性这个黑锅不能只让药厂背。

经济毒性并非只是药物昂贵导致，患者及家属的一些不理智行为，也是一个重要因素。

第一，轻视预防而注重治疗。

戒烟，省钱又防止生病，绝对是降低经济毒性的最佳方式。但吸烟的人总能找出 1 万条理由不戒烟，觉得自己能幸运地吐着烟圈终老一生，直到癌症、呼吸系统疾病和心血管疾病找上门。

另外，多数人健康的时候不愿意了解防癌、抗癌知识，甚至很忌讳"癌症"这个字眼。在自己或家人生病之前，知识储备几乎为 0。随着平均寿命增加，据估计，未来中国 90% 左右的家庭中，都会有至少一位癌症患者。癌症不等于绝症，真正的做法是提前学习，避免走弯路。像鸵鸟一样，把头埋起来假装看不到，不过是自欺欺人罢了。中国的癌症病死率非常高，其中一个原因就是大家没有正确的筛查意识，一旦发现就是晚期。

第二，盲目消费昂贵的"安慰剂"。

几乎所有癌症患者都吃过昂贵的中药和保健品。但是很多人不知道，政府对它们的监管和西药完全不同，中药和保健品无须通过严格客观的对照试验，就能进入市场。

据我所知，目前还没有任何一种抗癌防癌的中药或者保健品，被严格证明比"安慰剂"更有效。

很多患者接受西医治疗后，喜欢吃中药调养身体。几千元，甚至上万元一个月的防癌复发中药比比皆是，我不是中医黑，但我是数据控。不管中医西医，我不认可任何没有证据的东西，尤其是昂贵的疗法。越贵的东西越需要警惕。

保健品也一样。

1万元的冬虫夏草或者燕窝，真的就比100元的小鸡炖蘑菇更好，更能帮助恢复免疫系统吗？

毫无证据。

如果经济已经很紧张，大可不必为这些东西花钱。

我完全不反对患者根据需要补充维生素和营养品，但通常，真正需要补充的东西并不贵，几十、几百元就能买到。另外，均衡饮食，恢复锻炼，调节心情，注意复查，比任何补品都有效。

不理性地"花钱买心安"，正中不良商家圈套，显著加重了经济毒性。至于生病后去找隐藏民间的神医大师之类的，就更不用说，注定是人财两空。

仔细想想就知道，癌症是世界难题，如果真有抗癌神医大师，我认为只可能有两个结局：

第一，全世界闻名，获得诺贝尔奖；

第二，被达官显贵秘密私藏，为他们终身服务。

记住，只活跃于朋友圈和微信群的神医，不是小骗子，就是大骗子。

美国最新癌症报告带来什么启示?

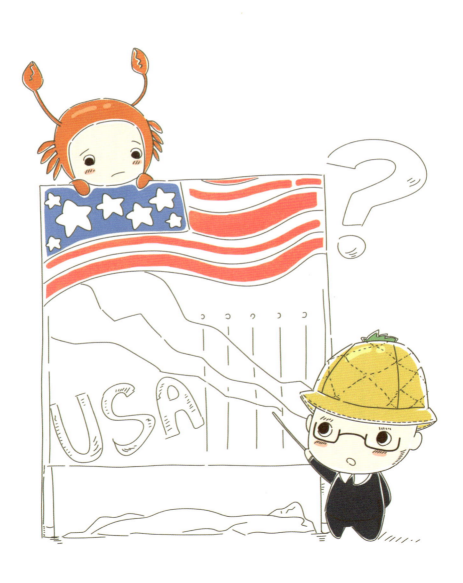

美国每年都会公布一个癌症年度报告，2017年版最近新鲜出炉。一如既往，里面有很多统计数据，信息量很大，非常值得一读。

虽然是美国的数据，但由于他们防癌抗癌世界领先，有很多经验教训，所以应该能给中国百姓和政府都带来很大启发，更好地对抗这个顽疾。

下面就是我觉得很重要的7点信息。

整体形势

从下图可以看出，美国近年来癌症发病率开始下降，尤其是男性，过去10年，每年下降2%，这主要得益于肺癌、结直肠癌和前列腺癌三大癌种发病率的持续下降。

女性中肺癌和结直肠癌发病率也在下降，但由于乳腺癌、甲状腺癌、皮肤癌等发病率的增加，整体变化不大。

更值得关注的，是美国癌症病死率的持续显著下降！在过去20多年，总体病死率已经下降了25%，超过200万人避免死于癌症，这是非常了不起的！

其中最重要的3个因素是控制烟草、推广筛查和开发新型疗法。

而在中国，无论是癌症发病率还是病死率都还在持续上升，任重道远。

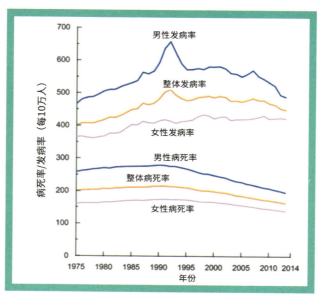

思考篇

持续进步

在过去 30 年,由于现代医学的进步,美国癌症患者的 5 年生存率整体已经提高了 20%,50~64 岁患者提高得尤其多。

从癌症种类来说,变化最大的就是白血病和淋巴瘤。

比较 1970 年和 2010 年,急性淋巴细胞白血病生存率从 41% 提高到 71%,慢性粒细胞白血病生存率从 22% 提高到 66%,很多人能被治愈。适合使用靶向药物格列卫的患者,平均寿命更是已经和正常人无异。

多数人不知道这些数据,被网上妖魔化西医的文章欺骗,放弃治疗,令人痛心。

比如,最近看到网上某财经作家面对丝毫不懂的领域,语不惊人死不休:"得了白血病,基本上就是个死。医生就是想骗钱。"

这样明显的谎话,居然也颇有市场,轻松阅读人数 10 万+,而且打赏的人无数。

我真羡慕这些可以昧着良心收智商税的人。

事实上,中国每年被治愈的白血病患者很多。

请珍惜生命,远离所谓"经济学家"或"金融专家"的医学科普。

他们可能很懂怎么赚钱,但不懂怎么救人。

头号杀手

虽然美国男性罹患癌症最多的是前列腺癌,女性中最多的是乳腺癌,但肺癌才是毫无疑问的第一杀手,遥遥领先于第二名。

美国每年由于癌症去世的人里,高达 27% 的男性和 25% 的女性,都是肺癌患者。

但美国已经看到希望。20 世纪 60 年代开始的控烟运动,吸烟人数 40 年持续降低,而且公共场合全面禁烟。通过几十年的努力,得到了显著回报。从 1990 年到 2014 年,美国男性肺癌病死率下降了 43%!!

中国什么情况呢?

癌症·新知：科学终结恐慌

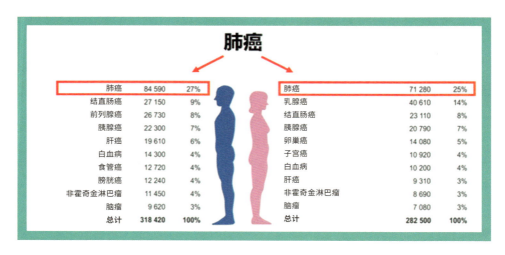

让人沮丧。

我只想告诉大家一个数据：中国男性医生吸烟率超过 20%！（美国是 1%。）我真的无力吐槽。

筛查的价值

结直肠癌是美国主要癌症之一，但过去 10 年，发病率以每年 3% 的速度下降。这主要得益于筛查，尤其是肠镜检查的普及。美国推荐 50 岁以上人群进行肠镜筛查，2000 年筛查比例只有 21%，但 2015 年已经上升到 60%。

结直肠肿瘤从良性发展到恶性，通常需要 15 年以上，如果能在早期发现，手术切除后，治愈率非常高。肠镜等筛查手段能有效发现早期肿瘤，它的普及，让美国显著降低了恶性结直肠癌的发病率。

中国 50 岁以上人群接受肠镜检查的比例仅仅 15%，因此还有巨大的提高空间。

另外，肺癌的筛查也值得大家关注。

美国研究发现，吸烟超过 30 年包[①]的肺癌高危人群，如果每年进行低剂量螺旋 CT 筛查肺癌，能降低 20% 病死率。比如每天吸烟 1 包，持续 30 年，或者每天吸烟 2 包，持续 15 年。

---

① 30 年包，是指吸烟数 × 吸烟年数 =30。

但可惜，美国只有 3% 肺癌高危人群定期接受筛查，在中国，这个数字更低。毫无疑问，在中国开展癌症筛查，是个朝阳产业，但也肯定会非常混乱。

为了避免劣币驱逐良币，防止"5 分钟筛查癌症""唾液筛查几十种癌症""一滴血筛查癌症"这类广告欺骗大众，靠谱商家和科普人员需要一起努力。

过度诊断

从 2010 年开始，美国的前列腺癌患者数量大幅下降。主要原因是减少了过度诊断！

美国曾大力推广 PSA[①] 筛查，一下子查出了大量"前列腺癌"，直接导致 20 世纪 90 年代初癌症患者数飙升。后来发现 PSA 筛查有大量假阳性，造成严重过度诊断和过度治疗，很多所谓的癌症患者其实根本没病。后来 PSA 筛查的使用被限制，一下子，癌症患者就少了。

类似的情况可能会出现在甲状腺癌。中美甲状腺癌患者数量最近明显增加，和更灵敏的体检手段有关。但问题是，甲状腺里面有细胞增殖，不代表就是恶性甲状腺癌！最近中国科学家的研究也发现，多数甲状腺结节并不是甲状腺癌的前身，不应该过度治疗。美国癌症研究所 2017 年很可能会对甲状腺癌重新分类，其中 20% 可能被改为良性肿瘤。这类肿瘤只需要局部手术切除肿瘤，15 年复发率低于 1%，根本不需要甲状腺全切、化疗或者碘 -131 放射治疗。

有些时候，少比多好。

儿童癌症

儿童癌症和成人癌症截然不同，所以需要单独研究和统计（见下表）。

在美国，儿童癌症发病率近年来很稳定，没有显著增加。生存率则是持续进步，绝大多数 14 岁以下儿童癌症的 5 年生存率都在 70% 以上，不少在 90% 以上。最好的几类，包括甲状腺癌（99.7%）、霍奇金淋巴瘤（97.7%）、视网膜母细胞

---

① PSA：prostate specific antigen，前列腺特异抗原。

瘤（95.3%）、淋巴细胞白血病（90.2%），等等。

美国儿童和青少年癌症 5 年相对生存率

癌症类型	5 年相对生存率 /%	
	14 岁以下	15~19 岁
整体	83.0	83.9
淋巴细胞白血病	90.2	74.7
急性髓细胞性白血病	64.2	59.7
霍奇金淋巴瘤	97.7	96.4
非霍奇金淋巴瘤	90.7	86.0
中枢神经系统肿瘤	72.6	79.1
神经母细胞瘤	79.7	74.2*
视网膜母细胞瘤	95.3	†
肾癌	90.6	68.1*
肝癌	77.1	47.4
骨肉瘤	69.5	63.4
尤文肉瘤	78.7	59.2
软组织肉瘤	74.0	69.1
横纹肌肉瘤	69.6	48.9
生殖细胞瘤	93.3	91.9
甲状腺癌	99.7	99.7
恶性黑色素瘤	93.7	94.0

相对白血病和淋巴瘤，儿童实体瘤整体还有很大进步空间，科研和临床都还需要继续努力。

在中国，儿童癌症的诊断、治疗、康复（心理辅导）、医保、新药开发等，都和美国有全面的差距，需要全社会的关注和共同努力。

这是一个漫长的过程，没有捷径。但就像美国 40 年前开始禁烟一样，认真投入必然是会看到显著收获的。

与众不同的亚裔

2017 年报告里有一个特别有意思的数据：美国亚裔的患癌比例显著低于其他种族！

不是低一些，是低很多！

整体发病率，亚裔男性只有白人的 59.7%，女性只有白人的 65.8%，病死率，亚裔男性只有白人的 60.1%，女性只有白人的 61%。

肺癌、结直肠癌、乳腺癌、前列腺癌、肾癌等主要癌种，亚裔统统低。

好得有点让人不敢相信，但确实数据如此。

是亚裔基因天生丽质，还是生活方式健康（比如糖和脂肪都吃更少）？目前还说不清楚。我猜都有，应该是综合因素。

作为中国人，我看到这个数据显然是很欢喜的。不管是基因还是生活习惯，总之咱们在抗癌上有显著的天然优势，千万别糟蹋了。

值得注意的是，美国亚裔虽然整体领先，但有两类癌症发病率比其他人种都高，那就是胃癌和肝癌。这两类癌在中国也是高发，都和感染密切相关，属于"穷人癌"。坏消息是这两种癌症病死率都很高，好消息是它们都可以预防，所以大家一定要了解。

我非常期待能有中国和美国亚裔（甚至华裔）的数据比较。这两类人基因和生活方式很接近，但环境和医疗不同，比较一下，应该能发掘出很多关于防癌、抗癌的知识。下表为美国 2009—2013 年不同种族癌症发生率比较。

美国2009—2013年不同种族癌症发生率比较						
	整体	非西班牙裔白人	非西班牙裔黑人	亚裔	印第安人/阿拉斯加土著	西班牙裔
所有癌症						
男性	512.1	519.3	577.3	310.2	426.7	398.1
女性	418.5	436.0	408.5	287.1	387.3	329.6
乳腺癌（女性）	123.3	128.3	125.1	89.3	98.1	91.7
结直肠癌						
男性	46.9	46.1	58.3	37.8	51.4	42.8
女性	35.6	35.2	42.7	27.8	41.2	29.8
肾癌						
男性	21.7	21.9	24.4	10.8	29.9	20.7
女性	11.3	11.3	13.0	4.8	17.6	11.9
肝癌						
男性	11.8	9.7	16.9	20.4	18.5	19.4
女性	4.0	3.3	5.0	7.6	8.9	7.5
肺癌						
男性	75.0	77.7	90.8	46.6	71.3	42.2
女性	53.5	58.2	51.0	28.3	56.2	25.6
前列腺癌	123.2	114.8	198.4	63.5	85.1	104.9
胃癌						
男性	9.2	7.8	14.7	14.4	11.2	13.1
女性	4.6	3.5	7.9	8.4	6.5	7.8
宫颈癌	7.6	7.0	9.8	6.1	9.7	9.9

以上是我的一点感悟，报告的内容远不止于此，有兴趣的读者可以自己去学习一下，相信会有更多心得。

为什么对儿童癌症的投入这么低？

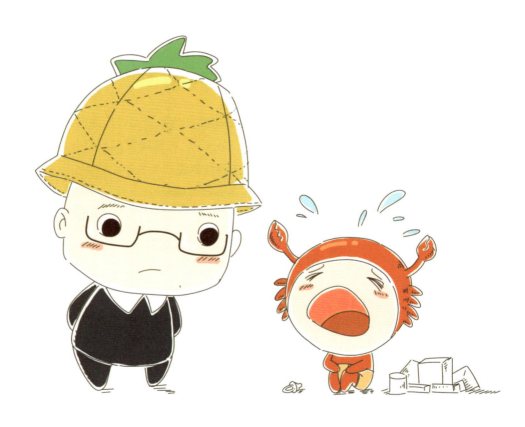

不应忽视的儿童杀手

癌症,整体来说是一种老年病:随着年龄的增加,癌症发病率逐年增高,近90%的癌症患者在50岁以上。由于人口老龄化、不健康生活方式流行、环境污染等因素,中国近期癌症发病率呈现指数式增长,如何防癌,抗癌成了越来越多人关注的焦点。

但很多人不知道的是,儿童和青少年也会得癌症,而且并不少见。在中国,每年新增儿童癌症患者近4万,平均400个小孩里就有一个!同时,每年因癌症离开的小孩超过1万,有100万家庭中有儿童癌症幸存者。

由于环境污染加剧,生活方式改变,癌症检测水平提升等因素,中国儿童癌症患者数量一直在持续攀升,癌症已经是15岁以下儿童死亡的第二大原因,仅次于意外伤害。而在美国,由于安全措施的普及,意外伤害大幅减少,癌症已经是儿童第一杀手。

按理说,我们应该非常重视儿童癌症。

从情感上来说,小孩子得病自然让人怜悯和同情,而且一个患儿就足以让一个幸福家庭遭受毁灭性打击。

从科学方面来说,儿童癌症基因突变较少,对药物响应一般更好,而且抗药性没有成人癌症严重,因此治愈率高,这一点通过白血病患儿的治愈率已经得到证明。

从经济方面来说,治愈一位儿童患者,能挽救的生命不是5年、10年,而可能是50年,性价比很高。

因此,无论从情感、科学,还是经济角度,攻克儿童癌症都是价值无限。我们应该大力投入,努力攻克。

但不幸的是,恰恰相反,对于儿童癌症的投入和研究,全世界都非常落后。在中国,更是几乎可以忽略不计。

政府科研经费的短缺

知己知彼才能百战百胜。要想攻克任何疾病,必须首先了解它的发病机制,才能找到其弱点,而进行精准打击。从本质上来讲,儿童癌症和成人的一样,都是基因突变，同时免疫系统失灵的时候导致的细胞恶性过度生长。但儿童癌症无论从基因突变类型，临床表现特征，还是对药物的响应都和成人有非常大的区别，因此需要单独研究。同时儿童癌症不是单一疾病，而是非常多样化，一共有 12 大类，100 多个亚型，不能一概而论，研究需要齐头并进，多面开花，因此需要科研经费的长期支持。

但与成人相比，对于儿童癌症研究的资金投入非常有限。美国政府在这方面全球领先，但 2015 年，也只占其癌症研究支出的 4%。相比而言，仅用于前列腺癌的科研经费，就超过了所有儿童癌症的总和。前列腺癌患者平均年龄 66 岁，而且多数人治疗效果已经很不错，5 年生存率几乎 100%，10 年生存率 98%，15 年生存率 95%（这时候患者平均年龄已经是 81 岁）。虽然任何没有被完全攻克的癌症都应该被重视，但我觉得这样的分配比例是值得商榷的。

而在中国，对于儿童癌症科研的资助更是杯水车薪，研究非常落后。除去白血病，专注儿童癌症研究的实验室非常少。

这是非常可惜的，因为中国儿童癌症患者数量世界第一，而且非常集中，对于科研是非常大的优势。美国医生通常一年见到几例、几十例儿童癌症患者，但中国医生一天或许就见到这么多。比如，北京天坛医院一家收治的儿童脑瘤患者数量几乎等于美国所有大医院的总和。

在欧美国家，儿童癌症科研面临的最大困难就是宝贵的样本难以获得，相对来说，中国科学家有望在患者以及家属的帮助下，做出全球领先的成果，最终攻克疾病。美国最近开始的"抗癌登月计划"，提出从六大方向入手，其中儿童癌症就是一个。中国政府也应该有这方面的专项研究。

民间公益基金匮乏

在美国，除了政府，很多研究经费来自民间公益组织。由于政府经费不足，民间经费对于很多罕见病，包括儿童癌症研究非常重要，产生了巨大的推动作用。仅美国圣犹大（St. Jude）儿童研究医院一年就接受捐赠超过 8.5 亿美元，其中很大一部分费用用于支持科研。由这些经费支持的研究，2014 年产出了 810 篇论文，绝大多数关于儿童癌症。

除去这类大型机构,美国还有很多小型基金会,他们往往专注一小类儿童癌症,由患儿家长发起,为了纪念和癌症勇敢斗争后离开的子女而设立。它们目标很明确,就是希望能资助研究来寻找新的疗法,让未来患同样疾病的孩子能有更好的结果。这种基金赞助金额不是很大,但由于数量多,滴水成涓,对社会的影响不可小视。而且这些家长往往非常认真参与项目选择,关注项目的进展,因此这些经费浪费的少,利用率较高。

我个人于2013年、2014年参加的两次儿童横纹肌肉瘤学术研讨会,就是由患儿家长所成立的基金所赞助的。会议上家长的一次发言让我动容:"我们花了很多钱也没能救回我的儿子,因为发现大家根本不了解这个疾病。现在,希望我们出钱,你们出力,来拯救其他孩子。"

我觉得这方面最好的例子之一是儿童神经母细胞瘤。这种罕见儿童癌症美国一年只有700例,但近几年进步很快,无论是对发病机制的认识,还是新药开发、临床试验,都走在所有儿童实体瘤的前列,其中一个重要原因就是过去20年一大批家长的推动。他们不仅积极筹款,成立基金会赞助针对神经母细胞瘤的科研,同时也帮助建立医生和科研人员之间的合作和信息分享,让新知识迅速传播,新的临床试验尽快开展。多年的坚持不懈,产生了质的变化。

在中国,大家的公益意识在逐年加强,但对于儿童癌症的公益仍大多停留在对个别患者捐款治病上,极少有公益资金用于赞助基础科研或临床转化医学,而这些,对于彻底战胜儿童癌症是不可或缺的。

这点也有了破冰迹象,2016年我见证并参与了"新阳光·助医儿童白血病研究基金",中国第一个由患者家长发起的医学研究基金的成立。相信这只是开始,以后我们一定能看到更多专业资助儿童癌症研究的基金出现。

新药开发的缺失

前面谈到推动科研的最终目标,就是为了开发出新药来治疗儿童癌症。

虽然癌症药物开发一向是药厂关注的焦点,投资巨大,也是过去几年新药产生最多的领域,但长期以来,儿童癌症却是被药厂遗忘的角落。传统药厂热衷开发针对成人癌症的药物,但对于专门针对儿童癌症的药物没有什么兴趣,原因是多方面的。

首先,开发新药成本很高,动辄上亿美金,而儿童癌症患者相对少,分到各个亚型就更少,如果新药一年只有几百个患者使用,传统模式下很难盈利。

其次,任何新药上市都需要做几期临床试验,能否迅速征集足够多患者参与新药测试很重要。由于患者少,任何一个新药征集足够多患者都很困难。假设某疾病一年 500 个患者,一般不到一半符合临床试验标准,假设 10 个新药进行测试,每个最多能找到 25 个患者,这是不够的。寻找患者的困难,一来给新药测试带来不确定性,二来也很可能导致试验时间延长,大大增加成本。

再有,药厂喜欢关注无药可治的疾病,一方面需求大,另一方面门槛比较低,新药一旦有一点效果就可能被批准,比如胰腺癌。但很多儿童癌症使用化疗药物都有一定效果,这本身是好事,但却对新药提出了更高的要求。必须说明的是,虽然化疗药对很多儿童癌症治疗效果不错,甚至能治愈,但代价是巨大的副作用,95% 的儿童癌症幸存者在 45 岁之前会出现或多或少的副作用,其中 1/3 比较严重,包括智力低下,发生二次癌症等。

最后,为了保护儿童安全,监管部门比如美国药品食品监督管理局(FDA)对儿童用药要求更高,控制更严,开展针对儿童的临床试验需要更多准备,面临更大挑战。这让很多公司知难而退。

总之,诸多因素,让开发针对儿童癌症的药物性价比不高,有额外的风险,但没有额外的回报,因此对药厂没有什么吸引力。

其直接后果就是过去近 30 年,仅仅有 3 个针对儿童癌症开发的新药上市,分别是 1980 年针对儿童白血病的"依托泊苷"、2004 年针对儿童白血病的"氯法拉滨"和 2015 年针对神母细胞瘤的 Unituxin。相比之下,同时期有 200 多个针对成人癌症的新疗法上市。

无论科学研究取得多大的进展,没有新药开发这个环节的支持,就无法转化成对患者有效的治疗手段。如何激励药厂开发针对儿童癌症的药物,是个亟待解决的问题。

除去单独开发只针对儿童癌症的药物,另一个更快、性价比更高的办法是测试成人癌症使用的某些药物,是否能用于儿童癌症治疗,所谓"一药多用"。越来越多证据证明,癌症根据基因突变分类(比如 EGFR 突变癌症),比传统按发病部位分类（比如成人肺癌），能更好地指导临床治疗。有些儿童癌症拥有和成人癌症类似的基因突变，或许能使用相同药物。比如，一些儿童神经母细胞瘤和成人肺癌都有 ALK 基因突变，因而治疗成人肺癌的 ALK 靶向药物，目前也开始在神经母细胞瘤中测试。2016 年，美国国家癌症研究所启动了大型临床试验"儿童癌症基因分型指导治疗选择"，就是为了同时测试多种成人癌症药物在儿童癌症治疗中的效果。我们拭目以待。

需要大家一起努力

唤起政府和大众对儿童癌症的认识是当务之急，因为要攻克儿童癌症，需要政府、公益组织、医生、研究者、家属等多方从几点同时推动：

- 增加政府和社会公益资金，支持儿童癌症基础、转化、临床研究。
- 收集高质量的儿童癌症样品，用于建立更多的细胞或动物模型，用于基础研究和测试新药效果。
- 分析儿童癌症基因组、免疫组、代谢组、肠道微生物组等方面信息，寻找癌细胞新的弱点。
- 鼓励药厂和科研机构开展更多针对儿童癌症的药物筛选，寻找"旧药新用"机会。
- 通过增加经济回报，激励公司开发针对性新药，比如优先审批、延长专利保护、放开定价权等。
- 建立保险和资助系统，防止儿童因为家庭收入低而失去使用有效治疗的机会。

"治愈每一个儿童"是我们奋斗的目标，现在看起来或许有点不现实，但科学的发展是跳跃性的，抗生素出现之前，没人相信很多感染是能被攻克的；疫苗出现之前，没人相信传染病是能被攻克的。近两年来已经有了一些让人欣喜的进展，比如 CAR-T 疗法的出现，让一部分儿童急性淋巴白血病患者从平均几个月存活，变成 90% 完全缓解，癌细胞完全消失，他们又重新背起书包，回到了学校，回归了正常的生活。

我相信这些都只是个开始，希望和你一起努力。

中国癌症病死率为啥这么高?

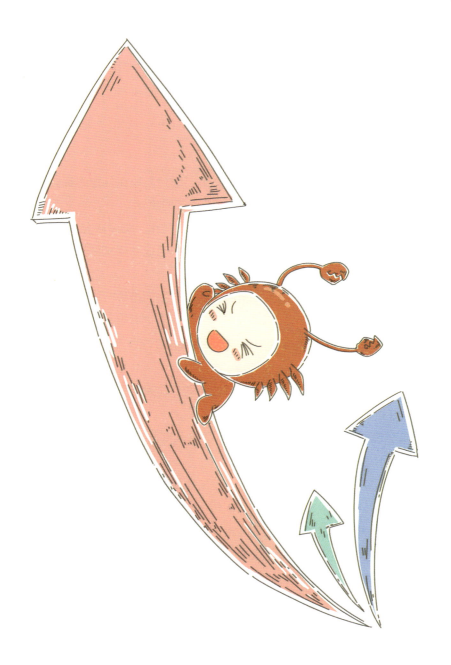

下图是世界卫生组织发布的世界癌症病死率地图（2012 年，男性），颜色越深说明病死率越高。

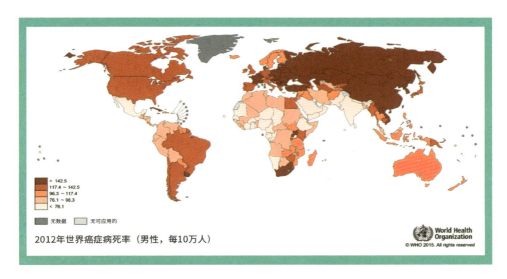

2012年世界癌症病死率（男性，每10万人）

可以看出，中国是全世界癌症病死率偏高的国家之一。

为什么中国比美国癌症病死率高？

个人总结至少有 5 个重要原因。其中 3 个原因，大家基本都能想到。

整体医疗水平落后

中国一线城市的三甲医院很多方面已经能和欧美接轨，甚至在个别领域领先，但二、三、四线城市的医疗机构，无论硬件还是软件，差距都非常明显。

新药和新疗法滞后

绝大多数新药和新疗法都始于欧美，由于监管等因素，进入中国市场至少滞后几年。即使进入以后，由于医保等问题，很多患者根本用不起。因此，很多人望药兴叹。

早期筛查意识欠缺

欧美癌症发病率高,但其中很多是由于筛查发现,早期患者比较多,因此生存率要高很多,乳腺癌、结直肠癌尤其明显。而在中国,绝大多数人没有定期体检、筛查意识,发现就是晚期。

这三点都很重要,但其实还有两个原因,很多人可能不清楚,下面就详细说说。

患者依从性不好

中国很多患者非常矛盾,他们非常依赖医生,但又不完全相信医生。

一方面,他们有任何小事都希望听听医生建议,而另一方面,又觉得医生可能为了私利会过度治疗。因此,一旦治疗不是特别顺利,病情出现一点反复,就动摇信心,开始在治疗过程中加入各种偏方,更有甚者,干脆放弃正规治疗,投入"民间神医"怀抱。

由于这些原因,中国很多患者其实并没有完成整个治疗流程,因此效果自然要打折扣。

说起偏方,我个人非常理解大家寻求偏方的心情,毕竟现有手段对很多晚期癌症确实有局限,而有些偏方可能对某些患者确实有帮助。

但大家一定要知道,很多偏方是会影响正规治疗效果的,比如很多草药会抑制化疗或者靶向药物效果。所以偏方绝不能盲目乱试,必须先和主治医生商量。

至于找民间神医,100%是上当受骗。网上有很多悲惨的例子,不用多说。

由于患者依从性差影响治疗效果,可能最好的例子就是手术后辅助化疗。大量证据表明,一些早中期的癌症,手术后使用化疗,能杀死检测不到的残留癌细胞,能显著防止复发,提高生存率。但在中国,很多患者和家属非常惧怕化疗,听信"隔壁老王"的谣言,说它会加快转移,弊大于利,因此选择放弃辅助化疗。

这非常可惜。

在这一点上,美国患者对医生专业性的信任,不仅减少医患矛盾,也让治疗完成度比较高,整体效果更好。

中国和美国的癌症类型有根本不同

这点非常重要,但是绝大多数人都不知道。

比如,美国男性癌症前5位是:前列腺癌、肺癌、结直肠癌、膀胱癌、黑色素瘤。

而中国男性癌症前5位是:肺癌、胃癌、肝癌、结直肠癌、食管癌。

可以看出,肺癌和结直肠癌是共同的,但其他三个不同。

胃癌、肝癌和食管癌,三种癌症在中国高发,但美国很少。事实上,这三种癌症也被称为"穷人癌",因为它们在发展中国家,比如中国高发,而发达国家比较少。全世界50%以上肝癌患者都在中国!

关键问题是,这三种"穷人癌",碰巧也是所有癌症中平均存活率非常低的三种!美国2012年统计数据,5年存活率:胃癌25%,食管癌10%,肝癌12%。

相反,美国男性高发的癌症,平均存活率高很多,前列腺癌96.9%,膀胱癌68.8%,黑色素瘤59.9%。

事实上,美国男性排第一的前列腺癌,不仅5年存活率接近97%,而且患者平均寿命超过80岁,比社会整体平均值还高!这哪是大家想象中的癌症……

一来一去,中国和美国患者平均存活率就出现了显著差异。

为什么中国"穷人癌"病死率高?

至少有两个主要原因:

一是因为癌症本身的特性,比如肿瘤生物学特性复杂,进展较快,发现时晚期较多,很多对化疗不敏感,没有适合靶向药物的突变基因,等等。

二是因为在发达国家发病率低,研究不够。由于欧美"穷人癌"患者少,取样来研究不容易,而且不容易赚钱,所以长期以来药厂兴趣有限,新药少。

加快对"穷人癌"研究,中国政府和科学家义不容辞。

另一个很重要的问题,凭什么中国高发"穷人癌",而美国没有?

关于这点,我在上一本书《癌症·真相:医生也在读》里面有详细阐述。简而言之,他们与感染以及生活习惯关系很大。

这听起来非常糟糕,但其实暗藏一个好消息:既然欧美"穷人癌"少,说明他们不是随着年龄增长就一定会出现，而是很大程度上可以避免的。

希望大家了解发病原因后，根据自己和家人情况，尽量调整生活习惯，及早预防，就肯定能大大降低风险。

美国"抗癌登月计划",到底想干嘛?

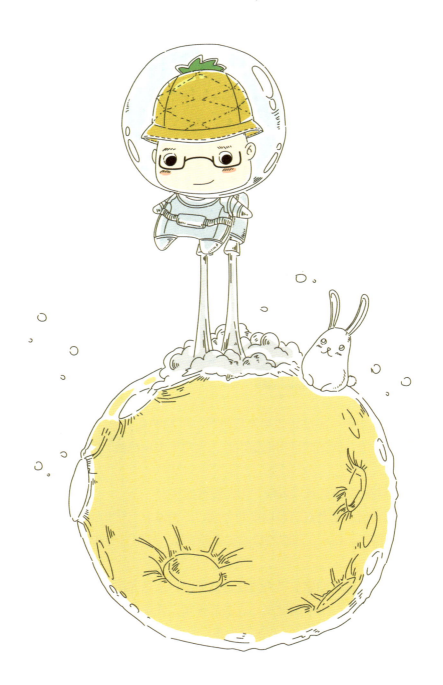

2015年底,奥巴马和拜登宣布美国政府再次向癌症宣战,开始"抗癌登月计划",但是却迟迟没有说明具体行动方案,有人激动,有人焦躁,坊间传言纷纷。

终于,等了几个月后,谜底揭晓,"抗癌登月计划"公布了6大主攻方向,分别是:

- 高灵敏度癌症早期检测
- 对癌细胞和周围细胞的单细胞水平分析
- 免疫疗法及组合疗法
- 癌症疫苗
- 治疗儿童癌症的新方法
- 加强数据共享

同时公布的是由28位顶尖癌症研究者组成的"蓝丝带顾问委员会",他们将协助政府总结过去几十年抗癌的经验和教训,制定新的抗癌作战方案,保证"抗癌登月计划"10亿美元的预算用在刀刃上。让我眼前一亮的是,28人中有一位杰出的华人科学家,美国西北大学医学院,主攻癌症预防的侯丽芳教授。

有这些专家坐镇,主攻方向当然找得很准。我想简单解读一下这几个研究方向为什么重要,对癌症的预防、检测、治疗会有什么样的影响。

高灵敏度癌症早期检测

我们都知道,癌症是越早发现越好。早期癌症,治疗手段多,治疗效果好。对于早期癌症,医生的目标都是治愈,而对于晚期癌症,则是提高生存时间和生活质量。

但早期癌症往往难以发现,因为没有症状。

由于乳腺癌患者自己可以摸到肿块,即使没有症状也常常被早期发现,因此治愈率比较高。相反,胰腺癌极难被早期发现,经常直到转移到肝脏才出现症状,因此临床上很难治疗。

开发更好的早期癌症筛查方法价值无限,从救人角度来说,重要性超过癌症药物。正由于筛查水平的提高,过去几十年,乳腺癌、结直肠癌、宫颈癌等早期发现率大幅提升,相应的,患者治愈率、生存率也都显著提高。

但对于多数癌症，筛查人群中的早期癌症患者，仍有极大的挑战性。目前防癌体检中常使用的肿瘤标记物、影像等检查手段，由于高假阴性和假阳性，从整体来看，对于健康人群来说，效果非常有限。

我最近听过两个故事：

小 A 体检，发现肿瘤标记物上升，但无法判断肿瘤在哪里，个人和全家都极度紧张。又花了上万元，进行多项检查后，没有在肺、肝、肠、胃等地方发现任何肿瘤，医生推测可能是假阳性。小 A 一直悬着一颗心过了很多年，经常失眠，胡思乱想。

小 B 体检，发现肿瘤标记物上升，但无法判断肿瘤在哪里，个人和全家都极度紧张。又花了上万元，进行多项检查后，没有在肺、肝、肠、胃等地方发现任何肿瘤，医生推测可能是假阳性。小 B 终于放心，照常生活，不料一年后，突发淋巴瘤。

这两个故事生动展现了目前癌症筛查的痛点。小 A 筛查是失败的，筛查的假阳性，给他生活带来巨大压力；而小 B 筛查其实是成功的，但由于肿瘤标记物的非特异性，无法判断肿瘤到底是什么类型，或者在哪里，加之其高假阳性，医生在检查不到肿瘤的时候，自然把真阳性当成了"假阳性"，没能成功干预癌症发生。

癌症筛查概念没错，只是我们需要研究和开发更靠谱的筛查方法，目前研究热点是各种微创的方法，比如：

- 能从血液中更准确发现微量的癌细胞特有的突变 DNA。
- 从血液、尿液、唾液中更准确地检测早期癌症相关标记物。
- 对高危人群和定向癌症种类，更简单、准确、便宜的实时监控方法（比如：吸烟人群的肺癌筛查，乙肝患者的肝癌筛查）。
- 更好区分进展迅速的恶性肿瘤和生长缓慢的良性肿瘤的标记物。
- 更精确的癌细胞特异显影和成像技术，最好能达到"看到"单个癌细胞的水平。

对癌细胞和周围细胞的单细胞水平分析

癌症的发生至少需要两个必要条件：

一是产生基因突变，二是逃脱免疫系统监控。

每个癌症的突变不同，逃脱免疫系统监控的方法也不同，因此变化很多。世界上没有两片完全相同的树叶，也没有两个完全相同的癌症。

不止如此。

以往我们只知道两个患者的癌症是不同的，最近大量数据却证明同一个患者身上的癌细胞也是不同的。理解这种不同非常重要，比如，一个肺癌患者体内可能同时有两种完全不同的肺癌细胞，99%对药物敏感，1%不敏感，对这类患者用药，整体看起来肿瘤会缩小很快，但后来一定会出现抗药性。这是因为我们杀死了99%的敏感癌细胞，但那不敏感的1%细胞还在继续生长。

要研究不同患者之间或同一个患者身上癌细胞的不同，就要求对不同位置的癌细胞进行单细胞水平分析。

如同每个人都处在特殊社会环境中一样，每个癌细胞也处在其他细胞组成的"微环境"中。如同家人、朋友、同事影响我们成长一样，微环境调节着癌细胞的生长。因此，除了癌细胞，我们还需要分析组成微环境、支持癌症生长的各种细胞。

有时候，攻击微环境细胞，比直接攻击癌细胞杀伤力更大。

如同你看不惯某"网红"，直接去骂他，经常无效，甚至适得其反，他（她）越来越红，但如果你改变策略，想办法屏蔽掉他所有账号，让周围粉丝无法留言点赞，他可能生不如死，很快就凋零了。

免疫疗法及组合疗法

免疫疗法种类繁多，包括下面要写到的癌症疫苗，我在《癌症·真相：医生也在读》一书中已经介绍过不少，这本书的后面还有一章专门讲，这里就不展开了。

以目前数据来看，我个人深信未来的绝大多数癌症治疗，会是以免疫疗法为基础的"个性化组合疗法"。由于每个人癌症的特异性，没有一种疗法或者一种组合疗法能治疗所有癌症，最理想的情况下，每个人都应该有个最优的，很可能是唯一的疗法组合。

怎么找到这个组合,是个极高挑战的科学问题。除了科学问题,我们还需要解决两个大问题:

一是快速测试和评价各种疗法组合的临床试验方法;二是能让普通家庭负担得起的付费系统。

目前的免疫疗法仅一个疗程就需要几十万元,甚至上百万元人民币,组合疗法价格只会更高,很多中国家庭都是无力承受的。除了开发便宜的免疫疗法,大病保险、政府补贴、按疗效收费等方法需要同时考虑。如果突破性的疗法只有少数富人能用,社会无法和谐。

制药界有一个特别无奈的笑话:"等我们得病的时候,很可能用不起自己做出来的药。"希望这不要成为现实。

癌症疫苗

癌症疫苗本质上也属于免疫疗法,它大体包含两类。一类是"预防性疫苗",它们针对的不是癌细胞,而是明确致癌的病毒。通过这种疫苗,可以预防病毒感染,从而预防癌症。现在主要有两个,乙肝疫苗(>70% 肝癌由乙肝感染引起)和人乳头瘤病毒(human papilloma virus,HPV)疫苗(>99% 宫颈癌由 HPV 感染引起),在拖延了 10 年以后,中国的 HPV 疫苗最近终于上市了。

现在科学家更关注的,是第二类"治疗性癌症疫苗"。它的作用不是防止最初癌症发生,而是在肿瘤发生后,通过特异性激活针对癌细胞的免疫系统,协助癌症治疗。它可能一开始就和其他疗法一起联用,帮助缩小肿瘤,也可能在治疗后使用,帮助巩固疗效,防止癌症复发。

"治疗性癌症疫苗"中近期研究最热的恐怕要数"个性化癌症疫苗",或者叫"新抗原(NeoAntigen)癌症疫苗"。

癌细胞的表面和正常细胞是不同的,我们称癌细胞的这些特征为"新抗原"。如果免疫细胞能识别这些"新抗原",就能特异地清除癌细胞,而不影响正常细胞。因此,使用疫苗来激活识别"新抗原"的免疫细胞,理论上是一种高效且无副作用的抗癌神器。

让人欣喜的是,这种新抗原疫苗已经在美国和德国的早期临床上取得了成功,吸引了广泛关注，让人欣喜。但和所有新疗法一样，我们还需耐心等待更大规模试验的结果。

另外，制备"新抗原疫苗"是个高难度技术活。

比如，每个患者的癌细胞都不同，每个人的"新抗原"也都不同，因此抗癌疫苗必然是高度"个性化"的，需要给每个患者开发单独的疫苗！相对以往一个药治疗大批患者的模式，这种个性化的治疗手段，无论从研究方法、技术要求、成本控制、时间管理、审批监管等方面都提出了新的挑战。

虽然挑战很多，但"个性化癌症疫苗"由于其巨大潜力而受到密切关注。也正因为如此，近期成立的专攻这个方向的生物技术公司受到了资本市场的热烈追捧。2015年10月，前后脚，美国 Neon Therapeutics 融资4亿美元，Gritstone Oncology 融资7亿美元。

期待更多的好消息！

治疗儿童癌症的新方法

认识我的人，都知道儿童癌症在我心中的特别位置。我和向日葵公益[①]的小伙伴非常高兴看到儿童癌症被列入主攻方向之一。

儿童癌症研究一直落后于其他疾病。前面一篇我已经详细论述了开发针对儿童癌症的药物性价比其实不低的理由。总之，要推动儿童癌症的研究，需要医生、研究者、家属、政府、公益组织同时推动。

我们需要更多资源，以及更聪明的研究者。

加强数据共享

要想尽快攻克癌症，大家必须共享数据，按现在流行的话说，这重要得"不要不要的"。

首先，癌症有成百上千种。每个人癌症都不同，甚至一个患者身上能有多种

---

① 向日葵公益是菠萝牵头做的儿童癌症科普公益项目，网址：www.curekids.cn。

不同癌症，这么多的变化给研究带来极大困难。每人手上的样本都是有限的，只有共享数据，才能对癌症类别，包括基因突变类型，有全面的认识和把握。

其次，癌症治疗方案越来越多，临床试验数量呈指数型增长，以后将很难判断到底哪种疗法最好。只有大家共享数据，才能对各种治疗手段的效果，尤其是患者生存时间得出准确判断，达成共识，保证最好的方案成为主流。

最后，加快信息交流能推动科学进步，因为不同的人，由于背景知识和眼界不同，看同样的数据，产生的结论和能转化的价值可能显著不同。同样看到美国电子商务兴起，有人开始在 Ebay 上当倒爷，马云在中国做了阿里巴巴。

但仅仅知道需要共享是不够的，没有硬件和软件技术支持，这只是空想。

比如，我们需要能大规模存储、提取、传输海量数据的平台。癌症研究早进入了大数据时代，一台 500G 硬盘的计算机只能勉强存放 5 个人的基因组数据。大量的基因和医疗数据，放到哪里？怎么上传和提取？怎么保证安全？我们需要一个能"云存储""云分析""云计算"的平台。为了更好地共享数据，大家最好在一片"云"下面。另外，患者信息都是隐私，这片"云"还必须非常安全。

我多次强调，癌症之所以难以研究和治疗，根本原因在于它是成千上万种病的集合。

过去几十年，虽然只攻克了少数癌症类型，但我们对癌症背后的科学理解日新月异，积累了大量知识。厚积薄发，美国政府"抗癌登月计划"是个很好的表率，它强调跨专业合作、资源共享，强调把癌症当作一个系统性疾病来研究。希望中国能以某种方式加入这样的行动中来，毕竟全球 1/4 癌症患者都在中国，我们并没有袖手旁观的资本。唯有如此，光亮才会迅速出现在黑暗隧道的前方。

应该让癌症患者知道真相吗?

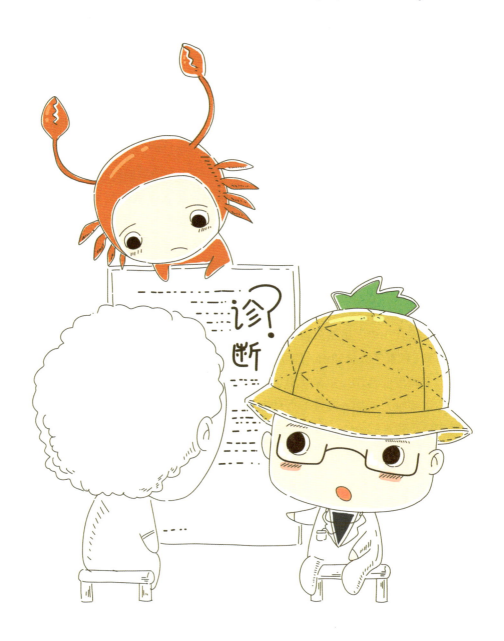

每天我都收到咨询癌症相关的邮件，渐渐发现，来信的人里，家属远比患者多："我妈妈刚查出 xx 癌，我们都在想办法瞒着她，现在美国有什么新药吗？"

在中国，确诊癌症后，第一个得到消息的往往不是患者，而是家属。在震惊之余，家属面临的第一个难题就是："应不应该告诉她（他）实情？"

很多时候我们选择隐瞒，胃癌成了胃溃疡，肺癌成了肺炎。瞒住患者后，家属开始和医生商量治疗方案，同时到处搜索信息，找专家进行咨询。

我们都觉得是为了患者好，因为担心患者心理承受不了，想不开，做出错误的判断和决定。

隐瞒真的对患者好吗？

有趣的实验结果

讨论是否应该对患者隐瞒病情，首先需要问的是："患者自己想知道吗？"

带着这个问题，我最近做了个小实验：在最近两篇科普文章后面，我分别做了两次调查问卷，在一堆问题中各隐藏了一个看似不相关的问题。

第一份问卷：如果亲人查出癌症，你会告诉他（她）真相吗？

第二份问卷：如果你被查出癌症，你希望知道真相吗？

我一共收到 2000 多份答案，结果很惊人：

在亲人得病的时候，74% 的读者选择向亲人隐瞒所有或者部分病情，只有 26% 选择告诉患者所有信息。

但如果换做自己生病呢？

高达 85% 的人都希望能知道所有信息，自己身体自己做主！

我预计到了这两者会有差别，但没有想到是 26% vs. 85%！如此巨大的落差。

85% 选择自己做决定的读者里，有很多也选择不让亲人自己做决定，这是为什么？

如果隐瞒病情是担心患者承受不了，那为什么绝大多数人成为患者后，不怕自己崩溃？

为什么大家对自己心理承受力如此有信心？而对亲人毫无信心？

将心比心，如果我们都希望知道真相，自己身体自己做主，是否也应该考虑用同样的态度对待我们最亲的人？

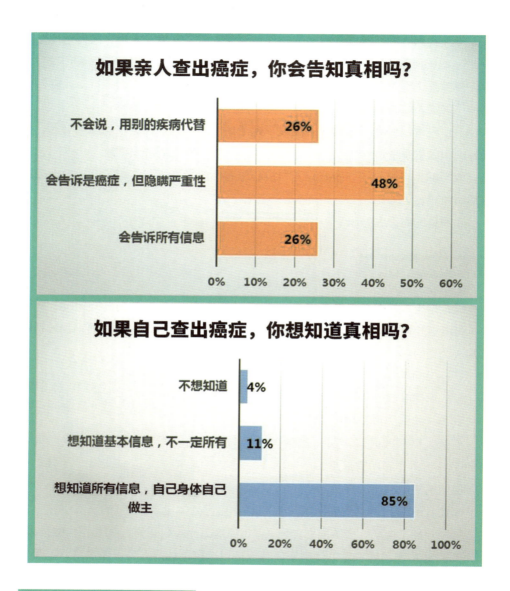

患者了解实情会崩溃？

绝大多数人之所以不敢告诉患者真相,是怕他们做傻事。其实这只是我们的猜想,事实怎么样呢?如果患者知道了真相,真的会有很多人想不开吗?会影响治疗效果吗?

对这些问题，最好的答案在美国。

在美国，医生绝不会对癌症患者隐瞒病情，因为美国 20 世纪 70 年代就颁布了《患者权利法案》，明确强调了患者享有"知情同意权"：

- 患者对疾病相关的诊断、治疗、预后等信息，享有知情权；
- 患者对于治疗、看护有接受或拒绝权；
- 患者在充分了解所有信息后，有自己判断利害得失的决定权。

简单来说，在美国，如果患者不知道自己病情，医生做任何治疗都是违法的。

因此，美国医生已经习惯第一时间将病情和可能治疗方案告诉患者本人，由患者自己决定如何治疗以及何时告知家人。在美国，反而是患者常常瞒着亲人，怕他们担心，默默自己治疗，与中国完全相反。

美国多年经验证明了，向患者坦白病情，没有出现想象中很多患者崩溃到做傻事的情况。

一时的情绪失控，不代表患者无法理性面对癌症。"癌症"两个字对任何人来说都无异于晴天霹雳，所有人一开始得知患病都会不知所措，头脑一片空白。接下去可能就是被恐惧、无助甚至是绝望的情绪所吞没……

但这些感觉都是很正常的，是人类遇到挫折情绪释放的必经阶段。但这也是暂时的。随着时间流逝，几乎所有患者都能慢慢接受这个消息，逐步释放这些情绪，对治疗和生活做出自己理性的判断。当然，家人和朋友的关心很重要，能让这个过程更快一些，但应该给患者一些时间。

美国是世界少数立法强制要求医生告诉患者病情的国家之一，但同时，美国癌症生存率是世界领先的，这至少从侧面证明，第一时间给患者公开透明的信息，整体看来，并不会给治疗效果拖后腿。

大家可能要说，美国和中国文化差很多，美国人或许心理承受力更强。

那我们再来看看我们的东亚邻居日本。

东亚地区，包括中国、日本、韩国以及中国台湾地区等，都有医生和家属联手"隐瞒病情"的传统文化。但日本从 20 世纪 90 年代开始反思这样做的价值，为此做了大量科学研究。

绝大多数日本的研究结果表明，患者应该被告知真相：

- 85%~90% 的患者都希望知道真相（和之前我做的调查问卷结果一致）。
- 这种选择与年龄、性别、教育背景、职业无关。
- 这种选择与癌症早晚期无关，晚期癌症患者同样渴望知道真相。
- 重要的是，对比试验表明，告诉患者实情，不会增加患者出现精神疾病，比如抑郁症、自杀倾向等的概率。刚才已经说过，短时间情绪失控很正常，也是必需的，这不是精神疾病。

正因为这些研究，越来越多日本医生达成共识，应该主动告知癌症患者实情，20 多年过去了，现在这已经是主流选择。重要的是，日本的癌症生存率一直在提高。告知患者真相并没有带来大家担心的结果。

临终患者应该知晓实情吗？

一个更棘手的问题是：如果癌症患者治疗无效，病情进展已经无药可治，快到生命终点，应该告诉他们实情吗？

这个选择要困难得多，全世界医生都在激烈争论，可能永远没有正确答案。但我的态度仍然是，对绝大多数心智健康的患者，应该告诉，因为有一些研究结果表明：隐瞒弊大于利。

- 绝大多数被调查的患者希望知道实情，以便完成未了心愿，安排身后事。
- 隐瞒容易造成过度医疗，不仅增加花费，而且带给患者不必要的痛苦。对最晚期患者，进行舒缓疗法，提高生活质量，让生命体面走到最后本应该是更好的选择。如果患者不知实情，而家属不愿放弃，要求医生尽力抢救，会带来很多无效治疗。
- 被隐瞒患者死在医院病床或手术台概率大大增加，而知道真相的患者很多在生命最后会选择回到熟悉的环境，在亲人陪伴下走完最后一程。
- 隐瞒患者会给很多家属带来长期负罪感。隐瞒病情后，患者如果在治疗中去世，或者去世前表达没有完成的心愿，或者治疗过程痛苦，都容易导致家属在患者去世后，长期处于后悔、自责等情绪中。

知情是生命的权利

由于上述的种种原因,我觉得有独立思考能力、愿意掌控自己生命的患者,都应该有权第一时间知道真相。

当然,任何事情都没有绝对。如果患者不愿知道结果,应该尊重;也有些人可能有精神疾病,或者没有独立思考能力(比如儿童),这种少数情况下,隐瞒是值得考虑的。

我知道,大家隐瞒病情的初衷都是为了帮助患者,但其他国家的长期实践和大量科学研究都证明隐瞒病情弊大于利。

告诉真相,把生命的决定权还给患者,同时也卸下家属和医生本不应该承受的压力。

为什么中国患者总是感觉孤独无助？

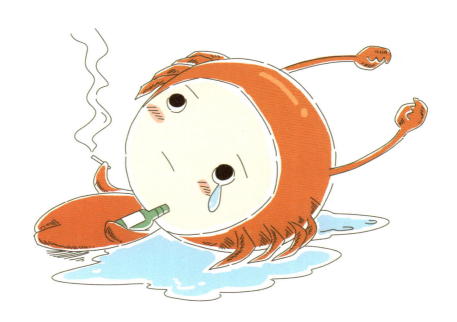

在社交网络上经常能看到一些国外癌症患者的故事，无论他们是已经康复，还是正在与疾病抗争，让人印象深刻的是他们散发出来积极、温暖的能量。他们知道发生了什么，知道正在经历什么，也知道很可能会有什么样的终点，但与坚强相伴的，是理性和豁达。

什么样的土壤能够浇灌出那样的阳光和理性？

为什么中国的患者群体，很难像他们那样，而更多的是在无助中煎熬？

经菠萝博士介绍，最近我与一位国外癌症康复患者道格（Doug）进行了交流，解答了我的部分疑惑。

道格是一位3期肠癌患者，康复后已回到正常的生活。他曾受益于医院的患者互助分享会，也积极参与公益组织的活动，用自己的经历鼓励和帮助更多的人。可以说，专业的治疗以及群体提供的持续精神支持帮助他走过了艰难的时刻。

而不论是医院组织的患者互助组织，还是能够提供很多真实、专业信息的社会公益组织，在国内都几乎是缺失的。更不用说道格没有提到的一个隐含的前提：最初能通过网络找到权威的疾病诊疗信息，以及和医生的充分交流、详细了解各种方案的风险和收益。

没有制度环境保障之下，我们患者或如无头苍蝇四处乱撞尝试各种偏方，或直接被"癌症"二字吓得六神无主放弃努力；而少数有一定文化基础的患者或家属，则毅然开始自己钻研如何科学治疗，尽力向专业靠拢。更不用说还有很多患者，不分老幼，都被家属隐瞒病情，从头到尾不知道发生了什么，缺乏正确认知、不能理解治疗的意义。

这也许解释了一部分中美两国癌症患者生存率差异。

毕竟，这是一个很多患者怀疑医院而相信大神、笃信中医排斥西医、转发的是"甩手功和郭林气功如何神奇治愈若干绝症患者"的地方。在各种患者群和贴吧论坛里卖药骗子神出鬼没，经常一言不合就开撕。在网上问的问题往往简单粗暴：我得了xx病能治好吗？我要是做了xx治疗能治好吗？他们不知道如何在不同的选项间权衡利弊，把自己的性命押宝在网上碰巧遇见的"热心人"身上。这是多么可悲的事情！

注：本文作者——木佚在吃瓜，"80后"，北京大学硕士，暂时的四期癌症患者。

考虑到我国具备科学素质的公民比例才 6.2%（出自中国科学技术协会调查，2015 年数据），大专以上人口只占全国人口 12%（出自统计局 2016 年 4 月发布的人口抽样调查公报），加上大部分癌症的老年病属性，癌症患者平均科学素质之不高，分布方差之大，让针对这个群体的科普或者公益尤为艰难。

美国能出现很多患者自发组织的公益组织，很重要的基础在于组织成员的异质性较低，他们大多具有一定的教育水平，共同的信念和经历构成了群体稳固的向心力。他们曾受益于此，也愿意将爱传递下去。他们不忌惮分享自己的经历，可以妥协部分隐私，也不追求个人的回报。在这样的共同体里付出和收获可以达到一种稳态均衡，支持它慢慢发展。可以说，除了遭遇共同的疾病，他们还拥有其他足够多潜在的相似性，可以让他们成为朋友。

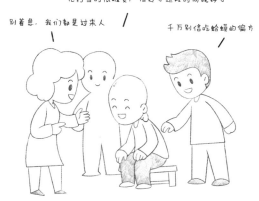

而我们的患者却除了疾病以外，也许再无其他共同点，他们在思维方式、处世态度、价值取向上可能千差万别。这些人可能在中国社会里本身就不会有交集，更不用说成为朋友互相帮助。此外，很多人担心歧视，不想暴露隐私，不愿让他人知晓自己患癌的事实。

可以说，缺乏相应的知识水准、没有共同的愿景、索取需求远大于付出的努力，是我们的自发性组织发展受阻的原因。

本来，处于有利地位的医院可以提高参与度，改善患者的感受。因为他们处于信息的集中点，占据专业优势，不管是科普，还是组织患者互助，都有先天的优势。

思考篇

"有时治愈，时常帮助，总是安慰"是很多医生的职业座右铭，但是在医疗资源严重紧缺、医患紧张以及各种指标考核压力下，医生的手脚也被束缚住了。

——组织患者互助小组吗？万一突然身体出问题了怎么办？讲的内容不符合专业判断怎么办？

——集结以往康复患者的案例，做成宣传册在院内发放呢？患者不愿意公开怎么办？先答应了之后又反悔了怎么办？

——做一些简单的科普小活页呢？门诊查房科研已经忙到死，哪来的精力再做！

医院也不是没有做宣传和患者活动，但是唱歌、舞蹈这种一次性的带有浓郁机关宣传风格的活动，与患者期盼的长效化、机制化、网络化的内容还是有差别的。

可能根本的原因在于，患者更需要的那些内容很难整合到医院现有的各种考核指标里去，这样一来，自然难以实现。

看起来，我们患者注定面对的就是一条荆棘之路。

只是生活从来就不容易，但总得有一些改变慢慢发生。也许以后政府部门行业和协会可以制定出更好的全民科普计划，医院能够将医生指导下的患者互助会和院内明星患者宣传纳入考核体系，有更多的专业爱心人士能够投身科普中来。

而患者本身能做的，就是**努力提高知识水平，能更好地和医生合作**。在普遍的共识水平提高，自己为自己的生命健康负责而不是简单地依赖他人之后，患者自发的公益组织才会慢慢生长起来，抚慰和鼓励更多的人。

毕竟，谁也不想生病后就变成一座孤岛。

期待我们自己的患者俱乐部！

菠萝后记：本文作者是我写科普后认识的一批年轻患者之一，他们共同的特点是乐观、坦诚，受过良好教育，积极学习新知识，充满正能量，极度痛恨忽悠患者的骗子。

如作者所说，中国和美国在患者互助组织方面差距巨大，中国有几千万癌症患者，但大家却总是感受到孤独。随着大家观念的改变，尤其是科学抗癌成功者越来越多，情况在快速好转，我开始看到越来越多的人愿意分享自己的故事，帮助他人。我相信，我们现在处在中国患者互助组织爆发的前夜。

患者家属也是受害群体

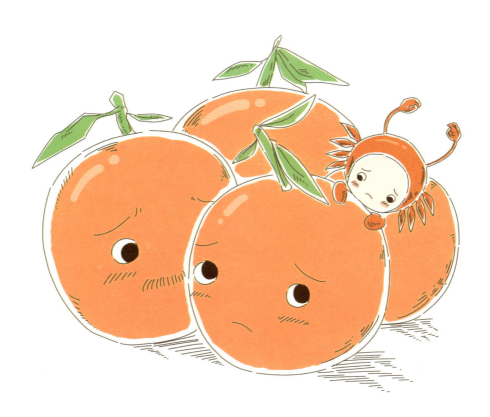

"我爸得了肺癌,晚期。"好久不见的朋友从电话那头说出了这句话。

在感到悲伤的同时,我更加担忧他的心理状况。在过去的几个月里,他遇到很多挑战,如何照顾父亲,如何调节家人的情绪,如何与医生寻求可能的治疗方案,以及如何面对父亲的各种情绪。

"找不到一个出口。"他说。

很多言语、情绪、想法,他没法与母亲和妻子分享,怕增加家人的心理负担;一切都是自己一个人扛着。

此时,我除了倾听,其实能做的很少。这样的倾听和陪伴或许已经能够给他们很好的帮助和支持,然而在当下,和他一样的癌症患者家属,却很难得到类似的帮助和支持。

双重受害者

绝症患者的家属是**"双重受害者"**。一方面,他们承受着照顾患者的经济、体力和精神上的"负担";另一方面,他们也面对失去亲人的悲痛感。

患者家属,特别是照料患者的家属,成为一个经常被忽略的群体。研究表明,**照顾癌症患者的家属有明显的心理健康问题,有的甚至比患者本身的心理问题还要严重**。患者经历的所有情绪起伏,家属都会感同身受。除此之外,照料患者的家属还承担着其他的风险。

患者是儿童的话,父母肩负着无论如何也要救孩子的重任,也面临着白发人送黑发人的悲痛;患者如果正值壮年,家里可能突然中断经济来源,患者的情绪反应也很可能更严重,在事业发展的大好时光,突然而来的死亡,实在太难接受;而年老的患者,身体状况更差,需要更多护理和照料。最后,患者去世之后,家属还要独自面对失去和哀伤。

所以,不论患者处于什么年龄阶段,对于家属的压力都是极大的。

注:本文作者——杨运波,德国马堡大学精神与心理治疗中心博士生;陈浪,美国斯坦福大学医学院精神病学博士后。

如何面对亲友的离去？

至亲好友的去世或多或少都会给我们留下悲痛。瑞士著名精神分析家韦蕾娜·卡斯特（Verena Kast）教授将哀伤分为以下几个阶段：

- 否认阶段：震惊、绝望、无奈和困惑；
- 情绪爆发阶段：痛苦、愤怒、悲伤、恐惧，但也有可能喜悦；
- 回顾和告别阶段：寻找逝者的点点滴滴，自我与逝者认同，与逝者对话，这个阶段既悲痛又美好，直到最后决定分离，自己一个人走剩下的路；
- 自我修复阶段：逐步地内心平静和祥和，将逝者深藏心底，对新的生活做出规划和承诺。

哀伤的每个阶段的持续时间完全因人而异，取决于个人的性格、亲人的死亡原因以及与逝者的关系。哀伤的过程是自然的，也是必要的。卡斯特教授在自己的书中提出，我们应该对情绪采取顺其自然的态度，不需要人为地加速或者中断哀伤过程。

也有一些人会困在哀伤的情绪里，久久不能平复。他们沉浸在哀悼过程中难以自拔，对生活和工作造成了巨大影响。如果遇到这样的情况，可能就需要寻求专业的心理援助。不过目前为止，这类反应还没有被正式纳入精神疾病范畴。

瑞士苏黎世大学的梅克尔（Maercker）教授牵头，首次向最新一版《国际疾病分类（第 11 版）》（该版本将于 2018 年出版）建议，把此类心理问题定义为持续性哀伤障碍 (prolonged grief disorder)。

持续性哀伤障碍的定义是：在关系亲近的人去世 6 个月后，个体对死者的想念持续弥漫到生活各个方面，有关死者的一切总是萦绕心头，而这些反应已经严重损害了个体的社会功能；此外，个体还表现出难以接受死亡、愤怒、内疚等特点，且哀伤反应与其所处的社会或文化环境不符。当定义明确之后，专业人员也才能对症给予帮助。

亲人即将离去，该怎么办？

对于绝症患者，亲人和社会都要给予积极支持。社会支持能有效改善患者各种身心症状，但是如何给予支持？

首先，请确保你的身心健康。我对朋友说的第一句话就是："请你先好好照顾自己。"只有你自己拥有健康的身体，才能给患者提供良好的照顾。而且，作为患者的重要倚靠，你如果首先绝望了，那患者也不敢有任何期望。如果因为要照看患者而累垮了自己，会让患者有更重的负罪感。当然，这并不代表要强打精神，强颜欢笑，而是说要关注自己的情绪，关注自己的心理健康。当自己需要情绪反应的时候，不要压抑和否认，尽量寻求可能的帮助，哪怕找身边可靠的朋友倾诉，都可以起到良好的效果。

第二，请积极为患者争取多方面的帮助。比如其他亲属、单位、团体、自助小组、宗教组织，等等。一来可以减轻你的负担，二来可以让患者得到更多的帮助。特别是年纪大的患者，他们更倾向于接受精神上的支持和帮助，所以来自信仰和情感方面的帮助，意义重大。

第三，请理解患者的病情。阅读一些关于疾病的科普书籍，知道病情的来历，会有哪些症状，将如何发展，有哪些治疗方式，治疗方式可能有哪些副作用。当你武装了这些知识，你就不会因为病情变化一次次陷入无助的状态，而且能够跟患者耐心解释病情，减轻患者对病情的恐惧。同时，也可以随着病情的变化，配合医生，寻找合理的治疗方案。

第四，请理解患者的情绪反应。患者的情绪会经历惊讶、否认、愤怒、悲伤和最后接受的各个阶段。你的理解才能更好地给予他有效的支持。比如，当患者绝望，拒绝治疗的时候，不理解的人可能会觉得患者实在无理取闹，大家用心用力地照料他，却得不到理解和配合。但更重要的，是跟患者良好的沟通。例如，"我知道这个病要花很多钱，而且还不一定能治好，你为我们的经济考虑，这我很感激，但是作为你最亲的人，我不希望看到你痛苦，同时希望你能多陪伴我们一段时间。你的生命和跟我们一起生活的时间，不是能用金钱衡量的。换个位置，如果是我病了，我相信你也会想尽办法为我寻找治疗方案的！"

第五，陪患者做他喜欢的事情，完成他未完成的心愿。例如，让孩子到还没有去过的迪士尼乐园，让父母品尝一次从未体验过的美味佳肴，甚至包括让父母看到自己能够好好照顾自己生活的样子。

第六，陪伴患者在过去的故事中寻找生命的意义。例如，一起翻看过去的照片，让患者体会到过去的回忆有多珍贵，也让患者能感受到，生命或许画上了句号，但是他留给人们的记忆，却会一直延续下去。

第七，跟患者谈论死亡这个话题，写遗书，尤其对于成年人。在最后的阶段，其实没有必要去回避死亡这个话题。患者对于自己的身体情况其实最清楚。需要的时候，真诚地沟通有关死亡的想法，可能的话，让患者写下自己有什么未完成的心愿，对人生剩下的期许，让患者对自己的人生做一个总结，在心中获得一种完结感。

第八，如果患者的情绪反应极端而且持续时间长，请求助专业的精神科医生和心理咨询师。精神药物治疗和心理治疗都能有效缓解患者的情绪障碍。研究表明，认知行为疗法能有效改善患者状况，提高治疗依从性，改善患者生活质量。在极为严重的情况下，寻求专业救助尤为重要。

不同情绪阶段应对策略

根据患者（或者患者家属）所处的情绪阶段，会有不同的问题需要患者家属来应对。

否认阶段
- 承担哀伤者的日常工作
- 支持超出哀伤者能力范围的事情
- 安排后事
- 不让哀伤者孤单
- 不要批评哀伤者的任何反应
- 陪伴，不需要太多地过问
- 允许哀伤者的各种情感：所有的都行！
- 接受哀伤者的麻木、欲哭无泪或者不知所措
- 给予温暖和同理心
- 适当和必要时让哀伤者表达自己的感受

情绪爆发阶段
- 允许情绪爆发，因为它们是有益的

- 愤怒跟抑郁低落情绪一样都是哀悼的过程
- 不要试图让哀伤者忘掉问题、内疚和心理冲突
- 试图忘记只会导致压抑，这可能会延迟哀伤的过程
- 让哀伤者讲出问题、困难
- 不要提自己的内疚情绪，但也不用对抗它，仅知道就行了
- 分享哀伤者的经历和记忆
- 陪伴，倾听
- 给哀伤者日常的建议（如写日记、画画、听音乐、散步、放松练习、泡澡……）
- 不表达自己的看法
- 不要给出解释或评判意见

回顾和告别阶段

- 让哀伤者说出过去的经历——没有什么不可以！
- 接受哀伤者反复以各种形式搜寻逝者的足迹
- 耐心倾听——即使你已经知道这些故事
- 认真对待哀伤者在回忆与倾诉过程中产生的情绪
- 接受即使是哀伤者的怀疑逝者是否真的去世的幻想——但你自己不用一起去幻想
- 如果哀伤者有自杀倾向，要不间断陪伴左右
- 给哀伤者时间
- 不压抑哀伤者对于丧失的接受
- 支持哀伤者自己的重新开始

自我修复阶段

- 让哀伤者也可以对助人者放手
- 接受你将不再被需要
- 检视自己是否必须要去帮助哀伤者（警惕助人者综合征！）
- 对哀伤者建立新的人际网络表示欢迎和支持
- 接受哀伤者新的发展
- 对哀伤的复发保持敏感的触觉

- 一起找到合适的形式谨慎地结束哀伤辅导

陪伴至亲之人，好好走完人生最后一段路，或许就是一份最好的爱和关怀，给亲人，也是给自己。

菠萝后记：本文作者是两位心理学专业的博士生。患者心理学是一门极其重要的科学，但是中国没有相关专业，因而被社会大众所忽视。面对癌症患者的悲伤、激动，甚至绝望，家属手足无措。希望通过这些文章，尤其是里面一些实用的信息，能帮助大家更好地理解并帮助自己的亲人和朋友。

离家出走的患者,刺痛我们的心

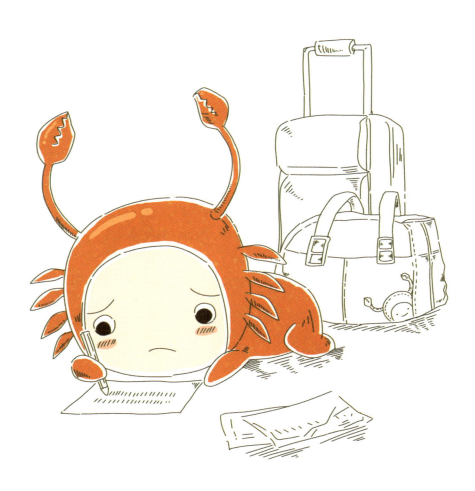

悲伤的消息

最近看到一则非常让人伤感的新闻：

"儿啊，爸扛不住了。爸得的是膀胱癌，膀胱里头都长满了。这个病手术得花 10 多万，手术以后也不一定能好。爸一天尿 20 多回，爸很痛苦。所以爸要走了，你要挺住，以后好好活着。唉，爸就这个命了，遭不起这个罪了。我走了以后，你不要找我。"

2017 年 1 月 17 日，因患膀胱癌，大连 52 岁的王某给儿子留下一张纸条和一段录音后，悄悄走出家门。两天后，19 日上午，在距其家四五公里外的小山上找到了他的遗体。

12 月 13 日查出癌症，仅仅一个月就结束自己的生命，这个选择让人唏嘘不已。

坊间常说，1/3 癌症患者是吓死的。虽然这个比例值得商榷，但听到"癌症"俩字，认为必死无疑的人，不在少数。这样的判断，会让人产生巨大的恐惧，做出极端的行为，甚至提前结束生命。

王某的自杀，有自己和家庭复杂的原因，但网上造谣者难辞其咎。

对癌症的科学认识和治疗手段都日新月异，但大量对此毫无了解的人，为了博人眼球，不断向大家灌输"癌症治不治都是死""医院就是要在死之前把你榨干"这样的谣言，导致大众对"癌症"两个字的恐惧越来越深。

谎言说 100 遍，就成了真理。

如果缺乏科学思维，盲目接受信息，那很容易上当受骗。轻则破财，重则失去生命。

癌症不等于绝症

事实上，很多癌症早就不等于绝症。

首先，我们要了解，癌症不是一种病，而是上千种疾病的总称。不同癌症之间治疗效果差异巨大。癌症治疗在过去几十年取得了长足进步，更好的手术、化疗、放疗、靶向药物、免疫治疗等，让很多癌症被攻破。

比如甲状腺癌，10 年存活率超过 90%，绝大多数都能治愈。淋巴瘤、前列腺癌、乳腺癌等，整体存活率也都非常高。

还有各种电视剧里一旦得了就会死的白血病，其实现在治疗效果已经非常不错了。其中慢性粒细胞白血病，由于"神药"格列卫的出现，5 年存活率已经远超 90%。吃格列卫有效的患者，预期寿命已经和正常人群无异！

其实，王某患的膀胱癌，也属于治疗效果较好的类型，整体来看，5 年存活率 77%，10 年存活率 70%，15 年存活率 65%。

膀胱癌患者中很大一部分是处于 0 期和 1 期的，只需要用手术为主的方案治疗就能达到非常好的效果。0 期膀胱癌 5 年存活率高达 98%，1 期的也接近 90%，其中绝大多数都被治愈。

即使是晚期膀胱癌，很多亚型治疗效果也不错，别说一个月，高质量生活几年，甚至治愈都是有可能的。

尤其值得一提的是，科学正在飞速进步，癌症治疗手段日新月异。最近很火的免疫疗法、PD-1 和 PD-L1 抑制剂，对膀胱癌效果尤其不错。其中 PD-L1 抑制剂，2016 年刚刚被 FDA 批准上市治疗晚期膀胱癌。

斯人已去，王某的膀胱癌是几期，什么亚型，有没有好的治疗办法，我们都不得而知，也无法感受他的痛苦。

我相信他做出了自己认为"最理性的选择"。但站在旁观者角度，因为膀胱癌离家出走，在家人不知道的情况下直接结束自己生命，我觉得非常遗憾。

刚被诊断癌症的时候，每个人第一反应都是恐惧、无助，甚至愤怒，这是十分正常的。事实上，这才是健康的心理反应和情绪抒发。

但冷静下来之后，了解癌症的亚型，了解治疗的选择，了解治疗的预期效果、相关费用等，才是最重要的事情。只有这样，才能做出对自己和家人最好的选择。

家人也应该积极学习患者心理学，随时关注并帮助舒缓可能出现的极端情绪波动，防止悲剧的发生。

即使无法治愈，也能带癌生存

即使无法治愈，癌症也不等于绝症。

很多人不知道，每年因为糖尿病死亡的人和癌症差不多，而且糖尿病目前也无法治愈。但没人会因为得了糖尿病就崩溃，没人把糖尿病称为绝症。

为什么呢？

原因就是我们知道糖尿病能控制，能长期带病生存。

我经常说，战胜癌症的目标，也不是消灭癌症，因为突变的癌细胞会不停出现。我们真正的目标是把癌症变为慢性病，实现带癌生存。

对于很多晚期癌症，虽然治愈的可能性不高，但不少人都可以实现带癌生存，甚至长时间高质量地生存。

比如前面提到的格列卫，其实无法治愈慢性粒细胞白血病，但它可以让这种病被长期控制，甚至终身控制，因此即使癌细胞还在，也完全不影响正常的生活质量。

这样的癌症，自然不能称为绝症。

我相信其实每个人身边都有得癌症后存活了 10 年，甚至几十年的人，他们的癌症也不一定治愈，但只要没影响生活，他们就是健康人。反过来说，实际上世界上很多"健康人"一直在"带癌生存"，只是没有体检发现，自己不知道罢了。

降低治疗费用的关键

最后想简单谈谈癌症治疗中不可回避的费用问题。

王某的遗言中写道："这个病手术得花 10 多万，手术以后也不一定能好。"

显然，高昂的费用是促使他做出这个选择的重要原因之一。他希望保护家人。

很多人一听到癌症很恐惧，一方面是怕疾病本身，另一方面是怕治疗会倾家荡产。

必须承认，癌症治疗费用确实是个大问题，这也是政府必须解决的难题。无论中国还是美国，都是如此。

对于个人，有什么能做的呢？

1. 加强筛查的意识

对于早期癌症，通常手术就可以搞定，最多加上辅助化疗，费用是非常可控的。但对于晚期癌症，由于需要综合治疗，可能需要用靶向和免疫药物，费用要高很多。

而且，早发现、早治疗的存活机会也更大。以结直肠癌为例，5 年存活率：1 期是 94%，2 期是 82%，3 期是 67%，而到了晚期 4 期就骤降到 11%。

过去 10 年，美国结直肠癌发病率以每年 3% 的速度下降，就是主要得益于肠镜筛查的普及。美国推荐 50 岁以上人群进行肠镜筛查，2000 年参与比例只有 21%，但 2015 年已经上升到 60%。中国这个比例不到 15%，还有巨大的提高空间。

对于筛查，有两点大家必须知道。

- **每一种癌症的筛查方式都是不同的。**

目前没有一种靠谱的筛查手段能检查多种癌症。如果有人宣传一种简单方法就能筛查出很多种不同癌症，100% 是忽悠。每个人都应该多了解不同癌症的筛查方式，以及推荐开始筛查的年龄（并不是越早越好）。

- **高危人群筛查价值最高，而且需要提早筛查。**

癌症筛查对高危人群最有价值。而且如果是某类癌症的高危人群，比如吸烟者对于肺癌，乙肝携带者对于肝癌，还有各种遗传性癌症，筛查的年龄通常会推荐比普通人提前。

还是举结直肠癌的例子。对于普通人，通常推荐 50 岁开始用肠镜筛查结直肠癌，但是，如果家里有相关癌症病史，尤其是如果有直系亲属年轻时就被诊断为结直肠癌，那么推荐筛查年龄会提前到 40 岁，甚至更早。

针对膀胱癌的筛查还没有标准。理论上来讲，通过检测尿液中的一些肿瘤标记物是不错的无创筛查选择。目前好几种膀胱癌筛查方法都在临床测试之中，值得期待。

2. 购买大病保险

美国人癌症治疗费用是世界第一，远超中国，但由于绝大多数人有购买保险，因此带给家庭的压力反而没有对中国人的大。

中国的医疗保险，尤其是商业保险刚刚起步，很多人没有意识到它的重要性，只有等到已经生病，需要花钱了才后悔没有买保险。在健康的时候，就给全家买上大病保险，甚至人寿保险，是非常重要和必需的一笔投资。这能保护自己，保护家人。

虽然我们很努力地开发抗癌药物，但在和癌症的斗争中，筛查比治疗更有效。

保持乐观心态很重要

经常有人问我："乐观积极的心情能抗癌吗？"

光靠乐观当然不能直接让癌症消失，但我相信肯定对治疗有帮助。

一方面，因为人体很复杂，最近越来越多研究发现大脑情绪能直接影响免疫系统功能。一些动物模型已经提示"积极乐观的心情能增强免疫细胞功能"。这仍有待在人体证明，但绝不是天方夜谭。

另一方面，积极的心态能帮助人避免恐慌，做出理性的决定，这在抗癌中恐怕才是最重要的事情。

现实中，只要能保持理性，抗癌成功的机会就已经远远超过其他人了。

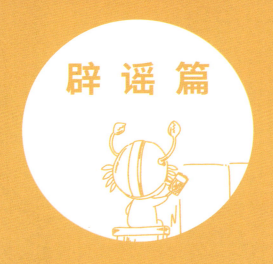

辟谣篇

半真半假的谎言是最恶毒的谎言。
——德国谚语

爽身粉致癌吗？

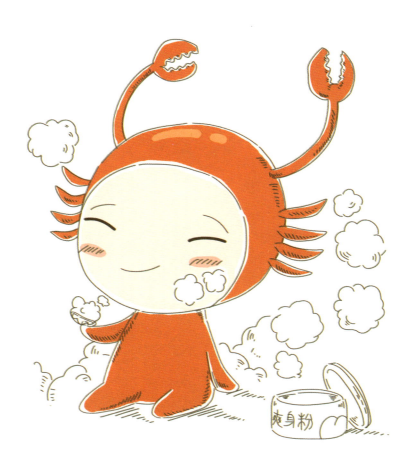

2016年4月有个大新闻，美国女士杰姬·福克斯（Jackie Fox）两年前不幸得了卵巢癌后，状告强生公司，说之所以得癌症，是因为三十年如一日用强生婴儿爽身粉！结果密苏里州某法庭陪审团裁定强生公司败诉，需要赔偿福克斯女士家7200万美元，折合人民币4.7亿元！

新闻出来后，朋友问了我三个问题：

- 爽身粉真的致癌吗？
- 为什么会赔这么多钱？
- 我告哪个公司才有机会发财？

爽身粉和癌症

首先，爽身粉真的致癌吗？

爽身粉之所以和癌症扯上关系，是因为里面含有滑石粉。那滑石粉和癌症有什么关系？

退回50年以前，滑石粉很可能致癌，因为滑石粉加工自天然矿物，容易受到另一种矿物"石棉"污染，而石棉和香烟一样，是一级致癌物。但到了20世纪70年代大家就意识到了这个问题，美国早在1992年就彻底禁止生产和使用石棉。强生不是三鹿，质量监控很严，而去除石棉是滑石粉加工中最重要指标之一，它家爽身粉中含石棉概率无限接近于零。

大家肯定会接着问，如果滑石粉没有石棉，还会致癌吗？

证据不足。

我今天去论文库搜 talcum powder（滑石粉）+ ovarian cancer（卵巢癌），发现有127篇文章，其中真有几篇是上万人的流行病学研究，比较长期使用爽身粉女性和不使用的女性得卵巢癌概率。通常研究结论是"长期使用爽身粉似乎患癌概率增加，但关系还不够明确"。没有一篇研究论文敢下结论：滑石粉和卵巢癌有明确相关性。

退一万步，即使研究发现使用爽身粉的女性得卵巢癌概率增加，这也只是相关性，不能证明因果。相关不等于因果，是最重要的科学思维之一。

因此，只要爽身粉没有石棉污染，那它致癌的科学证据就目前来看还是很弱的。

致癌物的级别

有人会说，你说滑石粉致癌证据很弱，但它不是 2B 类致癌物吗？

确实很多新闻已经指出，国际癌症研究中心将滑石粉列为"2B 类致癌物"，这把好多人吓惨了，难道往身上抹爽身粉真会致癌？！

滑石粉是 2B 类致癌物没错，但新闻漏掉了两个重要事实：

第一个事实：滑石粉是"2B 类致癌物"后面有个注解："当用在私密处时"。也就是说，只有滑石粉被用在（女性）私密处的时候，才可能是致癌物，从来没有说往身上抹有问题。所以大家不用担心爽身粉用在皮肤，包括宝宝皮肤上有什么问题（但我不推荐宝宝用爽身粉，因为没用）。

"用在私密处"这句话非常重要，能解决大家，尤其是男同胞最困惑的两个问题：

为什么福克斯女士用了 30 年婴儿爽身粉？为什么外用的爽身粉和卵巢癌有关系？

第一个问题基本只有男同胞问，因为有 Y 染色体的人不知道，女生长期用爽身粉，不是用在脸上，而是用在私密处，主要是为了保持清爽干燥，遮盖气味。

爽身粉和卵巢癌的关系也来源于此：由于很多女性喜欢几十年如一日，每次洗澡后都把爽身粉用在私密处，而爽身粉是微小颗粒，容易进入体内，到达卵巢，才有人开始担心可能致癌。从某种角度，这跟雾霾中的 PM2.5 和肺癌的关系有点类似，但爽身粉中没有 PM2.5 那样的明确致癌物。

第二个事实：2B 是致癌物里最弱的一档，致癌物按严重程度，分 1、2A、2B。所有证据充分的致癌物都是 1 类，比如刚才提到的石棉、吸烟等。滑石粉被归为 2B 类致癌物其实表示没有明确证据，只是说"有人说这东西有可能致癌，但证据很弱，我们不能排除，大家继续研究吧"。

总之，还是那句话，只要爽身粉没有石棉污染，那它致癌的科学证据目前是很弱的。

官司的意义

强生败诉，赔7200万美元，其中1000万美元是对患者损失的赔偿，6200万美元是惩罚性赔偿，说白了就是罚款，罚的是"强生早就知道爽身粉致癌，但一直不承认，且没有标识"。

我完全不了解庭审过程，但这种判决说明陪审团至少认定：

- 爽身粉可以致癌。
- 福克斯女士卵巢癌是用了爽身粉导致的，而不是因为基因缺陷，或吸烟，或喝酒，或感染，或缺乏锻炼，或肥胖，或污染。
- 强生早就知道滑石粉致癌，但故意不标示。
- 强生如果在爽身粉上标示含有可能致癌物，福克斯女士会仔细阅读，并且不会使用爽身粉，也就不会得癌症。

刚才已经说了，"1"在科学上还没有被证实，"2"简直无法证实，即使吸烟的人得了肺癌，都很难证明100%是香烟导致的。"3"我觉得不可能，跨国企业最怕被抓住把柄，如果真知道一个东西有害，肯定会调整。"4"也是极难证明。

由于这么多值得商榷的地方，对于这样的裁定，我只能说，原告律师太强了。

强生、宝洁这类消费品公司被起诉不是一回两回了，光强生现在就还有1000多起官司在打。消费者中喜欢告各种公司的人很多，成百上千，但公司在这种官司上被判赔钱，可是"新媳妇上轿，头一回"。因此这件事情才这么惹人关注。

我认为强生一定会上诉，不仅送出7200万美元有点肉痛，而且不能开启这个先河，不然另外1000多个官司肯定都会被这个影响。

无论强生最后上诉结果如何，我认为福克斯女士一家都不可能拿到7200万美元，因为其中6200万美元是惩罚性赔偿，而美国高院对这种巨额赔偿一向很不感冒，几乎每次这类案件上诉后，惩罚性赔偿数额都会大幅减少。当然，即使1000万美元也很多，应该能安慰家属受伤的心灵了，何况斯人已去（福克斯女士已于2016年10月去世）。

从情感上来说，我理解福克斯女士一家，但从科学上讲，我觉得强生是冤枉的，不应该被过度攻击。

但这件事本身是有积极意义的。

- 所有企业应该被严格监督，尤其是药厂，食品、营养品、消费品企业。消费者健康应该是所有公司的根本出发点，出了错，媒体就应该狠狠曝光，狠狠罚，中国之所以出现三鹿，就是因为以往更小的事故没有被曝光，没有被严厉惩罚。
- 从科学传播角度来说，这次的事件给了大家一个很好的案例。会促使越来越多的人关心自己的健康，开始学习知识，比如什么可以致癌，什么可能致癌。区分情感、直觉和科学，需要一个训练过程。

发财之道

回到刚开始的最后一个问题：我告哪个公司有机会获得赔偿？

滑石粉是 2B 类致癌物，同样类别的致癌物有 288 种，里面好多大家常见的东西，包括咖啡！

机会来了，如果你喝了 30 年咖啡，身体有恙，可以去告星巴克，因为它没有在咖啡杯上标注："我家饮料含有 2B 类致癌物咖啡，请小心！"

这当然是玩笑，我真心希望没人无聊到这种程度。

1992 年有一场著名的官司，麦当劳被告没有在杯子上写出"咖啡太烫"，赔了某 79 岁老太太一大笔钱，导致现在美国很多杯子上都写着"热饮很热"。

我喜欢简单的世界，如果到处都标着"火锅很烫""咖啡很苦""奶茶有奶"，心不累吗？

希望真正需要的科学知识，都能"深深地存在脑海里"，而不是印在咖啡杯上。

牛奶致癌吗?

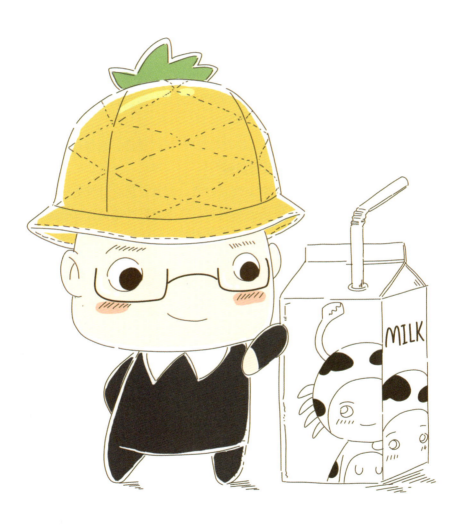

"牛奶致癌"是个彻头彻尾的谣言,但它和女生的"大姨妈"一样,过一段时间就出来一次,每一次都有很多人被吓到。

从现有的科学证据来看,单纯喝牛奶而致癌的概率,大概等于"买彩票中头奖,但在领奖途中被雷劈死"的概率。

"牛奶致癌"文章之所以流行,很大程度上来源于大家对生活方式日益西化的担心,可能也算是所谓"中产阶级焦虑"之一。

没错,现代营养过剩导致的肥胖,是健康杀手,也是真正的危险致癌因素。但这是整体生活方式,不能怪单一的食物。如果说牛奶营养丰富,富含蛋白质,喝太多了可能长胖,所以致癌,那同样道理可以推论出蛋糕致癌,馒头致癌,烤鸭致癌。这显然很荒谬。

你可以选择不喝牛奶,但不能传播"牛奶致癌"的谣言。就像你可以不看国足比赛,但你不能到处说"看国足会传染脚气"。

不过"牛奶致癌"这篇垃圾文章也有点价值,因为它是个非常好的科学思维方式训练教材,文章中几乎每一段话都有漏洞,要逐句批的话估计可以写出一篇博士论文来。我这里挑两个特别好玩儿的逻辑漏洞,与大家一起学习,争取把伪科学文章变废为宝。

我一直相信,掌握科学思维,远比掌握科学知识更加重要。

终身喝奶有问题吗?

原文:"人是地球上唯一终身喝奶的动物,而且还喝别的物种的奶!!"

这句话作为开篇很有震撼力:世界上其他动物都不终身吃奶,人类作为"唯一物种",一直吃,直觉告诉我们,这肯定有问题!!

科学思维,一个基本原则,就是知道直觉通常是不科学的。

人类是靠直觉生活的,这非常重要。直觉让人面对环境变化能快速反应,而且节省大脑能量。但到了复杂的现代社会,直觉经常是靠不住的。科学思维通常让人非常费脑筋,就是因为它反直觉。

大家消耗点能量,用科学思维,想想开头那句话,是不是哪里不对劲?

- 人能终身喝奶,还是喝其他物种的奶,为啥?

因为人类厉害啊，懂得养殖业！其他动物要是学会了养奶牛，它们也会终身喝奶的。

- "唯一终身喝奶"就一定是坏事儿吗？

熊猫是地球上唯一终身吃竹子的动物！你咋不说呢？

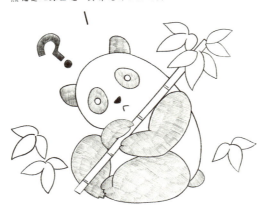

熊猫是地球上唯一终身吃竹子的动物！

- 人类在地球上"唯一"的事儿实在太多了！

人是地球上唯一喜欢用微信的动物！

人是地球上唯一酷爱直立行走的动物！

其他动物都不这么做，好恐怖哦！大家会因此丢掉手机，开始四肢着地爬行吗？

相关性和因果性

原文："儿童中牛奶摄入量与 1 型糖尿病发病关系的调查发现，两者之间存在非常好的线性关系：牛奶摄入量越多，1 型糖尿病患病率越高。"

大家一看，牛奶摄入量越多，糖尿病越多，那牛奶肯定导致糖尿病了。

这是个非常经典的错误。

科学思维的另一个基本原则，就是相关性不等于因果性：A 和 B 相关，并不代表 A 导致了 B。

牛奶摄入量越多，1 型糖尿病患病率越高，并不能说明两者有因果联系。

相关而没有因果关系的事情比比皆是。

比如，调查发现，大学生读书期间平均每个月花钱越多（A），毕业后起始工资越高（B）。

你真的相信为了毕业挣高工资，大学生应该疯狂买买买吗？显然不是。

其实，这两者之所以相关，主要是因为花钱多的大学生，普遍家庭条件更好，父母社会关系更多（C）。也正因为如此，整体来说，这些学生毕业后，更容易靠父母关系找到更高薪的职位！

C 导致 A，C 也导致 B，所以 A 和 B 看起来相关，但其实 A 和 B 没有直接因果关系，只不过都是 C 的结果。

再举一个例子：调查发现，2005 年到 2015 年，北京雾霾天数和房价存在非常好的线性关系：雾霾天越多，房价越高！

雾霾（A）推动了房价上涨（B）吗？

显然不是。同样的道理，这俩之所以相关，是因为都是中国经济发展模式（C）的产物。

类似的，牛奶消耗量增加和 1 型糖尿病增多，并不是因果关系，而是两者都是现代生活方式改变的产物。

这些还算好的，因为大家还能为相关的 A 和 B 找到共同原因 C。但更多时候，两件八竿子打不着的事儿，也会出现相关。

为啥呢？

答案非常简单：纯属巧合！

比如，数据显示，我的体重和北京房价直线上升相关，我越来越重，房价越来越高。你能说我的体重推动了北京房价，或者北京房价促进了我体重增加吗？

显然不能。

世间万物，千变万化，无穷无尽，总有事情会发生巧合。"如有相关，纯属巧合"的事儿比大家想象的多得多。科学研究的主要任务之一，就是搞清楚哪些是巧合，哪些是真正的因果。

但在伪科学的世界里，没有"巧合"二字，只要能拿来骇人听闻，就一定会说得信誓旦旦。

牛奶致癌，本质上就是如此的文字骗局罢了。

儿童白血病是装修引起的吗？

2017年初的罗一笑事件，意外引出了另外一个爆点新闻：

"院士说：九成白血病儿家中曾豪华装修！"

文中说某院士提到："90%白血病患儿家中曾进行过豪华装修，每年210万儿童死于豪华装修；70%孕妇流产和环境污染有关。"

院士都这么说，赶快转发朋友圈！

"院士的话"可靠吗？

大家吓坏之前，咱们仔细"慢思考"一下。

这里面疑点很多。

第一，院士有没有说过这句话，要先打个问号。网上文章最喜欢夸大事实，经常把自己想说的话套在名人头上，鸡汤都是"孔子说过"，打油诗都是"李白说过"，伪科学都是"院士说过"。除非我见到视频，要不然我持怀疑态度。躺枪的院士每天都有。

第二，即使这句话是院士说的，这数据也不一定靠谱。文中提到的院士并不是儿童白血病专家，所以他也是引用别人的研究。但文章里没有原始数据来源，只是很笼统地说"调查发现"。这问题就大了，我也可以写"孔子曰，装修不会导致儿童癌症"。科学不是艺术创作，能随意发挥。任何没有引用文献的结论，都是耍流氓。

我仔细查过文献，没发现任何论文提到"90%白血病患儿家中曾进行过豪华装修"。事实上，这是一个网上很早就有的流言，我至少就找到了2004年版本的，当时的题目是："九成白血病患儿家里曾经装修过！"

只不过，过了十多年，"装修"成了"豪华装修"，老新闻成了新发现。

这种随便与时俱进的文章，胡说概率极高，因为科学研究的结论不可能随时更改。咱们生活水平提高了，所以"装修"就成了"豪华装修"？

事实上，看到"豪华"这个词，就知道是伪科学，因为科学上无法定义"豪华"。1万元？5万元？100万元？而且我用最好的材料"豪华装修"，难道会比用劣质材料"不豪华装修"更危险？完全没道理。

所以，这句话很可能是以讹传讹。我都怀疑一开始，是不是某新郎不想花钱装修房子，而编出来给丈母娘看的。

关键是对比数据

退一万步讲，假设确实有研究发现"90% 儿童白血病患者家里半年内都装修过"，那它就能说明装修引起了儿童白血病吗？

完全不能。

随便做两个类比，90% 儿童白血病患者家里都吃过猪肉。

吃猪肉引起了白血病吗？

90% 儿童白血病患者家里都看过新闻联播。

看新闻联播引起了白血病吗？

显然，说吃猪肉和看新闻引起白血病是很荒谬的。但科学上，如何能证明它们和白血病无关？

很简单。

只要找到数据，说明健康儿童家里，也都是 90% 吃猪肉，90% 看新闻联播。

90% 这个数字本身并不能说明任何问题。关键是患病儿童和健康儿童对比，如果某因素在两个人群一样，那就显然反驳了它和得癌症有联系。

因此，"90% 儿童白血病患者家里都装修过"，完全不能说明装修和白血病有任何关系。这里面缺了一个最主要的数据："健康的小朋友家里，有多少装修过？"

90% 儿童白血病患者家里装修过，直觉比例高得很不正常，但仔细想想或许也不奇怪。

儿童白血病患者首先是儿童，儿童往往来自新婚夫妇，新婚搬新房很正常，新房装修也很正常。所以，有儿童的家里 90% 装修过，也不是天方夜谭，尤其是如果厕所换个新马桶也算装修的话。

只要健康小朋友家也是 90% 装修过，那就反驳了装修是导致白血病的主要因素。除非这两个有显著差异，比如，健康小朋友家里只有 20% 装修过，那才有可能暗示装修和白血病或许有关系。

相关性和因果性

再退一万步讲，如果健康小朋友家 20% 装修，白血病儿童家 90% 装修，能证明装修引起白血病吗？

依然不能！（慢思考有时确实会让人抓狂）

为什么？

因为这只是相关性。我们刚在上一篇讨论牛奶致癌的文章里讲过，相关的东西，不一定有因果联系。

有个经典例子：研究发现，每场火灾中出动的消防车越多，伤亡人数就越高。难道是消防车导致了伤亡？所以我们只要少派消防车就好啦？

当然不是。

真正的原因是更多消防车意味着更严重的火灾，而更严重火灾当然容易造成更严重的伤亡。这个例子大家一看就很荒谬，但类似的把相关当作因果的错误每天都在发生。

类似的，即使白血病儿童家里装修比例高，也只是表面的相关性，背后完全可能另有原因，只是暂时没有被发现罢了。

装修有风险吗？

我相信读到这里，一定会有人说："你能不能别这么多废话，就直接告诉我，装修到底会不会导致白血病？"

理论上，有可能，但到底有多危险，还没有权威数据。目前没有任何大数据研究，证明装修是导致儿童白血病的主要因素。

装修本身没问题，但装修如果使用劣质材料就有问题。室内污染，包括来自装修材料的甲醛污染、天然石料的辐射污染，都是明确致癌因素。2016 年哈佛大学有一篇报道，说家里长期使用杀虫剂，会显著增加儿童白血病和淋巴瘤的概率。但这些研究只是相关性研究，到底有多少儿童白血病由它们引起，并无定论。

我觉得没必要因噎废食。新婚夫妇当然可以装修，毕竟一个漂亮的家还是很重要的。但如果装修，有几点必须注意，比如不要贪便宜，一定用严格检验过的装修材料；装修开始后保持长期通风，防止污染物聚集；入住前，请专业团队做甲醛、放射性污染物等检测。

中国儿童癌症患者数量确实在显著上升，值得警惕。无论政府、学者还是媒体，提醒大家注意装修中的污染，注意儿童癌症风险，本身是很好的事情。

我也不反对适当"标题党"，吸引大家的注意。但无论出发点是什么，科普必须坚持数据准确，如果靠使用杜撰的数据来"恐吓教育"，或许短期内会成为爆点，有奇效，但也埋下了定时炸弹。因为一旦被发现有误，而被媒体炒作，就会丧失公信力，导致信任危机。

为什么中国转基因科普成了死结？我认为根本问题不是大众不懂科学，而是不相信学者和政府。因此无论你怎么科普，都被认为是阴谋。

没有信任，科普毫无希望。与各位共勉。

得了白血病横竖就是个死？

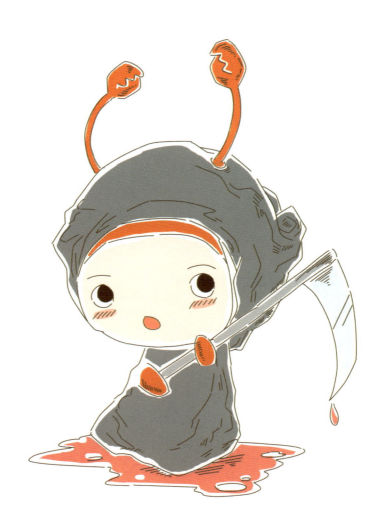

白血病没治了？

2016年圣诞节，我难得睡懒觉，睡眼惺忪地就看到手机上家长的急切留言："他们说中国儿童白血病5年存活率才10%！医生骗我是80%以上！宝宝还在化疗，还有必要吗？！"

我看得一头雾水，仔细一问，原来知名媒体《XX报》刚发表的一篇文章《罗一笑走了，中国白血病存活率还相当于50年前的美国》，把家长们吓了个半死，主要因为里面有几句话：

"中国目前有400万名白血病患者，其中50%是儿童……中国急性淋巴细胞白血病的5年存活率只有19.6%，美国是中国的3倍以上。中国与美国在治疗急性淋巴细胞白血病的水平上相差了至少50年。"

这段文字我直觉就有很大问题，但为了慎重起见，我一方面自己查文献，一方面咨询了中美多位儿童白血病专家。

结果很简单，完全是作者信口开河，"瞎扯"！

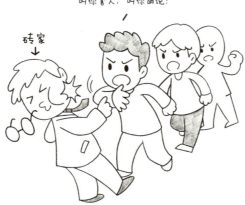

为什么要信口开河？

很简单，抓热点。

这篇文章从传播角度来说非常成功，在网易新闻上评论已经超过了10万条！几乎清一色抱怨中国医疗、中国医生，感叹自己为啥没有投胎在美国。

从煽动民愤来说，恭喜《XX报》，恭喜作者。

但我想问一句：如果家长放弃治疗，谁负责？孩子的命重要，还是点击量重要？

在娱乐至上、点击量至上的年代，有些媒体已经丧失了基本的准则。

事实是怎么样的呢？其实简单查查文献就知道了。

首先患者数目有大问题，刚刚发布的《2015年中国癌症统计》显示，2015年中国白血病患者是7.5万。哪里冒出来的400万！？

另外，中山大学附属第一医院罗学群主任告诉我，中国白血病中只有不到20%是儿童，根本不是50%。我也查了一下，美国白血病中儿童比例更低，不到10%。

作者为什么会搞出这么离谱的数字？很可能是因为他没查文献，只是随手百度了一下。2011年网上就有篇新闻，里面就有一句话"据统计，我国400万名白血病患者中，50%是儿童"。

复制，粘贴，拿稿费！好简单啊！

非常高的存活率

至于吓到很多家长的"19.6%存活率"，更完全是胡扯。

儿童白血病最多的是两类，急性淋巴性白血病（ALL）和急性粒细胞（髓细胞）白血病（AML）。

无论中美，儿童ALL和AML的治疗已经有了规范，治疗效果都很好，进入了一个稳定平台期。由于主要治疗方式是化疗，而不是什么新药，中国和欧美并没有这么大的差异。

苏州大学附属儿童医院的胡绍燕主任告诉我，他们院儿童ALL长期存活率大约80%，而且移植方面的治疗也在开展，未来只会更高。

事实上，早在1994年，北京儿童医院已经在《中华血液学杂志》上发表对205例儿童ALL治疗效果的总结，5年无疾病生存率（EFS）已经高达76%！

这可是20多年前！现在肯定更好！

另一大类儿童白血病AML，亚型较多，治疗效果差异较大，目前在欧美的治疗整体存活率在70%左右，中国也慢慢通过调整化疗方案，接近这个数字。

所以，无论 ALL 还是 AML，说中国儿童白血病 5 年存活率只有 19.6%，落后美国 50 年，纯属无稽之谈。

请家长们放心，积极配合医生，宝宝长期存活（临床治愈）的机会是很大的。

不实报道请道歉

毫无疑问，我们要正视中国的问题，比如地域差异太大，小城市治疗效果明显差。还有低收入患者异地就医的医保问题，等等。

另外，中美还是有一些差距，比如刚才说，儿童 ALL 在中国整体存活率 80% 左右，很不错，但美国整体存活率已经达到 90% 左右。所以我们还需要学习、追赶。

但这和编造数据，贬低中国医疗，迎合舆论完全不是一回事儿。

我说过，"恐吓报道""恐吓科普"不可取。不管出发点是什么，有事儿说事儿，任何结论都请拿出证据。因为你永远不知道随口说出的数字，会带来什么样的社会影响。

某院士最近由于自己错误引用"我国每年 210 万儿童死于豪华装修"，可能导致公众恐慌，已经公开道歉。这才是专业的态度。任何人都会犯错，承认并纠正，并不影响权威性。

所以，不靠谱的媒体人，请道歉。

害死年轻演员的是谁?

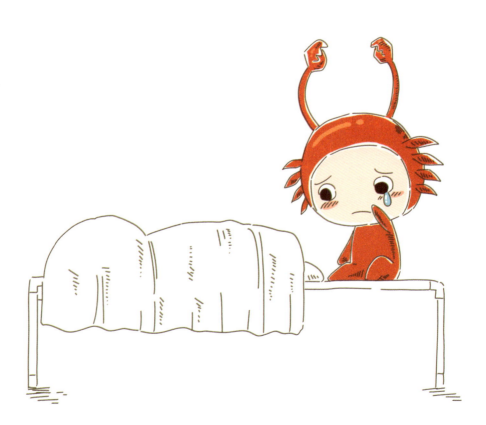

伤感的对比

2016 年 9 月,有两则关于淋巴瘤的消息。

一方面,美国传出好消息,一小批无药可用的晚期淋巴瘤患者,尝试化疗配合 CAR-T 疗法后,82% 的患者肿瘤缩小,64% 的肿瘤消失!

淋巴瘤本来就是治疗效果比较好的肿瘤类型,随着科学的进步,即使耐药的患者也有了越来越多的选择。

而同一天,中国年仅 26 岁的青年演员徐某因为淋巴瘤,生命戛然而止,让人唏嘘。而真正引发网上讨论的,是她得病后的选择:放弃化疗,进行中医治疗。

从她做出这个选择到去世,不到 3 个月。

从她的微博看出,8 月初,她刚被诊断,没有选择去医院治疗,而是很高兴在烟台找到了一位"特别难得的好中医"。

但她没想到所谓的中医治疗也非常痛苦。从结果来看,显然是完全无效的。

她接受所谓"中医治疗",不仅每天被放血,还拔火罐、刮痧,导致大量毛细血管破裂,更多失血。再加上素食,营养严重不良。

短短一个月,她就免疫系统功能全失。

当然,她们一家后来也意识到上当了。但如她所说,这世上并没有后悔药。

当最后没办法再想去接受正规治疗的时候,已无力回天。最后由于没有功能健全的免疫系统,多处严重感染,不幸离世。

癌症是天灾,但这是人祸!

诚然,她得的是 T 淋巴母细胞淋巴瘤,淋巴瘤里很凶险的亚型,任何人也不能保证能治好。但在正规肿瘤医院治疗后,长期存活率并不低,部分患者甚至能治愈,绝不至于如此快就离去。

事情曝光后,中医自然成了众矢之的,网络上一片骂声。

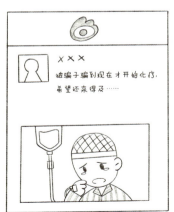

但我认为,害死徐某的不是中医,是骗子!

正如害死魏则西的不是西医,不是免疫疗法,也是骗子!

徐某遇到了打着"中医"幌子的骗子,魏则西遇到了挂着"西方先进疗法招牌"的骗子。

数据才是王道

我接受的是西方科学训练,所以我推崇西医系统,对中医非常挑剔。但我不会下结论"中医都是糟粕"。我对中医,更多是"哀其不幸,怒其不争"。

科学思维,很重要的一点是对没有被证明的事物同时保持"批判"和"开放"的心态。我不会支持任何没有被客观证明有效的中药或者中医疗法,但我随时做好被数据说服的准备。

盲目支持中医,和盲目反对中医,都不是科学的做法。

但我们讨论中医、西医优劣的时候,对象应该是正规的医生和操作,无论来自师徒制,还是医学院。骗子,不在讨论范围。

就像如果讨论中国菜籽油和美国橄榄油哪个炒菜好吃,地沟油不在讨论范围。

科普过程中,我认识了几位中医。我们很多观点差异很大,经常争论。但他们也都同意遇到晚期癌症,中医必须配合西医治疗,没人敢说单独用中医疗法能治愈晚期癌症。一个也没有!

只有骗子敢!

如果有一天中医灭亡,不会死在西医手里,不会死在科学家手里,一定死在骗子手里。

门槛极低的"中医"

为什么越来越多人把中医等同于骗子?

因为打着中医旗号的骗子越来越多。

比真正的中医多得多!也比打着西医旗号的骗子多得多!

打着中医旗号行骗太容易了。

西医有规范的系统,大家用同样的标准和数据,很容易被证伪。对西医骗子,我找几篇论文就可以戳穿谎言。但遇到中医骗子，我说再多，他只回一句："我在辨证治疗，你不懂中医。"

问题是，你懂吗？

白头发老头就是老中医了？

会拔玻璃罐就是老中医了？

会把动物屎、树根、草叶子一起乱炖就是老中医了？

不是老中医变成骗子了，而是骗子都去当"老中医"了。

徐某接受的"放血＋火罐＋刮痧"疗法，在我看来，这不是中医，近似巫术。

政府决心要大力发展中医药，但骗子不除，我看不到中医复兴的任何希望。

要去除骗子，就必须使中医科学化，用固定的标准来判断专业性，判断疗效。辨证治疗也好，个性化治疗也好，西医也会，根本不是打着中医旗号瞎治乱治的借口。

警惕好心人

任何人得了癌症以后，身边就会冒出好多的"好心人"，积极推荐各种秘方、神药、偏方，都说得信誓旦旦，网上各种患者群里面尤其多。但一旦出事，你再去找他，多半就消失了，或者无辜地说："我也只是听说啊！""我也没说100%有效啊！"

这样的"好心人"，都是骗子。

徐某之所以选择了中医，最大原因就是怕化疗副作用，怕化疗后死得更快。我不知道她这个想法是否也来自"好心人"，但鼓吹所谓中医神药的骗子，也必然常年妖魔化手术、化疗和放疗。

我最近写了不少关于化疗的文章，就是希望大家能正确看待。毫无疑问，化疗副作用很强，过程很可能"生不如死"，但它之所以被全世界用了几十年，是因为很多时候是有效的！即使不能治愈，也能显著延长生命。我身边有无数受益于化疗的患者。

化疗是淋巴瘤治疗的重要组成部分，配合其他疗法，现在已经可以治愈很多淋巴瘤。在美国，霍奇金淋巴瘤5年生存率高达86%，10年生存率80%，非霍奇金淋巴瘤差一些，但也有 67% 和 55%。加上最近的靶向疗法、免疫疗法，越来越多淋巴瘤成了慢性病，甚至成了可治愈的癌症。李开复患淋巴瘤后正是因为接受标准治疗，结果很好。

对于晚期癌症，免疫系统已经无能为力，这时候搞什么"综合调理""慢慢来"，纯属瞎胡闹。鬼子都杀到家门口了，你还在训练站军姿？这时，必须靠猛药"打黑"，等控制住了，再谈调养身体的事儿。徐某落到骗子手里，不仅没有"打黑"，还在"打红"，没控制癌症，反而拼命消耗免疫系统。

骗子是不会消停的，包括今天还有人跳出来说："看，这个女孩刚开始化疗就死了！大家千万不要去化疗！"

房子被人纵火，消防员来救火，最后你怪消防员把房子弄垮了？

每人都要擦亮眼睛。

最后推荐一个靠谱的病友组织："淋巴瘤之家"（http://www.house086.com/）。它的创始人洪飞和很多志愿者，都是淋巴瘤康复者，我很佩服他们。他们一直努力传播正确的抗癌理念，我相信让很多人避免了走弯路，也救了很多人的命。

徐某生病后其实也很快就求助了淋巴瘤之家，很多病友都劝她赶快接受正规治疗，化疗没有那么恐怖。

但可惜，她没有听，只留一声叹息。

愿这样的悲剧不再重演。

拼命工作会累出癌症吗？

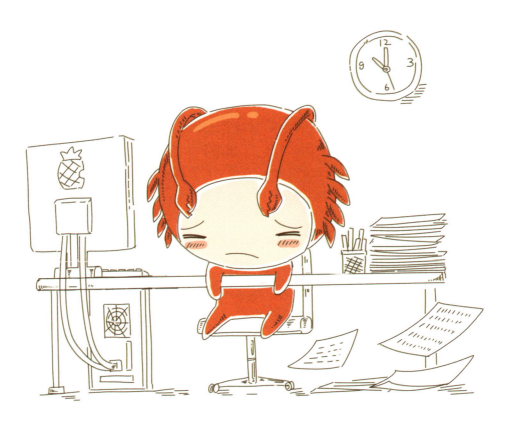

无聊的"鸡汤"文

2015 年底,滴滴的一封内部信被公开,激起大家热烈讨论。

总裁柳青在信中坦承自己被诊断为乳腺癌,已经完成手术,情况良好,不会影响正常生活和工作,请同事不要担心。

一时间,各种文章刷屏,很多人又学习了不少乳腺癌知识。

自己和家人健康的时候,大家总是觉得癌症离自己特别远,没兴趣了解。癌症科普阅读人数远比不上减肥、养生、母婴等话题。唯有名人得癌症的时候是个例外,姚贝娜去世的时候乳腺癌科普刷屏,李开复康复的时候淋巴瘤科普刷屏。

大家仔细观察,就会发现每次名人得癌症后刷屏文章都是同一个节奏,分为两波:第一波,癌症科普,大家开始被科学包围;第二波,各种背后故事、反思、"鸡汤"文。

但其实这些故事、反思、"鸡汤"文通常都是在消费"名人得了癌症"这个概念,里面充满了各种臆想。比如柳青这次,出现了大量文章讲她学习多么拼命,如何面试 18 轮进高盛,如何每周工作 100 个小时,就是想暗示她得癌症和工作拼命有直接关系。如果是滴滴的公关广告文我只能点赞,但其他人一本正经地忽悠人,我就觉得很滑稽。

最逗的是,现在批评她工作太拼而得癌症的人,以前都怀疑她是不务正业的富二代,完全是靠她父亲柳传志在忽悠。

其实,柳青得癌症就是个例,碰巧运气差一些。中国每年有 2 万多 40 岁以下年轻女性得乳腺癌,一点也不稀奇。

有人问我:"柳青是我好朋友,请问有啥建议吗?"在了解具体信息(亚型、分期、基因型等)之前,外人真没啥能建议的,我能给出的最好建议就是"遵医嘱"。

我当时回答说:"从统计意义上来说,她有极大机会战胜乳腺癌。"

这不是我灌"鸡汤",而是基于四个事实:

- 乳腺癌整体 10 年存活率已经接近 90%。
- 70% 的乳腺癌是早期发现(0 期、I 期或 II 期),0 期和 I 期存活率是 99% 以上,II 期是 93%。从她描述的情况看,早期可能性很高。
- 70% 的乳腺癌是雌激素受体(ER)阳性亚型,如果柳青属于这类,那更要恭喜，因为这是最好治的一类，早期发现的话，用内分泌疗法 + 化疗可以达到近 98% 的 10 年存活率。
- 亚裔乳腺癌的存活率比其他人种更高。在美国，亚裔女性死于乳腺癌的比例显著低于白人、黑人、拉丁裔和印第安人。

所以纯粹拼概率的话，柳青有大约 95% 的机会能活 10 年以上，只要别去找"大师"，老实"遵医嘱"，我相信柳青康复概率极大。

真正的问题

大家真正想知道的问题是：拼命工作会累出癌症来吗？

没有任何科学依据。

不少人说，我感觉工作时间太长、人太疲劳会降低免疫力，容易得癌症。

但科学不能靠"直觉"。我搜索了权威的研究报告，比如在生物医学检索工具 Pubmed，输入"long working hours+cancer"（长时间工作 + 癌症），一共出来 124 篇文章，但没有任何一篇文章说明工作时间长会增加得癌症的概率。其他地方也没有发现相关研究报告。

科学的事儿看一个样本是没有任何意义的，得看群体统计。工作拼命的人千千万万，得癌症的有多少？

但我完全同意要照顾好身体，工作和生活要平衡，不鼓励大家长期超负荷工作，因为工作时间长确实对身体不好，但最需要担心的不是癌症，而是心血管疾病。

近期《柳叶刀》杂志发表了对 60 多万人长时间跟踪调查结果，发现每周工作时间超过 55 小时的人得脑卒中的概率比工作 40 小时的人增加 33%，冠心病概率增加 13%。平时大家常说过劳容易猝死，现在科学研究确实证明了这一点。

所以，与其担心癌症，工作辛苦的各位更应该关心的是自己的心血管和脑血管，一旦有预兆，比如经常眩晕，心跳不规律等，千万不要忽视。

年轻人为何会得癌症？

我前面说过了，年轻人得癌症主要是运气不好，无论他是公司首席执行官

（CEO）还是路人甲。

得癌症根本原因是产生了致癌基因突变，有先天和后天两大原因。80岁老年人得癌症是因为后天（环境）影响，长年累月积累的基因突变，而年幼的婴儿得癌症几乎是纯先天遗传因素。

年轻人得癌症介于两者之间。这部分人群中很多人有先天原因，比如由于遗传原因，比正常人更容易产生基因突变。最近柳青的父亲确实也坦承自己以前被诊断为肺癌，从这个角度看，柳青确实有可能先天携带癌症易感基因。

如果这样的年轻人再不巧加上接触到了一些环境因素（比如长期接触劣质材料的装修工），先天＋后天，运气不好就得病了。

无论是先天，还是环境，都不是这些人的错。虽然每个年轻癌症患者都会问："为什么偏偏是我？"但除了说碰上了小概率事件，我不知道还能有什么更好的解答。怨天尤人没有用，不如把精力放在好好配合治疗上，毕竟，很多癌症已经不是绝症了，尤其是年轻人容易得的癌症。

偏爱年轻女性的乳腺癌

上次是姚贝娜，这次是柳青，为啥乳腺癌总是找年轻女性？

其实这是个错觉，乳腺癌仍然是老年病，只有10%左右的乳腺癌发生在40岁以下。

我们之所以觉得年轻女性总得乳腺癌，是因为年轻女性不容易得其他癌症，乳腺癌是最常见的类型。

在15~39岁的年轻女性癌症患者中，30%是乳腺癌。年轻男性癌症患者中最常见的是淋巴瘤，占20%左右，所以大家会听到柳青乳腺癌，姚贝娜乳腺癌，李开复淋巴瘤，罗京淋巴瘤。相反的，另一些癌症，比如肺癌，虽然是第一杀手，但很少在40岁以下的人群出现。

不幸中的万幸，乳腺癌、淋巴瘤都是相对容易治愈的癌症，如果非要选，我肯定选它们，而不是肺癌。

那有人要问：为啥我听到年轻明星得乳腺癌、淋巴瘤去世的多呢？比如姚贝娜、陈晓旭、罗京。

那是因为大量治好了的人都没告诉你呗，像柳青这种早期就爆出来的极少。何况从已知信息，姚贝娜和陈晓旭很快去世都与没有严格"遵医嘱"有一定关系。

大家不用太担心柳青，我希望也相信她能很快康复。得癌症和工作时间没啥关系，想用这个作为不努力工作的借口的人，可能要失望了。

真正的危险

我们真正需要担心的是环境污染。中国环境污染很严重，无论空气，还是水污染，都是致癌因素。由于环境致癌一般需要 10 年以上（日本被投原子弹也是 10 年以后才出现辐射区癌症爆发），因此我不认为这是导致"70 后""80 后"现在得癌症的主要原因。但重度环境污染会让现在的年轻人提前得癌症，也会让一批"00 后""10 后"在 40 岁之前得癌症。为了我们自己的未来、子女的未来，治理环境污染迫在眉睫。

另外，我们天天要求治理雾霾等室外污染，但其实更危险的是室内污染，很简单，室内空气不流通，因此污染物浓度更高，致癌能力更强。二手烟是最严重的室内致癌物，没有之一！

天天在室内吸烟的人，才是最大的雾霾。

小苏打能饿死癌细胞吗?

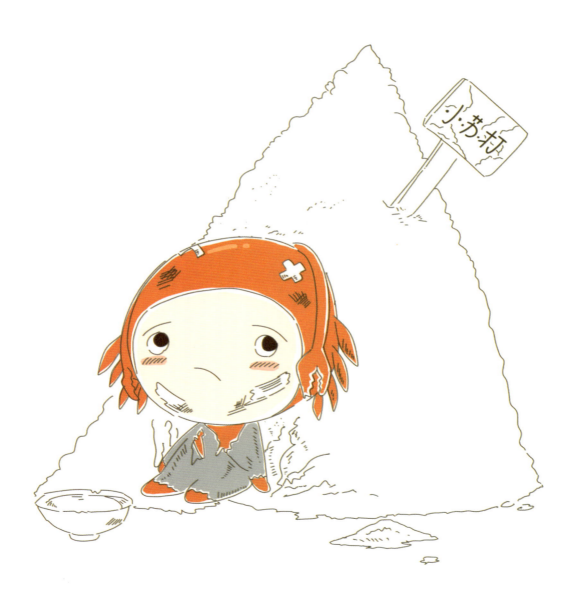

2016年9月，很多人看到一个大新闻："浙江医生真牛！用十几块钱的小苏打饿死了癌细胞！"

看网上的评论，明显是两个极端：

支持者说："很牛，歪果仁用分子生物学做出的药物被彻底打败了。""癌症其实很容易治愈，而且很便宜！""这个肯定可以拿诺贝尔奖了吧！"

反对者说："明显骗子，这种谣言传了好多年，至今也没见他们治好癌症。""一点研究就大吹特吹，以前谦虚的精神哪儿去了？""典型标题党，根本就还是实验室里的东西，骗经费而已。"

这是诺贝尔奖级突破，还是忽悠？

事实到底是什么？

辣椒蘸菠萝

谈小苏打之前，给大家讲一个寓言故事：

四川有个甜点师，喜欢琢磨，经过一些研究，它发现吃菠萝的时候混合辣椒粉能产生神奇味觉组合，更好吃。于是他找了几十位食客来品尝，一半人单吃菠萝，一半人吃撒了辣椒粉的菠萝。结果63%单吃菠萝的表示满意，而100%吃辣椒粉菠萝的表示满意。甜点师非常高兴，把自己的发现公布在报纸上，希望能得到同行的认可，并且吸引更多人来尝试并验证自己的这个发明。

谁知这事儿被人捅到网上，标题："四川天才横空出世！用几分钱辣椒粉做出了最好吃的甜点！"

网友炸了。

支持者说："川菜就是好，其他菜系都是垃圾！""我早就说过，真正好吃的东西都是很便宜的！""这就是世界食神！"

反对者说："川菜喜欢用地沟油，害人！""这人肯定是拿了辣椒厂的钱！""菠萝原产于美洲，四川厨子不可能会做得好吃！"

甜点师在一旁目瞪口呆：我在尝试改进菠萝吃法，评价应该是"没区别""更好吃"，或者"更不好吃"。你们都在扯啥？

寓言讲完了，希望大家看懂了。

真实的研究

这个新闻背后,是一个针对肝癌的正规临床研究,发表在非常好的科研杂志 eLife 上面,绝对不是大忽悠。

我查了一下,这个研究团队在过去几年连续发表了几篇相关的研究论文,以前是动物试验,这是第一篇人体试验结果,所以并非空穴来风。这次报道的是从 2012 年就开始,历经多年完成的早期临床试验。

全世界有一半以上肝癌患者都在中国,欧美患者少,不是研究热点,进展缓慢。因此,我们绝对应该鼓励国内有水平的团队,包括基础科学、转化医学和临床医学团队进行高质量的研究。

这次"浙江医生"团队,是个很好的尝试,按照科学方法进行试验,并公开数据,发表研究论文。光凭这个态度,无论结果如何,他们已经赢了。

所以,我要给这几位医生大大点赞!中国临床需要更多这样的研究。

但这件挺好的事儿,被记者的标题党弄得十分尴尬。我相信记者的初衷是宣传中国好的研究结果,给患者带来希望,出发点很好,但可惜文章里面很多重要的事情没说清楚,很容易造成误解。

表扬和捧杀,就在毫厘之间。

"浙江医生"这两天或许成了民族英雄,但我怕过一阵子,有人发现小苏打没治好癌症,或者十几块钱的小苏打疗法医院居然收费几千块,一怒之下,提着刀跑去砍"浙江医生"。

为了"浙江医生"人身安全,我来解释几个大家最关心的问题:

1. 小苏打试验的结论到底是啥?

这个看论文最清楚。

作者是这么说的:"在小规模对照临床试验中,碳酸氢钠(小苏打)配合动脉插管化疗栓塞术(英文缩写:TACE),肿瘤缩小率是 100%,而单独使用 TACE,肿瘤缩小率是 63.6%,因此,加上碳酸氢钠能显著提高 TACE 治疗的效果。"

而发表论文的杂志编辑的评价更加谨慎:"这些数据表明,在 TACE 治疗过程中加入碳酸氢钠，对于由于肿瘤太大而无法手术的患者，可能有不错的治疗效果。但还需未来更大规模试验，来证明作者的结论。"

所以，这个试验中，看起来小苏打是有好处的。但注意，在这个试验中，小苏打起的是增强和辅佐作用，真正的主角是动脉插管化疗栓塞术（TACE）。试验中并没有测试单独使用小苏打，也没说小苏打本身能抗癌。

TACE 是治疗晚期肝癌的常见手段，主要干两件事情，一是通过血管，直接把高浓度化疗药打入肿瘤中，杀死癌细胞；二是用栓塞术堵上供应癌细胞的主要血管，让它缺氧缺粮，饿死癌细胞。

TACE 对于个头小的肿瘤效果不错，但对个头大的效果就不太好。这次"浙江医生"的尝试，就是针对效果不佳的大个肝癌，在 TACE 治疗过程中，把小苏打也送到肿瘤里面，改变肿瘤局部微环境，看能否提高 TACE 效果。

至于为啥想到用小苏打，作者有一些理论，背后科学过于复杂，我就不展开了。大家只需要知道，小苏打自己无法抗癌，主要还是靠化疗药和其他治疗手段。

辣椒粉配上菠萝可能会非常好吃，但没有菠萝，单吃辣椒估计不会太开心。

2. 这个试验到底如何？

结果看着确实不错，不仅 100% 患者肿瘤都缩小，而且有个别患者生存超过了 3 年，远远超出平均值。

但这只是早期临床试验。由于参与患者人数太少，统计上无法证明到底有多有效，也无法知道是否能延长患者生存期。这有待后续更大规模临床试验来证明。

之所以这么谨慎，是因为少数患者身上看着效果很好，但后来大规模试验失败的例子非常多。样本太少的时候，结论容易受到运气影响。

打个比方，你想研究清华学生音乐素养如何，于是去学校门口随便抓 5 个人，看起来很随机，但万一正好遇到李健和高晓松返校秋游，那你可能会得出错误结论：40% 清华学生都是音乐天才！

真正靠谱的办法，是去门口调查 1000 个学生，数据多了，你才会发现真相。

这并不是说小规模试验结果都是错的。有好的结果，总是好事，说明这个试验值得进一步让更多患者尝试。据说下一阶段临床试验已经开始招募，符合条件的肝癌患者应该去了解。

我鼓励患者参与靠谱的临床试验,但请记住:任何临床试验都有风险,请从官方渠道了解信息,权衡利弊,最后作出自己的判断。如果决定参与,请100%信任并配合医生。

3. 这能证明"酸性体质致癌""苏打水防癌"理论吗?

很简单,没有半毛钱关系!

"小苏打抗癌"的报道出来,我觉得最开心的就是卖苏打水的商家。网上已经出现利用这篇文章来大肆宣传酸性体质和苏打水的广告。我早就说过,酸性体质和苏打水防癌都是彻头彻尾的伪科学,之所以阴魂不散,是因为这背后的商业利益太大,很多人利用人们对癌症的恐惧,编造谎言和理论来推广各种产品。

天然苏打水对酸中毒、尿酸过多等患者有一定益处。但喝苏打水防癌,目前没有任何理论和试验依据。而且,苏打水含钠高,长期大量喝,会增加高血压风险,得不偿失。

客观的评价没那么难

还有一件事儿特别想说,就是每次中国出现什么研究成果,大家就爱问:这是诺贝尔奖级突破,还是忽悠?

为啥总要这么极端呢?

"小苏打配合TACE治疗肝肿瘤"是个中国医生开展的靠谱的临床研究,值得大家鼓励和关注。它早期效果看起来不错,但我们仍然要耐心等待更多患者身上的试验结果,才能下结论。

所以,既不是诺贝尔奖,也不是忽悠。

无论传统媒体,还是自媒体,对于来自中国的科研成果,既不能妄自菲薄,也不能盲目吹捧。提高科学素养,给公众带来客观的评价,才是正确的态度。中国医患矛盾日益突出,与各种夸大报道带来的错误信息,不无关系。

最后一句:吃菠萝放点辣椒粉真的很特别,试试吧。

医生生病后为何拒绝化疗?

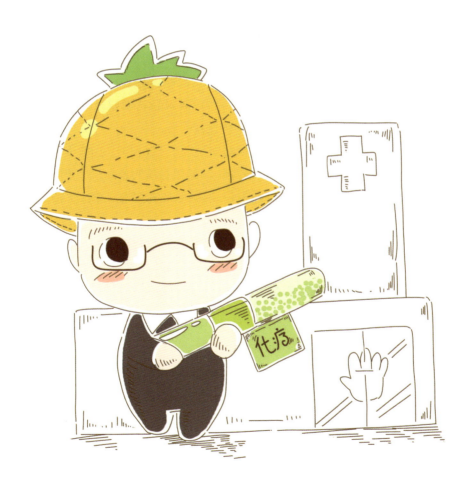

不化疗的医生

网上有个流传很广的说法:"假如自己患癌症的话,75%~91% 的肿瘤科医生会拒绝化疗。"

己所不欲,勿施于人。

医生真的坏到如此地步,为了钱,昧着良心给人化疗吗?事实到底是什么呢?

我认识好几位得癌症的肿瘤科医生,中国和美国都有。他们无一例外都在评估自己的情况后,接受了化疗,所以我直觉 75%~91% 的比例肯定不靠谱。

当然我的直觉,或者有限的几个医生样本,都靠不住。于是我使出了八卦杂志小编的热情,开始去挖掘这个说法最初是怎么来的。

不出所料,这是个谣言,而且原创者在国外。

我常说,中国创新能力真的很成问题,连伪科学和谣言都要靠进口。

整个故事,起始于 30 年前加拿大的一个调查问卷。

早在 20 世纪 90 年代,美国就有文章这样写道:"1986 年,加拿大麦吉尔癌症中心 79 名肿瘤科医生回答了一个问卷调查:'如果生病的是你,是否愿意接受化疗?'结果其中 64 人都明确说:'不愿意!'医生每天都推广化疗,但其实绝大多数医生自己都拒绝化疗!太恐怖了!"

当然,国外写这篇文章的人,也是强烈排斥手术、化疗和放疗,而推崇草药、食疗、按摩等"自然疗法"的。

大家可能不知道,在欧美,喜欢"纯天然",反对现代医疗的人也不在少数。

按照文章说法简单一算,拒绝化疗的医生比例高达 64/79=81%!

好恐怖啊!

大家肯定以为我接下去会辟谣,说这个调查是扯淡的,或者 81% 的比例是瞎说的。

错!

这个调查问卷是真的,81% 拒绝使用化疗的比例也是真的。

什么!?

别着急,大家拿着武器去找医生拼命之前,听我讲一个故事。

辟谣篇

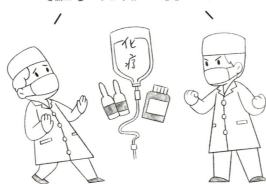

移花接木

虽然这个调查问卷没有问题，但它的结论被别有用心的人强烈扭曲了。

事实上，加拿大这个问卷有非常具体的背景，比大家想的复杂得多。

30 多年前，顺铂化疗刚刚兴起，正在作为试验药物用于治疗肺癌。当时数据不多，疗效不明，而且副作用很明显。因此，本着对患者负责的态度，医生群体中出现了对它使用的争议，不少医生担心出现过度医疗，给患者带来不必要的毒副作用。

到底什么样的肺癌患者应该尝试顺铂化疗？

为了回答这个问题，1986 年，加拿大麦吉尔癌症中心对医生做了一个问卷调查：

"假如你是一位 60 岁的肿瘤科医生，被诊断为非小细胞肺癌，同时发现肝转移和骨转移；你身体状况不错，除了重体力活和剧烈运动，你几乎和正常人一样。这种情况下，你是否会选择使用顺铂这种试验性化疗药物？"

医生回答的，不是简单粗暴的"你得癌症后会不会用化疗？"，而是一个非常具体的情况：

- 患者 60 岁，不是年轻人。
- 虽然患癌症，但当时身体状态不错。
- 得非小细胞肺癌，而且已经多器官转移。

123

- 使用还在试验，毒性较大，而且疗效未知的顺铂化疗。

"身体良好，岁数偏大的情况下，要不要使用数据很少、毒副作用明显的试验性疗法？"这个问题和简单的"患癌后化不化疗"是截然不同的。

因此，当时 81% 受调查的医生选择不使用顺铂，是很正常的。

为了对化疗进行妖魔化，一些人使用了移花接木的无耻手段，不交代任何背景，只摘录自己想用的话，欺骗读者。

这个故事还有续集。

可以想象，81% 这个数据，被很多推崇"自然疗法"的人歪曲后，在欧美也对大众产生了巨大的误导，甚至影响了医生的正常工作。

因此 10 年后的 1997 年，美国国家综合癌症网络（NCCN）又做了一次一模一样的问卷调查，126 名医务人员再次回答了这个问题。

态度有没有变化呢？

有！而且是巨大变化。

10 年间，随着对顺铂疗效的认可，加上使用的经验越来越多，副作用控制更好，新的问卷中，愿意使用顺铂化疗的医生比例从 19% 大幅增加到 64.5%，护士为 67%。

这还是 20 年前，如果换到今天，这个比例肯定还会更高。

有个细节想提醒大家留意：这个问卷假想的是"同时有骨转移和肝转移的晚期肺癌患者"。

为什么这样出题？

其实是想调查医生面对"不能治愈"的情况下，对化疗的态度。

医生要回答的问题其实是："如果知道无法治愈，你是否还愿意使用化疗？"

大多数医生依然愿意使用。

他们认为，即使无法治愈，这种情况下化疗的可能收益也大于风险，值得尝试。

化疗价值因人而异

是否选择化疗，当然不是一个简单的问题。答案主要和癌症种类相关。

化疗对不同癌症的效果差异很大。大致分为三类：

- 对于部分白血病、淋巴瘤、睾丸癌、很多儿童癌症等,化疗应该是首选,因为它不贵,而且很多时候单独靠化疗,就可以实现临床治愈!
- 对一些癌症,单用化疗不够好,但辅助其他疗法,可以实现更好的治疗效果。
- 对某些癌症,化疗的帮助有限。那为了生活质量,不选择化疗也是非常合理的。

哈佛大学 1991 年做过一个更加系统的调查问卷:面对各种癌症,让医生选择是否接受化疗。

结果如下:

癌症类型	很可能或肯定不愿意(%)	不确定(%)	很可能或肯定愿意(%)
4期霍奇金淋巴瘤	0	2	98
3~4期弥漫性组织细胞性淋巴瘤	0	6	94
急性淋巴瘤	2	4	94
多发性骨髓瘤	0	6	94
3期睾丸癌	0	10	90
早期小细胞肺癌	6	6	88
肝转移乳腺癌	6	14	80
3期卵巢癌	8	14	78
晚期小细胞肺癌	20	8	72
不可手术的胰腺癌	53	16	31
多发性胶质瘤	53	20	27
肺转移黑色素瘤	71	11	18
可手术的结直肠癌	55	28	17
	77	12	11
	84	8	8

这是 25 年前的一个小规模调查,我相信现在做具体数字会有变化。但无论如何,结论是清楚的:是否接受化疗,主要看癌症类型,还有发病部位、癌症分期、患者身体状况,等等。

值得一提的是,没有任何一位医生选择"无论什么癌症都拒绝化疗"。

总之,化疗只是治疗中的众多选择之一。

盲目使用化疗,容易造成过度医疗,影响生活质量。

盲目排斥化疗,则可能放弃一种有效的治疗方式。

希望大家保持科学的态度。尤其在网上信息乱七八糟,众说纷纭的时候,不恐慌不迷茫,查文献找数据,做出理性选择。

下次哪位"好心人",根本不了解具体病情就告诉你:"医生自己都拒绝化疗,你别上当了,我给你推荐用天然疗法的神医吧!"

这样的人,99% 是骗子,1% 是傻子。

澳洲水果提炼出了抗癌神药?

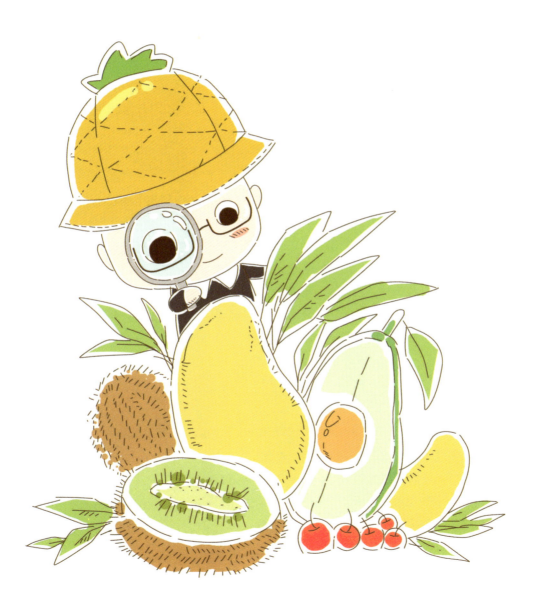

惊人的澳洲

最近澳大利亚成了宇宙抗癌中心，几个和澳洲相关的公众号，随时都在发爆炸新闻，他们语不惊人死不休：

- "澳洲抗癌新药5天治愈癌症，没有副作用！"
- "澳洲医学真牛，吹口气就能检测癌症！"
- "澳洲逆天！重塑基因彻底治愈癌症！成功率突破九成！"
- "澳洲水果新药快速治愈癌症！持续逆天！"

看得患者和家属心里充满了期待，纷纷打听：怎么才能去澳洲用上这些神药呢？

还是别去了，营销号在忽悠大家呢。

其实，逆天的不是澳洲医学，而是这些营销号！

这些文章的制造者很可能根本不在澳洲，只是窝在中国某个居民小区，依照"自媒体病毒传播指南"，进行命题作文写作。

澳洲随时可以换成美国、日本、古巴、柬埔寨、伊拉克，等等，反正只需要大家转发就行。

人家全职制造伪科学新闻，我兼职辟谣，搞不过！

癌症患者和家属真的很辛苦，不仅要面对病魔，面对昂贵医药费，面对社会的各种压力，现在还要面对粪坑一样的营销号。

水果神药的真相

"澳洲抗癌新药5天治愈癌症，没有副作用！"这篇文章其实是把最近刚上市，货真价实的美国药，活活忽悠成了澳洲神药。

就这样一篇漏洞百出的文章，阅读量居然超过100万！营销号一看，癌症太有搞头了！于是仅过了两天，又马不停蹄推出"澳洲水果神药治愈癌症"！

阅读量果然又是10万多。

实在太过分了。

这篇文章是满眼槽点。

首先看题目。

原文完整题目是:"震惊世界!澳洲水果新药快速治愈癌症!医学持续逆天!"

大家记住我的话,凡是标题带有"治愈"并且有2个以上感叹号的,都是伪科学营销文,纯粹为了吸引眼球。

这篇文章的题目就是最好的范例。

然后看内容。

"从热带雨林种子中提取的天然抗癌药物,已经在临床上取得了令人欣喜的结果,向澳洲药监局递交申请,将在4年内完全商业化上市!"

营销号没有告诉你,其实向药监局提交的是"开展临床试验申请",不是"上市申请",开展试验离上市还十万八千里,失败概率大概99%。这等于刚填了高考报名表,就兴高采烈说要去清华北大读书了!

再看一段:

"这种抗癌药物极其神奇,直接注射到肿瘤,最快20分钟就有效,肿瘤会逐渐萎缩,几天到几周就会完全消失。"

营销号没有告诉你,这些神奇的效果都是在小老鼠身上做的,和人没有半毛钱关系。在老鼠身上有效,而在人身上无效的药,多得数也数不清。事实上,由于在老鼠身上做出的结果能在人身上重复的太少,有科学家甚至提出彻底废除老鼠试验。

"这种浆果杀死肿瘤的速度非常快,而且天然无副作用。"

大家记住,但凡看到"天然无副作用"这个词,就知道是大忽悠,没有任何懂科学的人会说这句话。

古代所有的毒药都是纯天然。毒蘑菇、河豚毒素、鹤顶红,分分钟毒死你。

"这款抗癌药物对8名癌症患者进行了一期临床测试,取得了令人满意的成果。"

一期临床试验仅仅为了检测药物的安全性,后面的二三期试验才是检验有效性。只要不把患者毒死,谁都可以说自己的药一期临床"取得了令人满意的效果"。关于临床试验相关新闻里面的各种水分,我在后面专门用一篇文章来讲。

就不继续说了,大家明白怎么回事就好。这篇文章是营销号的一个典型套路:

把非常早期的研究，无限夸大，成为治愈癌症神药，诱使大家传播。

很不幸的是，几乎每次都成功。

我去查了，这篇文章里面提到的 EBC-46 有其事，也确实是从澳洲植物浆果里提取的，但它还处于非常早期的一期临床试验。这样的试验全球没有上万，也有几千，但最后能成功的屈指可数。用我的专业知识判断，这个药问题很多，几乎注定不可能成功。

八字还没一撇，某些公众号就疯狂炒作，无非是为了骗点击，卖广告，卖产品。

如果无法判断内容真假，能鉴别营销号吗？可以，看它的套路：

- 满篇"治愈"，题目 2~4 个感叹号。
- 到处都是广告，前面，后面，甚至文章中间，体现的就俩字："饥渴"。
- 公众号主体是"信息咨询公司"，主营"策划""宣传"，而不是医疗健康。
- 如果读者留言有专业问题，就假装没看到。

由于没有法规约束，写这样的文章毫无风险。但它可能危害极大，因为会带给患者和家属错误的希望。看这两篇文章后面的读者留言，真有不少人都准备带患者去澳洲尝试，真的是让人不寒而栗。

如果真让患者倾家荡产，千里迢迢跑去澳洲参加一个失败率极高的临床试验，那和忽悠人的野鸡医院有啥本质区别？

真的应该管管了，非要等到再次出现魏则西这样的悲剧，才能引起大家的重视吗？

预防篇

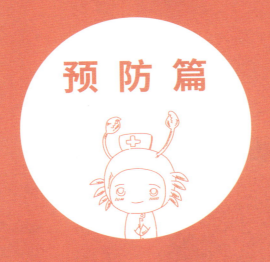

智者解决问题,天才预防问题。
——爱因斯坦

癌症筛查,到底查什么?

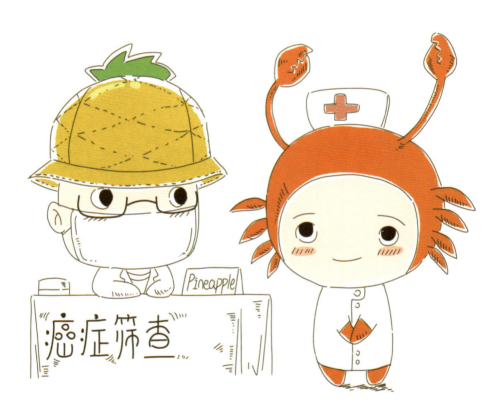

最近盛传：癌症的早发现早治疗收效甚微。

这个谣言实在很"low"（低级）。谁要这么说，大家可以直接把英美过去半个多世纪的宫颈癌数据甩他脸上。

英国20世纪50~70年代，随着筛查的普及，宫颈癌发病率逐年下降。

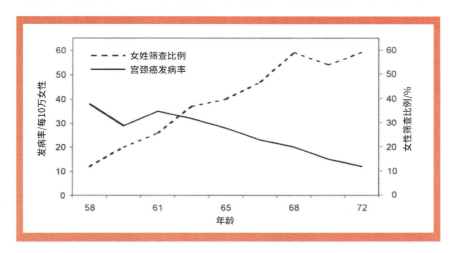

美国和荷兰过去半个世纪宫颈癌病死率也是一路下降，成效亦得益于Pap和HPV[①]检查的普及。

同样可以用来打脸的是最新的中美癌症患者生存率的比较。

2017年美国癌症报告表明：过去20年，癌症总体病死率已经下降了25%。癌症筛查的推广功不可没。

如果有人说，某些癌症的早期筛查效果甚微，这个说法是有道理的。盲目筛查不可取。

经常听到美国这边的朋友抱怨："每年体检时X线片、CT、MRI什么都不给我做，不知道医生怎么当的。"于是回国，体检套餐，CT、MRI检查，从头到脚，想做什么全都查了。美国医生真的不知道什么患者什么时候该做什么检查吗？

注：本文作者——张晓彤，美国克利夫兰医学中心病理科医生。

① Pap检查：巴氏阴道涂片检查。
HPV检查：人乳头瘤病毒检查。

癌症·新知：科学终结恐慌

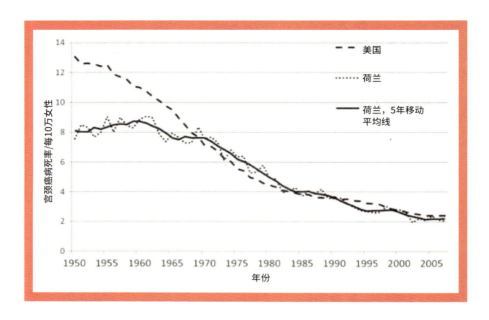

伴随这些疑问，大家真正需要知道的是：
- 癌症的早期筛查，早发现早治疗的效果到底如何？
- 筛查对所有癌症都有用吗？

每个癌症都不同，不能一概而论。

什么是癌症筛查？

所谓"筛查"，是指在有症状之前进行体检，以期发现某种疾病。在美国，一种检查方法用于临床癌症筛查必须同时具备以下几点：

- **有效性及特异性**　可以相对灵敏地发现某种癌症以及癌前病变。
- **安全性**　没有明显副作用。
- **可操作性，经济方便**　可以用于大量人群的筛查。

在此基础上，还需要有几年研究数据的支持，如何解读筛查结果，制定筛查频率以及治疗方法。所有这些都需要定期回顾，及时调整。

哪些癌症有比较可靠颇有成效的筛查方法？

美国疾病控制预防中心 (CDC) 推荐遵循美国预防服务工作组（U.S. Preventive Services Task Force，USPSTF）制定的指南。

USPSTF 是一个成立于 1984 年的独立组织，由全美知名的疾病预防和循证医学专家组成，主要提供疾病预防筛查方面的指导。1998 年经国会授权，美国医疗研究和质控部门接管。每年向国会报告，除了推荐疾病筛查指南之外，还汇报发现的疾病预防服务中的漏洞，并且建议需要优先解决的问题。

以下四种癌症，CDC 和 USPSTF 有明确的筛查指南。

1. 乳腺癌

适用人群

50~74 岁的有普通风险的女性，每两年做一次乳房 X 线造影检查。

40~49 岁的女性建议跟医生讨论，考虑患者的家族史、个人风险，权衡利弊后做决定。

筛查手段

X 线造影 (mammography)：研究已经证明常规的 X 线造影可以降低死于乳腺癌的风险。

磁共振 (MRI)：磁共振一般跟 X 线造影一起使用。因为有些时候 MRI 会有一些假阳性，所以只适用于高风险的人群。

2. 宫颈癌

适用人群

21~65 岁的女性。

筛查手段

宫颈涂片 (pap smear) 和 HPV 检测。这两项筛查可以有效地发现早期病变，及时干预，阻断癌症的发展。

3. 肺癌

适用人群

必须**同时**满足以下 3 个条件：

- 有重度吸烟史（有具体标准）；
- 现在仍在吸烟或者是在过去 15 年内戒烟；
- 55~80 岁之间。

筛查手段

低剂量螺旋 CT。

肺癌的筛查有更为严格的控制，主要是考虑以下几个因素：

- 筛查可能会有假阳性，也就是说一个本身并没有癌症的人被诊断为患有癌症；
- 有可能引起过度诊断进而导致过度治疗；
- 重复多次的低剂量 CT 有可能导致健康人患癌。

最好的降低肺癌风险的方法不是筛查，而是戒烟并且避免二手烟。
最好的降低肺癌风险的方法不是筛查，而是戒烟并且避免二手烟。
最好的降低肺癌风险的方法不是筛查，而是戒烟并且避免二手烟。
重要的事说三遍。

肺癌筛查绝对不能代替戒烟。这一点无论如何强调都不过分。

美国肺癌病死率的下降，跟 20 世纪 60 年代开始的控烟运动，公开场合全面禁烟，提高烟草税等努力密切相关。

如果你不在乎自己，那你能不能不要给你的孩子制造二手烟？

4. 结直肠癌

几乎所有的结肠癌都是从癌前病变经历十几年发展而来的。筛查主要是发现并去除这些癌前病变，进而阻断可能的癌症。结直肠癌的早发现、早治疗效果也很好。

适用人群

常规的筛查从 50 岁开始，不分男女。筛查对预防结肠癌至关重要，推荐所有 50~75 岁的人群接受筛查。76~85 岁，跟自己的医生商量。

以下人群建议在 50 岁之前就开始筛查：
- 自己或者直系亲属有过息肉或者是结肠癌；
- 患有炎性肠道疾病，比如说溃疡性肠炎或者克罗恩肠炎；
- 患有 APC 或者 HNPCC 综合征。①

筛查方法

肠镜，大约每 10 年做一次。

5. 其他癌症

针对卵巢癌、前列腺癌和皮肤癌的筛查，虽然有一些检查方法，但是，目前的检查手段**并不能灵敏特异地早期诊断**，也不能有效地降低这些癌症导致的病死率，所以不推荐作为医疗常规。

其他没提到的癌症更是连可行的检查方法都没有，更别提有效的早期筛查了。

结束语

癌症筛查，因癌而异，因人而异。

有些癌症（乳腺癌、宫颈癌、肺癌、结直肠癌）可以有效筛查，早发现早治疗，而且效果不容置疑。

更多的癌症，没有有效的筛查手段，需要跟自己的医生讨论。

美国对各个癌症筛查有明确的指南和管理，医生在遵循指南的大前提下，结合每个患者的情况有所调整，避免过度检查和过度治疗。

癌症筛查无疑是诱人的朝阳行业，但是如果没有科学的指南和严格的管理，也不可避免地会沦为混乱的"菜市场"。

---

① APC：adenomatous polyposis coli，腺瘤性结肠息肉病。
HNPCC 综合征：hereditary non-polyposis colorectal cancer，遗传性非息肉病性结肠癌。

运动可以预防癌症吗？

每个人都想知道，如何降低患癌风险？美国癌症中心研究员近期在《美国医学会杂志：内科》上发表研究论文，通过对美国和欧洲144万人的数据分析发现，锻炼能显著降低13种癌症发病率！

虽然以前也有不少研究锻炼和癌症发病率的文章，但这是到目前为止，规模最大、最全面的研究，值得一读。

那么，什么样的运动能防癌？能降低多少风险？还有哪些没有解决的问题？下面这8个细节，我觉得大家都应该知道。

什么运动能防癌？

论文研究的是"休闲时间运动"，包括了走路、跑步、游泳、健身等，也就是我们所谓的"锻炼"。平时工作性质相关的"运动"，比如重体力劳动者、专业运动员等，不算在运动量里面。本文结论展示，要想防癌，运动量很重要，什么锻炼方式不那么重要，而且也不需要剧烈运动。跑步、打球、太极拳、广场舞，喜欢就好。

这篇文章牛在哪里？

一句话，人多，时间长。它调研了欧美144万人自我报告的每天运动量，然后比较了运动量最大的10%与运动量最小的10%两个人群。整个运动研究数据来自1987—2004年，跨越了18年！而癌症发病率数据跟踪时间更长。健康大数据，真的能带来很多以前看不到的结果。

运动能降低哪些癌症风险？

本文研究了26种癌症，发现锻炼能显著降低其中13种的发病率，分别为（括号中为降低的百分率）：食管腺癌（42%）、肝癌（27%）、肺癌（26%）、肾癌（23%）、胃贲门癌（22%）、子宫内膜癌（21%）、骨髓性白血病（20%）、骨髓瘤（17%）、结肠癌（16%）、头颈癌（15%）、直肠癌（13%）、膀胱癌（13%）与乳腺癌（10%）。

中国排前 10 位的癌症，有 8 个都可以通过运动降低风险。大家再看一遍，食管腺癌降低 42%！肝癌 27%！肺癌 26%！

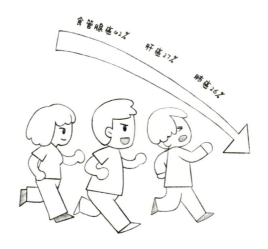

锻炼防癌是因为能减肥吗？

肥胖是已知致癌因素，因此以前很多人推测锻炼防癌的主要原理是减肥。这篇文章发现没有这么简单。首先，锻炼防癌，对肥胖（BMI①>25）和非肥胖（BMI<25）的人群整体效果类似。因此，即使不肥胖的人，锻炼也能显著降低多种癌症发病率。其次，把体重因素考虑进去，重新计算后，发现锻炼对 10 种癌症仍然有显著预防效果，说明预防它们的机制不仅是减肥，还有对身体其他方面的调整。例外的 3 种分别是肝癌、胃贲门癌和子宫内膜癌，说明锻炼对这 3 种癌症的预防的机制可能主要是通过降低体重。因此，无论胖瘦，锻炼身体防癌都是靠谱的，不要找借口。

吸烟的人锻炼有效吗？

有效，而且很有效！本文发现，无论是否吸烟，锻炼都能显著预防多种癌症。

---

① BMI：body mass index，体质指数。

我觉得最有意思的一个数据是：如果吸烟，或者曾经吸烟，锻炼能降低 >30% 肺癌发病率！但对于不吸烟的人，锻炼能预防很多种癌症，但对肺癌却没有效果。这是否也从侧面说明吸烟和不吸烟者的肺癌发病机制是完全不一样的呢？这是个值得研究的科学问题。总而言之，如果吸烟，或者曾经吸烟的人，赶快动起来吧。

有其他因素影响锻炼效果吗？

为了看看还有没有别的因素能影响锻炼防癌效果，研究者把人群按照地理位置、性别、种族、是否进行激素治疗、数据跟踪时间长短等，进行各种细分，结果发现都对结果没有影响。因此，不管你身在何方，是男是女，是黄是白还是黑，吃拉面还是火锅，都没有借口。

哪种癌症发病率随着锻炼而增加？

仔细读文章的人会发现，虽然锻炼能降低 13 种癌症发病率，但有 1 种癌症反而增加了 27%，那就是黑色素瘤。这个并不奇怪，黑色素瘤是一种恶性皮肤癌，发病最大的原因就是过度晒太阳，比起宅男宅女，喜欢锻炼的人晒太阳机会显然更多，因此发病率高很正常。但我觉得绝大多数中国人不用担心，第一，中国群众喜欢打太阳伞，不像欧美白人有机会就想把自己晒成梅菜扣肉的颜色；第二，神州大地有雾霾保护，根本没啥机会见到炽热的太阳。玩笑归玩笑，在户外锻炼请注意防晒。

还有哪些值得研究的问题？

研究论文都有局限，这篇也不例外。最大的问题，任何这类流行病学的统计，只能证明相关性，不能证明因果。但是除了这篇文章，还有大量论文从别的角度，比如动物实验，证明锻炼能降低癌症发生率，加上锻炼能减少肥胖，而肥胖是明确的致癌因素。

综合这些信息，我个人强烈倾向于相信锻炼能降低癌症发病率。

本文还留下很多其他亟待解决的问题。比如到底多少运动量是最佳的？是越多越好，还是有个最佳值？不同运动方式是否能预防不同癌症？打麻将算不算锻炼？等等。

当然还有终极问题：运动到底是怎么降低癌症风险的？

这些都有待科学家进一步研究。

一时兴起，作了一首小诗：

我相信，

红薯真可以防癌，

如果你是，

每次都需要走很远的路，

去买红薯的小孩。

关于吸烟的 5 个冷知识

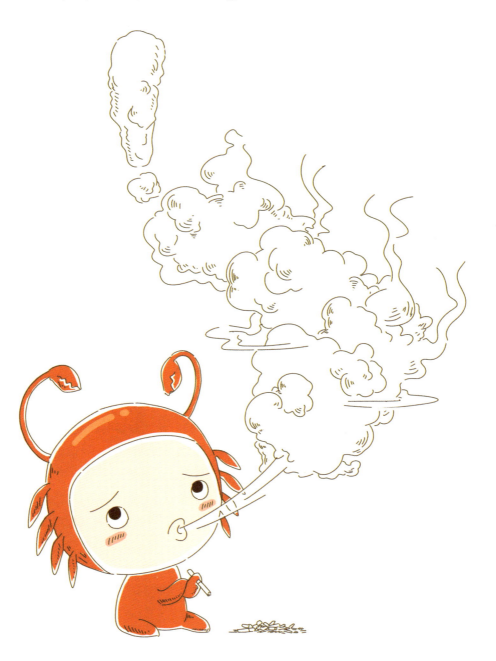

大家都知道吸烟有害健康，中国每年有 200 万人死于吸烟或二手烟。我就不重复大家都知道的了。今天，我给大家盘点 5 个很少人知道的"冷知识"。

全社会禁烟防癌的效果要 25 年后才能看到

美国"二战"期间就在讨论禁烟，但直到 20 世纪 60 年代，吸烟人数才开始下降，但肺癌发病率并没有立刻下降，而是直到 25 年后，80 年代中后期，美国的肺癌患者数量才开始下降（如下图）。

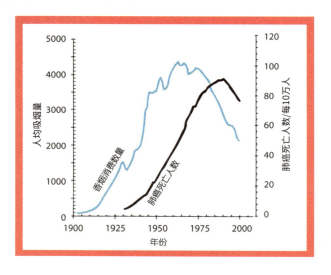

大家一看这个图，就会发现吸烟数量和肺癌死亡数量的曲线几乎一模一样，但有大约 25 年的滞后：吸烟增加，肺癌会在 25 年后相应增加，吸烟减少，肺癌也会在 25 年后相应减少。这个奇特的滞后主要是因为肺癌发生是个非常慢的过程，从癌前变异，到早期癌症，到晚期癌症，一般需要 10~20 年时间。

由于中国吸烟人数世界第一，且还在上升，即使我们今天就控烟成功，在未来 25~30 年，肺癌患者数必然会持续增长。这是在还过去的债。最近，专注"肺癌精准医疗"的创业公司如春笋般出现，我只能说这些老总很有眼光。

中国广大烟民，给创业者们活活造出了一个"朝阳产业"。

戒烟对全社会的效果不能立竿见影，不代表我们就应该坐视不理。

啥时候吸烟的人开始减少，啥时候咱们就能期待 25 年以后的世界稍微美好一点。

戒烟值多少钱

科学统计证明，戒烟越早，效果越好。假设都从 18 岁开始吸烟，据估计：
- 25~34 岁之间戒，平均多活 10 年；
- 35~44 岁之间戒，平均多活 9 年；
- 45~54 岁之间戒，平均多活 6 年；
- 55~64 岁之间戒，平均多活 4 年。

我们爱说"生命是无价的"，其实从医疗的角度，生命完全是有价的。比如，目前最新抗癌药物价格都非常贵，一个疗程费用轻松超过 25 万元人民币，平均延长高质量生命 2~10 个月。按照平均 6 个月吧，那么每年高质量生命价值超过 50 万元。这只是平均价值，如果是马云、扎克伯格这类人，这真的是无价了。

普通人 25 岁到 34 岁之间戒烟，多活 10 年，相当于挣了 500 万元。有几个人能挣这么多钱？

如果既吸烟又炒股，那我建议你长期持有开发抗癌新药公司的股票。这就叫"风险对冲"。

香烟至少含有 78 种明确致癌物质

最近美国一项研究表明，只有 8% 的人能说出三种以上香烟里的有害物质。在中国应该好不到哪儿去。

事实上，香烟里有超过 7000 种化学物质，其中 93 种是明确有毒物质，78 种是明确致癌物，78 种！

还叼着烟的同志就别瞎担心转基因食物是否有害你们的健康了，真的不重要。

尼古丁是香烟中主要的成瘾物，但不是主要致癌物，这成了各种含尼古丁的香烟替代品，比如电子烟的主要卖点之一。但需要注意，尼古丁除了成瘾性，还会影响生殖和发育，可能对后代会有影响。因此，戒烟永远是最佳选择。

吸烟主要致死原因中，癌症只占 1/3

癌症，尤其肺癌是香烟致死的主要原因，但仅占 1/3，其余 2/3 主要被心血管疾病和肺部疾病瓜分。但这两个同样严重的问题经常被忽略。

心血管疾病是被无数年轻人忽略的。吸烟能导致脑卒中、急性心脏病、冠心病等心血管疾病。在中国，由于心血管疾病猝死的 30~44 岁青壮年中，46% 的人与吸烟有关。最近大家是不是都听到过年轻人猝死的不幸消息？除了生活方式不健康、遗传因素等原因，长期吸烟，包括被二手烟毒害，也是不可忽视的因素。

各种肺病也是香烟致死的主要因素之一，尤其是慢性阻塞性肺病（chronic obstructive pulmonary disease，COPD），表现为呼吸短促、咳嗽和咳痰，随着时间推移，越来越严重。全世界每年 300 万人死于 COPD，其中 120 万人都是由吸烟导致。

不得肺癌，不代表你不会死在香烟手上。

二手烟危害远超雾霾

雾霾有害毋庸置疑，但纯粹从杀伤力来说，雾霾比二手烟差远了。

在中国，二手烟每年导致 10 万人死亡，其中很多是儿童。大概 70% 的成年人每周都会暴露在某种二手烟环境中，包括办公室、公交地铁、餐饮娱乐场所等。

公共场所全面禁烟势在必行。我每次回国，一下飞机，无论是浦东机场还是首都机场，最大的感觉就是烟味非常重。过去两年，这已经明显在好转，但仍然有待改善。

由于小孩在发育中，二手烟对他们的影响远超成人，因而家长要避免带小孩到任何烟雾缭绕的地方，比如四川的麻将室。

打牌、打麻将最好选在户外进行。

上次做讲座的时候说到香烟的危害，有小朋友站起来提问：

"叔叔，如果吸烟有害健康，为啥有医生和科学家还在吸烟呢？！"

"……"

带头戒烟吧，各位专家。

不吸烟为什么也会得癌症?

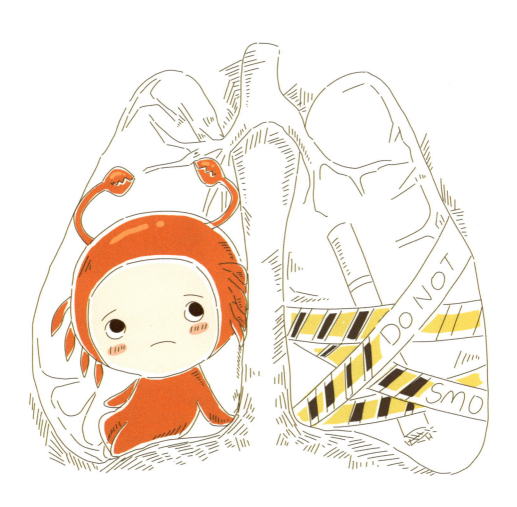

奇怪的现象

众所周知,吸烟是肺癌第一大诱因,吸烟者得肺癌概率是不吸烟者的 15 倍以上。在中国,肺癌是第一大癌症,这和惊人的 3.5 亿烟民数量是密不可分的。

毫无疑问,如果不想得肺癌,必须首先戒烟。

但对比美国和中国,有个非常奇怪的现象:美国女性肺癌患者,85% 左右都是烟民(美国女性吸烟非常严重),而在中国,80% 以上女性肺癌患者从不吸烟!

研究发现,东亚地区,40~70 岁的女性,虽然吸烟的比例远远低于美国,得肺癌的概率却是美国女性的 2~3 倍!

怎么回事儿?!

显然,吸烟不是中国女性得肺癌的最主要原因,那到底是因为什么?

致癌风险因素分两类:内源和外源。内源不可控,主要是遗传因素和年龄,外源可控,主要是生活习惯和环境。

是内源因素吗?

毫无疑问,遗传基因对一个人的患癌风险有很大影响。既有安吉莉娜·朱莉这种直接遗传了致癌基因突变,导致 80% 以上患癌风险的,也有天生丽质,当了一辈子老烟枪不得癌症的。

世界确实是不公平的。

那么,是亚洲人种的某种遗传因素导致了中国人肺癌高风险吗?

有一些研究,但目前结论尚不明确。

但无论是否有内源因素,我觉得大家都应该重点关注外源因素。

一来内源因素无法改变,二来内源因素往往并不直接致癌,而是让一个人更容易受到各种外界刺激而产生异常。所以,了解并且避开外源致癌因素,即使遗传基因不给力,也能极大地降低风险。

除了吸烟,还有哪些外源因素会导致肺癌?

最容易想到的是二手烟。

二手烟是明确的致癌物。中国是全世界二手烟问题最严重的国家,没有之一!

中国超过 7 亿女性和小孩,在家里和公共场合,都长期是二手烟受害者。我自己就深刻记得小时候每天在烟雾缭绕的茶馆看爷爷打牌的场景。可惜，当时什么都不懂。

世界卫生组织估计，中国每年光二手烟就导致 10 万人死亡，相当于每年一次汶川地震！

这 10 万人中，就有很多不吸烟的女性肺癌患者。研究表明，如果老公吸烟，老婆得肺癌的概率是普通人群的 200% 以上。

再次呼吁，请不要在家里和公共场合吸烟！

隐藏的因素

二手烟显然有害，但我认为它不是诱发中国女性肺癌的最大原因。

主要证据来自基因研究：不吸烟女性肺癌和吸烟者肺癌，虽然表面看起来差不多，但从基因突变角度来看，截然不同，可以说完全是两种疾病！

不吸烟女性得的几乎全部是肺腺癌，大部分是 EGFR 和 ALK 基因突变，适合用靶向药物；而吸烟者的肺癌各种各样，但 EGFR 和 ALK 基因突变少，通常没有靶向药物，但对最近的免疫疗法响应较好。

如果女性主要受害于二手烟，那她们的癌细胞应该和吸烟者的更接近才对。

看来，还有别的因素。

是什么呢？

是雾霾吗？

雾霾毫无疑问是严重健康隐患，但也应该不是主要因素。证据主要有两方面：

- 理论上，雾霾即使致癌，也需要很长时间（吸烟导致肺癌平均是 25 年左右）。所以最近几年的雾霾，可能导致未来肺癌大量增加，但不是今天寻找的答案。
- 中国不吸烟女性高发肺癌在 20 世纪七八十年代就已经很明显，当时根本没有雾霾问题。

寻找现在女性肺癌高发的原因，我们应该往前推，看看最近几十年有什么因素是中国女性长期接触，而美国人比较少的？

答案确实是空气污染。但不是雾霾，而是被很多人忽视的室内空气污染！

被忽视的室内污染

最重要的室内污染源有两个：

一号罪犯：室内燃料。

相信很多人，尤其是北方人都记得一个东西叫"蜂窝煤"。

蜂窝煤，平时烧水做饭，冬天烤火取暖。

类似的，农村还有大量的柴火灶。

这些东西共同特点就是很呛人，烟雾缭绕，我妈经常被熏得泪流满面。

如果天气寒冷，通常门窗关闭，通风极差，有害气体和颗粒物都大量囤积，成为严重健康隐患。

20世纪八九十年代大量研究发现，中国北方，尤其是东北，女性得肺癌比例显著超过南方。类似蜂窝煤、煤球、柴火这类室内燃料的污染，被认为是主要原因之一。

当然，对很多城市人来说，这些都是过去时了，咱们危险解除了吗？

并没有，因为还有另一个同样严重的污染源。

二号罪犯：炒菜油烟！

中国人和美国人做饭有个巨大差别，就是咱们炒菜特别喜欢用热油。我们都很喜欢听食材放进热油锅里那个"刺啦"的声音，听起来就很香。但很多人没有注意到，伴随着悦耳的"刺啦"，冒起了滚滚浓烟。

油烟，是和雾霾一样糟糕的致癌物！

不信？我最近随便找几位朋友简单测了一下炒菜时候的PM2.5。结果让人吃惊。

西红柿炒鸡蛋，PM2.5超过1000！

晚上吃烧烤更惨烈，PM2.5超过7000！

研究发现，油炸或者热油炒菜的时候，PM2.5能迅速飙升几十倍。川菜是重灾区，我妈炒菜的时候，从葱姜蒜放入热油开始，PM2.5一路飙升，最终轻松超过2000。

油烟这类PM2.5是瞬时的，短期的，无法直接和长期笼罩的雾霾比较谁更严重。但大量研究表明，厨房油烟是潜在致癌因素，还能引起很多各种各样的疾病，

预防篇

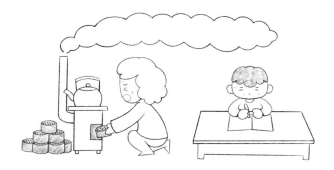

尤其是呼吸道和心血管疾病。

咱妈每天都是用生命在给家人做饭啊!

所以,我开讲座的时候每次都会提醒大家,要注意厨房通风,减少爆炒,减少油炸,考虑把早餐煎鸡蛋改成水煮蛋,等等。

还有没有简单点的办法?

有的!

买个好的抽油烟机!

最近我刚给家里买了个新的侧吸式抽油烟机,使用了一阵子,爸妈觉得确实还不错,明显比以前老式的好。也测了一下 PM2.5,打开之前一般在 800~2000 之间,打开后一般能控制在 50~80。

远在海外,看着妈这样炒菜,我放心不少。

癌症预防，需要学习日本

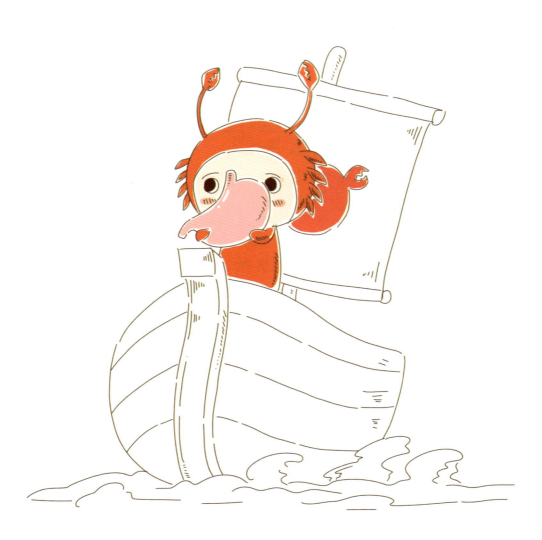

中国和美国的癌症治疗有差距，但在有的癌症上没什么区别，比如胃癌，患者的5年生存率都只有20%。

面对胃癌，中国、美国都输了，但是日本却成为最大赢家！

日本胃癌的5年生存率可以达到80%，简直甩了其他国家好几条街！

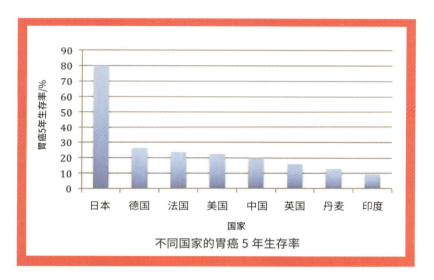

不同国家的胃癌5年生存率

在这个问题上，整个世界都是鸡，而日本简直就是一只鹤。

这差别太大，以至于有人怀疑日本的胃癌跟其他国家的胃癌都不是一个病。

为何日本的胃癌治疗能如此逆天？

其实日本对付胃癌的武功秘籍，就是**全民早筛查**，口号是"越早发现、越好治疗"。1964年有40万人进行了检查，到了1970年就有400万人，1990年后每年都有约600万人进行胃癌筛查。

所以日本对胃癌的治疗就是赢在了起跑线上。如果有人得了胃癌，再跑到日本去求医，那可能就有点晚了，因为不见得日本有特别的治疗优势。

比如说，如果比较美国和日本每年胃癌的发病率和病死率，相对每100个胃癌发病者，在日本有42人死于胃癌，在美国有53人，有点差距，但是区别不大。

注：本文作者——张洪涛（笔名"一节生姜"），宾夕法尼亚大学医学院研究副教授。

中、美、日三国胃癌发病率与病死率比较

国家	胃癌发病率（每10万人）	胃癌病死率（每10万人）	病死率／发病率 占比
中国	22.73	17.87	79%
美国	3.9	2.05	53%
日本	29.85	12.41	42%

所以日本的 5 年胃癌生存率，虽然看着不错，但是有不少"水分"。

"水分"之一是检查出来的早期患者，病情发展比较慢，存活率相对也就容易高一点。

"水分"之二是因为日本全国性筛查，很多人查出来的时候相对年轻一些，身体状况相对好一些，也就更能经受化疗的折磨，治疗也就更彻底一点，效果当然也就会好一点。

还有一个"水分"，是日本对胃癌定义的门槛比较低，同样的胃病，在美国只认为是胃部病变，在日本就会被诊断为胃癌。

所以，如果说日本赢在了起跑线上，那也是有点"偷跑"的感觉。但是，如果这是一场比赛，那也不是日本和其他国家之间的比赛，而是患者和癌症之间的比赛。是否偷跑并不是关键，关键是能否实实在在挽救患者。

关键是这"偷跑"在中国行不行得通？抛开全民筛查的资金投入不说，中国会有那么多人想提前知道自己有癌症吗？

日本人有武士道精神，连切腹都不怕，当然也不怕知道这病情。中国的国情却是即便发现是癌症，也要瞒着患者进行治疗，仿佛患者都拥有一颗脆弱的玻璃心，感觉患者都无法面对癌症。如果看每年的病死率／发病率的比例，中国要高出美国和日本不少，这里面肯定有不少患者因为无钱进行正规医治，但是否也有一些是心理因素导致的？

当然，本文并不想熬一锅武士道的汤，其实还是想实实在在看看能从日本学到什么。

现在日本的治疗水平怎么样也不是很关键，关键的是他们怎么走到今天的。

如果看日本胃癌病死率的趋势，画风是这样的：

预防篇

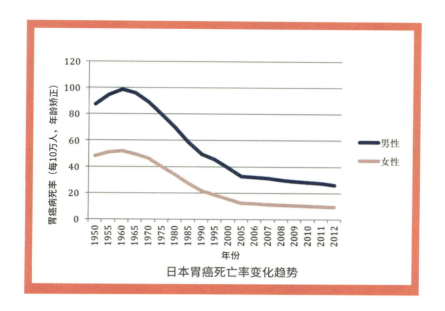

日本胃癌死亡率变化趋势

做一件好事不难，难的是天天做好事。

胃癌的病死率在某一年降低并不难，难的是 60 年持续地降低。

这病死率的持续降低，其实得益于发病率的持续降低。

其实中国的发病率也在偷偷降低，不过还是可以再低一些。

日本这个病死率和发病率的双降，只是发生在胃癌上，其他癌症的病死率从 1950 年至 1995 年都在增加：

日本到底做了什么事？让胃癌的发病和死亡都减少了？

1. 冰箱

在 60 多年前，胃癌是日本主要的癌症。日本在 20 世纪 70 年代开始普及冰箱，在此后发病率大幅下降。

喂？有没有搞错？为什么是冰箱？

美国目前的胃癌发病率很低，但是在 1930 年之前，胃癌也是主要癌症。1930 年之后冰箱开始走进美国家庭，胃癌发病率才开始降低。

冰箱的好处不是让人可以吃剩菜。冰箱的好处是可以让食物里的细菌不要那

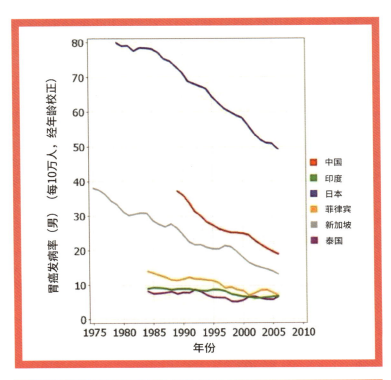

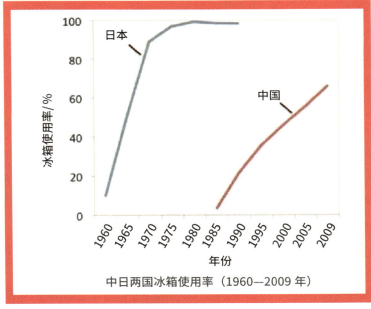

中日两国冰箱使用率（1960—2009年）

么疯长。因为食物不容易腐烂了，人们也无须使用那么多的防腐剂，包括使用盐来腌制食物。

那中国是什么情况？根据《中国统计年鉴》（2011年）的数据，中国城镇每百户拥有电冰箱在2000年才有80.1台，到2010年达到96.6台，基本饱和，但是在农村还有很大的缺口，据估计到2015年仍有至少20%的农村家庭没有冰箱。

农村的冰箱少，正好与胃癌发病多一致。从2015年中国癌症的统计数据看，虽然城市和农村癌症的总病例数相当，但是农村的胃癌发病数是城市的2倍以上。

所以，即便目前没有办法让中国的癌症患者都吃上有效的药物，也许可以先定一个小目标：让中国的所有家庭都用冰箱。

2. 盐

食物中食盐的摄入量，跟胃癌的发病率也是正相关的。有研究根据尿液里的盐含量推测食物中盐的摄入量，抽样检查了来自24个国家的人，发现吃盐越多的国家，胃癌病死率也越高。

日本人饮食中的盐是比较多的。但这几十年来，日本的平均食盐摄入量一直在降低。

控制食盐量到底能降低多少胃癌发病率？现在还没有确切的数据，但是食盐太多会引起很多健康方面的问题，世界卫生组织已经把每人每天食盐的推荐摄入量降到了5克，所以在这个问题上日本还需努力，中国也要努力。比如冬至吃饺子，馅可以少放点盐，也不要蘸酱油吃。

3. 幽门螺杆菌

幽门螺杆菌可以导致胃溃疡，对于是否能导致胃癌，一直有不同的意见。在中国做了一个根除胃溃疡的临床试验，但是治疗完毕随访了七年，发现根除胃溃疡并没有减少胃癌的发病率。直到随访15年后，才明显看到治疗胃溃疡对胃癌发病率和病死率的降低。从2013年开始，日本的国家健康保险开始为胃溃疡的根治埋单，希望能够进一步降低胃癌及相关病死率。

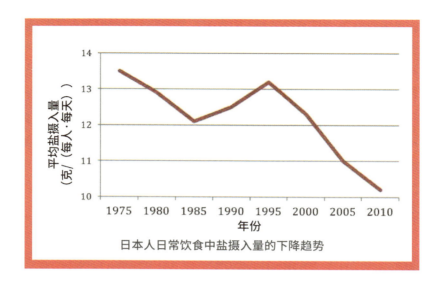

日本人日常饮食中盐摄入量的下降趋势

总而言之，中国的胃癌发病率比日本少一些，但是由于人口基数大，中国的胃癌患者贡献了全世界一半以上的病例。相对于美国提出的"癌症登月计划"，或者日本的全民筛查计划，冰箱、食盐、幽门螺杆菌这几件事情都是比较现实的。关键的是，这些都不需要等待政府去做，每个人只要愿意都可以做起来。

应该打宫颈癌疫苗吗?

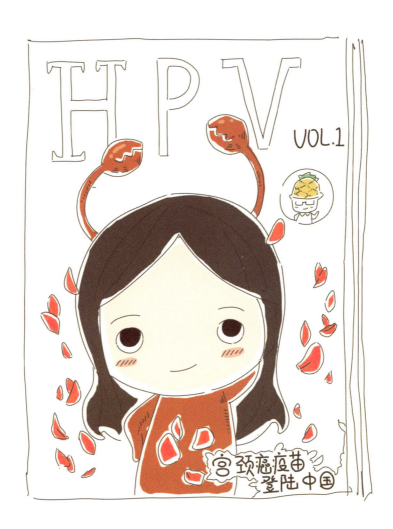

2016 年 7 月，千呼万唤的 HPV 疫苗终于在国内上市了！

葛兰素史克（GSK）公司的希瑞适（人乳头状瘤病毒疫苗 [16 型和 18 型]）获得中国食品药品监督管理总局（CFDA）的上市许可，成为国内首个获批的预防宫颈癌的 HPV 疫苗。

HPV 疫苗接种和宫颈癌筛查一起，将为中国女性预防宫颈癌提供更好的手段。希瑞适在中国注册用于 9~25 岁女性的接种。

由于是个新东西，大家有各种各样的问题，今天这篇文章都可以告诉你！

什么是 HPV 疫苗？

HPV (human papillomavirus) 中文名称为人类乳头瘤病毒，主要通过性传播，如果进入生殖器、口腔或者咽喉，就可以导致传染。

目前约有 170 种类型的 HPV 被判别出来，其中有 30~40 种会通过性行为传染到生殖器及周边皮肤。研究发现，99.7% 的子宫颈癌都是因感染 HPV 造成的，不同类型的病毒带来的健康风险也各有差异。

某些类型的 HPV 可引起生殖器疣病，还有一些 HPV 类型与细胞癌变有关。HPV 感染可引起宫颈癌，这一点很多人都已经知道。而事实上，这些病毒也可以引发其他相对少见的癌症，例如外阴癌、阴茎癌、喉癌、肺癌、食管癌和肛门癌，等等。

大多数人在感染 HPV 后几乎毫无症状，不会出现发热、局部红肿等容易辨别的征兆。多数 HPV 感染也会自行痊愈，但也存在少数未自愈的人依旧浑然不知。

HPV 是最常见的性传播疾病，如果性行为频繁，在一生中难免会发生 HPV 感染。HPV 感染是如此普遍，而又如此不容易被察觉，因此疫苗在风险预防中就起到了尤为重要的作用。

注：本文作者——黄婴，湘雅医学院毕业，北京协和医学院妇科肿瘤专业博士。

预防篇

HPV 疫苗现在有几种？

目前美国上市的 HPV 疫苗有 3 种，分别是两价、四价和九价。

什么叫"价"？HPV 是一个大家族，里面有上百的兄弟姐妹，我们称之为 HPV 类型。这些兄弟姐妹中，有几个特别不安分的：HPV11 和 HPV6 这两种与尖锐湿疣关系较大，HPV16、HPV18 和宫颈癌关系较大，其他几个比较不安分的，比如 HPV31、HPV33 等。

如果一个 HPV 疫苗能够预防 HPV16 和 HPV18 两型，我们就管它叫二价疫苗，能预防 HPV6、HPV11、HPV16、HPV18 四型，就叫四价疫苗，类推能预防九种 HPV 类型，就叫九价。

中国上市的是二价疫苗。

HPV 疫苗安全吗？

安全。

从疫苗的制备上来说，HPV 疫苗用的是病毒样的颗粒，就是按照 HPV 外形样子做了一个空心的仿冒品，诱导机体产生抗体来抵抗 HPV 的入侵。就好比你去蜡像馆和玛丽莲·梦露照一张合影，梦露很逼真，你也很开心。

从疫苗临床研究及上市后的研究结果来看，这三种疫苗都是安全的，其中二价和四价疫苗的上市时间长一些，它们上市后的结果更全面。

总体来说 HPV 疫苗的耐受性好，副作用轻。有些观察发现，接种疫苗后出现晕厥的概率增加，所以建议接种后在诊所观察 15 分钟。这种晕厥不是 HPV 疫苗独有的特性，在青少年中接种其他疫苗后，也有这种晕厥概率增加的表现。

注射局部反应也很常见。上市后的数据显示，从 2006 年到 2013 年全美有 5700 万次接种四价疫苗的记录在 VAERS（疫苗不良事件报告系统，vaccine adverse event reporting system），一共有 21194 起不良反应记录在案。这些副作用中，以头痛、恶心、呕吐、乏力、头晕、晕厥、虚弱等最为常见。

到 2011 年有 72 例注射后死亡发生，其中 34 例得到确认，并没有发现死亡和疫苗注射有关。

大家可能想问,如果注射了疫苗,人不久就去世,为什么不能确认死亡是因为疫苗呢?难道是政府包庇吗?

并不是,如果注射疫苗后,人就去世,很容易让人感觉是因为疫苗导致了死亡,但事实上,这是思维的误区。两件事儿时间上先后发生,并不说明前一个造成了后一个。

世界上有一种东西叫"巧合"。

很简单的例子,比如注射疫苗后,出医院不小心被车撞死。你能说是注射疫苗导致的死亡吗?

每时每刻都有人因为各种原因死亡,由于已经接近1亿人接种了HPV疫苗,所以很可能有人注射后随机发病死亡的情况。

如果不理解这一点,只因为猝死刚好发生在疫苗接种以后,就下结论是疫苗导致的,是很武断的。

目前大数据科学研究,并没有发现HPV疫苗有明显的风险。不然,它就被撤市了,政府不会为了一个区区药厂而牺牲自己的国民。

HPV疫苗能管多长时间?

一般接种3次疫苗,之后不需要补接种。确切的保护有效时间还没有数据,但是根据疫苗研究的随访来看,疫苗的效力能够长达10年,所以只能说,目前认为不需要补接种。

听说疫苗是给小女孩打的,我超过26岁了还有用吗?

标准的HPV疫苗接种对象是9~26岁的女性和男性。

如果是26~45岁的女性,没有感染HPV并且没有宫颈病变的存在,也是可以接种HPV疫苗的,效果比在9~26岁之间接种差一些。

小女孩打了疫苗，小男孩要不要打？

和谐社会需要大家一起建造，小女孩打了 HPV 疫苗①，小男孩也是应该打的。男性中尖锐湿疣、肛门癌、口咽癌，都和 HPV 感染有关系，洁身自好加上疫苗保护，这才是科学的防护手段。

如何判断我是否感染了 HPV？

目前可以通过从宫颈、阴道取样，检查 HPV DNA 或者 RNA 来判断是否有 HPV 感染。HPV 检测的敏感性已经达到了 99%；然而，检查结果阴性不代表这个人没有感染过 HPV。因为 HPV 感染十分常见，一个女性一生中大约有 80% 的概率感染 HPV，绝大部分人能自己通过免疫力清除病毒，只有持续的 HPV 感染才会导致宫颈病变等。

目前也可以通过检测尿里面的 HPV 来诊断，这个方法尚未通过美国食品药品管理局批准用于临床。它的缺点是敏感性只有 70%~80%，优点是取样很容易，不像宫颈、阴道取样需要去医院做妇科检查。

HPV 感染有特效药吗？

没有！

避孕套是防止 HPV 传播的有效手段，但可靠性也不是 100%。

可以说，接种 HPV 疫苗是目前已知的针对宫颈癌及其他可能由 HPV 病毒感染导致的疾病的最佳预防手段。

希望它的上市和推广能够让更多国人受益。

---

① 目前国内上市的这一款疫苗用于 9~25 岁女性的接种，未来是否会适用于男性，我们仍需观望。

怎样避免早期癌症患者被过度治疗？

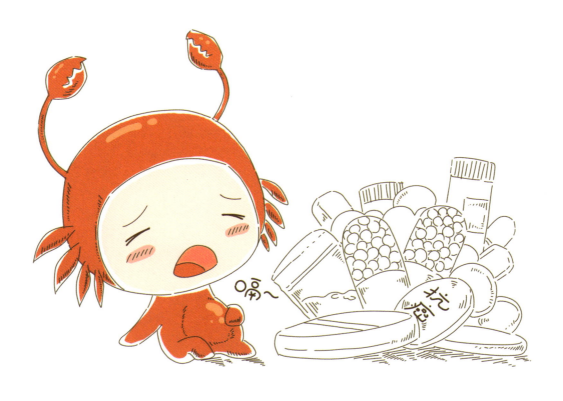

预防篇

对于癌症治疗，有两个大问题，一是对晚期癌症的无药可用，二是对早期癌症的过度治疗。我们大多关注第一点，但第二点同样有巨大的影响。

乳腺癌是女性第一大癌症，随着检测意识和水平提高，越来越多早期乳腺癌患者被发现。对于她们的最佳治疗方法，一直存在巨大争议，比如，是否需要辅助化疗？是乳房切除还是保乳手术？

最近两篇顶尖临床研究论文，或许能让很多早期乳腺癌患者避免化疗或者乳房切除手术。

化疗无益的患者

近期，《新英格兰医学杂志》发表了一个欧洲大规模临床试验结果，显示很多早期乳腺癌患者无须化疗。

临床上，如果早期乳腺癌患者有一些"临床高风险"指标，比如年龄低于50岁、有淋巴结转移等，手术、放疗、进行辅助化疗是标准操作。但所有人都知道，化疗滋味很难受，而且对身体有损伤，可能带来长期副作用，对很多年轻女性患者甚至造成不育。

现在，基因检测发现，其中46%的患者无须化疗。

Agendia公司开发了一个基因检测方法，叫MammaPrint，能通过对70个风险基因的检测，来评估乳腺癌的"基因风险"。发现"临床高风险"患者中，只有54%也属于"基因高风险"，对于这部分"双高"患者，辅助化疗对显著降低复发风险有很大的帮助。

但我们最关心的是46%的"临床高风险"但"基因低风险"的患者。因为她们在传统标准下都需要化疗，但是有必要吗？

临床研究发现，对这部分患者，即使不化疗，5年生存率已经超过97%，其中接近95%不会有转移复发！而使用化疗，只能提高1%多一点儿。

95% vs. 96%，化疗确实有一点点作用，但考虑到化疗带来的强烈副作用，我相信很多患者会选择不化疗。

这项研究，有可能每年让几十万乳腺癌患者避免接受不需要的化疗。

值得一提的是，这个70个风险基因检测方法最早发表于2002年！经过14

年漫长的后续研究和商业开发，上万人的临床试验，终于得到了结论，为靠谱公司和科学家点赞！

乳房切除 vs. 保乳手术

很多早期乳腺癌患者会面临一个困难选择，是乳房切除，还是保乳手术？

乳房切除（整体或部分）不仅影响外貌美观，而且会带来身体损伤。但传统认为这样的手术更彻底，能降低复发风险，增加存活率。

但最近在《柳叶刀·肿瘤学》发表的荷兰的大规模研究显示："保乳手术 + 放疗"效果显著优于"乳房切除"，接受前一种疗法的患者不仅对身体损伤更小，而且复发率低，生存时间长！

这个结果来自对荷兰 2000—2004 年，37000 多名早期乳腺癌患者超过 10 年的追踪研究。接受"保乳手术 + 放疗"患者 10 年生存率是 76.8%，而接受"乳房切除"患者为 59.7%。

研究者认为两种方案生存率的主要差异来自放疗。这个猜想现在还没有被证明，但确实有很多研究发现，对于残留癌细胞进行大剂量放疗相当于接种癌症疫苗，能激活针对癌细胞的免疫反应，这或许是一个重要因素。

排除其他影响因素以后，"保乳手术 + 放疗"患者 10 年生存的概率增加 20%！这数字很惊人，再一次有力地证明了早期乳腺癌中保乳联合放疗的优越性。

我相信，即使这个数值是 0，很多患者也肯定会选择"保乳手术 + 放疗"，而不是"乳房切除"。

必须要指出，研究论文只能提供数据，而治疗方式的最终决定权应该在患者自己。在数据透明公开的情况下，如果愿意接受"乳房切除"，或者为了降低 1% 的风险而选择化疗，都无可厚非。

科学家之所以做这样的研究，是因为长期以来没有帮助判断的证据，抱着"不怕一万，就怕万一"的心态，很多患者接受了不必要的治疗。这不仅是乳腺癌，别的癌症类型也有同样困境。比如，很多甲状腺癌患者都接受放射性碘 -131 治疗，有必要吗？

预防篇

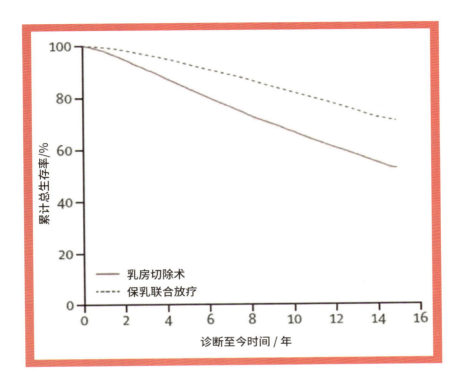

随着基因检测等技术发展,以及大规模临床试验数据出现,类似今天这两篇文章中的数据会越来越多。我相信:慢慢地,早期患者会开始接受越来越少的治疗。

少,有时比多好。这也是精准医疗。

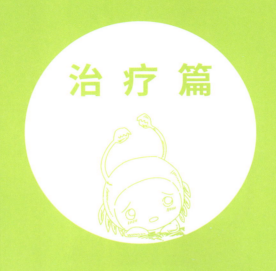

治疗篇

不管黑猫白猫,捉到老鼠就是好猫。
——邓小平

化疗到底有效吗？

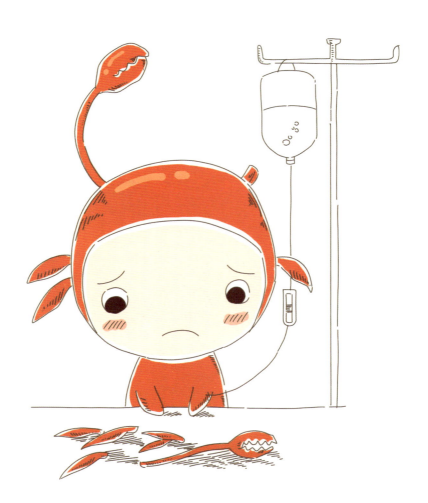

目前有效的癌症治疗手段已经越来越多，我们有了靶向药物、免疫治疗和细胞治疗。但一来新疗法并不对所有患者有效，二来它们的费用非常昂贵。对中国的大多数患者，更多还是依赖于三种更传统的手段：手术、化疗和放疗。

显然，传统并不等同于无效或落后。但由于最近煽动性伪科学文章的泛滥，很多人对它们，尤其是化疗产生了很深的误解，认为"化疗毫无作用，仅仅是医院赚钱的工具。由于副作用大，化疗实际会加速患者死亡"。

化疗有自己的问题，主要是副作用太强。从情感角度，副作用让亲人朋友受苦；从科学角度，副作用严重限制了它的使用范围。但如果说它毫无效果，则是纯粹的谣言，如果由此而拒绝治疗，投入"神医"怀抱，则更是误入歧途。

化疗药物的真相到底是怎么样的呢？咱们一起看看 6 个大家常见的对化疗的误解。

误解：化疗药物来自生化武器，全是毒药。

真相：第一个化疗药物确实是由生化武器改造而来，但它是经过严格科学验证的。

大家可能知道，最开始的化疗药物出现在 20 世纪 40 年代，来自世界大战中的生化武器：芥子气。化学武器如何成了化疗药物？难道真的是毒药就可以拿来治癌症吗？远没有那么简单。

美国当初为了搞明白芥子气为什么能致死，于是派科学家去研究被这种毒气杀死的人，结果发现无一例外，这些人体内淋巴细胞几乎全部被破坏。这个研究报告发表后，有人开始研究更强的毒药，准备迎接第三次世界大战，但耶鲁大学的两名药理学教授脑洞大开：既然芥子气能杀死正常淋巴细胞，是否也能杀死淋巴瘤细胞呢？能否改进芥子气，然后用于治疗淋巴瘤和白血病呢？

果不其然，临床试验结果证明，芥子气改进后得到的"氮芥"类化疗药物，对淋巴瘤、白血病等有不错的效果，因此直到今天还在使用。

可见，芥子气之所以被用于尝试治疗淋巴瘤，并不是胡乱抓一个毒药来尝试，而是建立在它能高效杀死淋巴细胞的客观证据上。"氮芥"作为化疗药物的鼻祖出现，固然有一定意外的因素，但其背后每一步都是有科学依据的。在它之后出现的其他化疗药物，绝大多数也都经过了严格的科学和临床论证。

知其然，知其所以然，才是科学的根本态度。

误解:没有一个人是化疗治好的。

真相:单靠化疗就能"治愈"一些癌症。

很多癌症早已不是绝症,癌症的存活率在过去几十年中有了非常明显的变化。科学家和医生一般不喜欢用"治愈"这个词,但可以放心地说,长期带癌生存是很常见的。

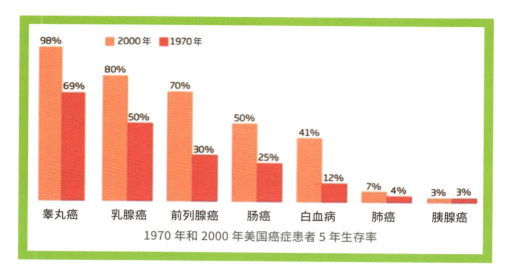

1970 年和 2000 年美国癌症患者 5 年生存率

生存率大幅提高的原因每种癌症不一样。其中,乳腺癌、前列腺癌、肠癌的进步主要是因为早期筛查技术,更好的手术和新型药物的使用,但对睾丸癌、白血病和霍奇金淋巴瘤来说,则几乎全部归功于化疗药物!

从现在的 5 年存活率(美国)来看,睾丸癌是 98%,霍奇金淋巴瘤是 85%,儿童急性淋巴细胞白血病是 85%。对于这些患者来说,化疗是最主要的治疗手段,很多时候,仅仅靠化疗,患者就可以存活超过 20 年,其实可以说是真正治愈的。

因此,网上谣言为了博取眼球,把化疗药物说成一无是处、谋财害命的毒药,显然是靠着大家对现实情况的不熟悉,睁眼说瞎话,忽视了无数被化疗拯救的生命。

误解:如果无法治愈患者,化疗就是无效的。

真相:绝大多数化疗的目的是延长患者生命,而非治愈。

癌症是个顽疾,单靠化疗,乃至任何药物就治愈的癌症患者还是少数。更多的时候,尤其是对晚期癌症的治疗,现实的目的是延长患者生命,特别是有质量的生命,而并非治愈。由于不切实际的希望,有人因为化疗没能治愈癌症,就得出"化疗无用论"。

这是不公平的。

对于很多癌症,化疗虽然不能治愈,但能显著延长生命。一方面,这让患者有机会和家人朋友一起完成更多心愿,但更重要的,让患者有机会等到新的更好的疗法出现。

在沙漠中行将渴死的人,给他一点水,虽然可能是"杯水车薪",但至少给了他再走几公里去寻找绿洲的机会。怎么能说这点水没用呢?

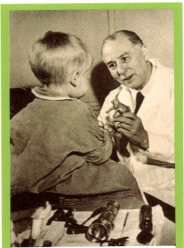

"现代化疗之父"西德尼·法伯(Sidney Farber)博士,用化疗改变了无数儿童的命运。

曾经,美国有个小女孩叫爱米莉·怀特海德(Emily Whitehead),她5岁得了急性白血病,前后经历了两轮化疗,最后还是复发。可能很多人会说化疗是失败的,但事实上,正是化疗让她多活了两年(2010~2012),这才等到了 CAR-T 疗法的出现,成为了第一个尝试这种疗法的儿童。由于疗效惊人,她成了目前世界上最有名的前癌症患者。

没有化疗,就没有爱米莉的故事。

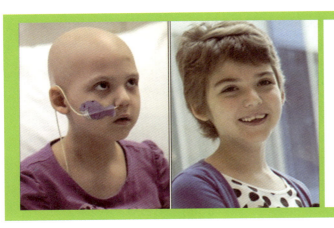

化疗没能治愈爱米莉,但给了她两年时间,等到了 CAR-T 免疫疗法。

误解：化疗药物都差不多，医生都是随便用。

真相：每个化疗药物作用机制都不同，现代化疗都是使用药物组合，而且随时都在优化。

临床常使用的化疗药物有几大类，几十种，现在已经很少使用单一药物，都是使用几种化疗药物的组合，因为研究发现某些化疗药物组合之后，比单独使用效果好很多，经常会 1+1>2。

这不难理解，杨过的全真剑法还行，小龙女的玉女剑法还行，但双剑合璧后的玉女素心剑法杀伤力不是一般的强，金轮法王见了都要腿软。

对于不同的癌症，使用的化疗药物组合是不同的。比如淋巴瘤常用的叫"CHOP 组合"，包括了三种化疗药物 + 一种激素（环磷酰胺、多柔比星、长春新碱 + 泼尼松），而治疗睾丸癌常用"VIP 组合"，是三种不同的化疗药物（顺铂、依托泊苷、异环磷酰胺）。

这里就出现了两个关键问题：

- 怎么知道哪种癌症用哪种化疗？
- 怎么知道哪些化疗药物组合起来好？

先说第一点，为什么不同癌症要选不同的化疗药物呢？这个主要是临床数据决定的。CHOP 用于淋巴瘤效果较好，而 VIP 治疗睾丸癌则不错，反过来就不太理想。哪种癌症用哪种化疗效果最好，很难预测。比如为何淋巴瘤对 CHOP 响应好，其中的科学原理其实到现在都还是"黑匣子"。

一阳指为啥克蛤蟆功？古墓为啥克全真？小龙女能不能打过欧阳锋？每个人都有自己的理论，但其实没关系，有效就行。

再说第二点，如何找最佳药物组合？不是瞎试，往往是有点科学依据的。X 和 Y 两种化疗药要想 1+1>2，首先两个药的特点不能太类似，最好能优势互补。这很像唱歌，优秀的组合大多需要风格接近但不雷同，最好互补，比如羽泉、SHE。阿杜和杨坤如果合成"烟嗓二人组"，只会傻傻分不清楚。

像 CHOP 组合，使用的四种药物都能杀死癌细胞，而且原理都不一样，组合在一起就能达到更好的效果。

最优化疗组合方案并不是一成不变的，而是随时在调整改进。如果有证据说明新的组合更好，那大家就会用新的疗法。比如对于淋巴瘤，CHOP 疗法是经典疗法，多年来，很多人都尝试了各种新的化疗组合和它做比较。有些新方案，比如 ACVBP（5 种药物的组合），在一些患者身上效果更好，于是就有医生采用了新的化疗方案。

总之，癌症很凶残，咱们要用最佳姿势群殴。

误解：靶向药物、免疫药物肯定比化疗药高级，效果更好。

真相：化疗药和靶向药、免疫药物的界限很模糊，某些化疗药物其实是靶向药物，甚至是免疫药物。

总体来说，靶向药物是比化疗更新一代的抗癌药，第一个真正的靶向药物是 2001 年上市的格列卫，而现在大家听得最多的应该是治疗肺癌的易瑞沙。

很多人觉得靶向药高大上，化疗药矮丑穷。从价格上来看很有道理，因为靶向药物就一个字"贵"，一个月上万元，乃至上 10 万元都不奇怪，化疗药物则比较便宜。

但靶向药物真比化疗药物好很多吗？

还真不一定。

首先，靶向药物和化疗药物的本质是一样的。"靶向药物"是指针对肿瘤中的特异蛋白靶点而设计的化疗药物。靶向药物的核心有两点：第一，作用靶点清楚；第二，是癌症的关键靶点，最好是癌细胞特有的基因。

而相对的，化疗药往往不符合这两点要求。它们或者靶点不清楚，或者靶点不是癌症的特征。

但随着科学的进步，我们发现有的"化疗药"其实是靶向药物。

有个著名的药物叫 Thalidimide（沙利度胺），它出名不是因为疗效，而是毒性。它曾经有个艺名叫"反应停"，在欧洲和日本上市，被用于治疗孕妇的妊娠反应。但意外发生了，由于谁也不知道它对胚胎毒性巨大，导致上万名畸形儿童出生。他们几乎没有四肢，俗称"海豚宝宝"，多数活不过 3 岁。当这个毒性被发现后，这个药迅速被撤市。

故事并没有结束，当一些科学家在研究它为什么有副作用的时候，有人意外发现沙利度胺能有效治疗一种罕见癌症：多发性骨髓瘤。经过多年严格临床试验，2006 年，这个一度被打入冷宫的药物，被 FDA 批准上市，用于治疗多发性骨髓瘤，在新的领域发光发热。

但有一个问题，没人知道它到底是怎么杀死癌细胞的。从这个意义上来说，它只能算是一个化疗药物，而非靶向药物。

但从 2010 年到 2014 年，日本、美国和瑞士的科学家陆续揭开谜底，沙利度胺类药物实际是不折不扣的"靶向药物"，它的靶点是 CRBN 基因，特异性非常好。这个发现，不仅能解释为什么它能杀死多发性骨髓瘤，而且也能解释孕妇使用后，为什么会导致"海豚宝宝"（具体原理有点复杂，在此处省略）。

我相信还有更多"化疗药物"其实是"靶向药物"，只是科学家还没搞清楚罢了。因此没必要听到化疗药物就觉得低人一等。

如果你对此有点惊讶，那这里我要放个更大的炸弹：很多临床有效的化疗药物其实都是"免疫药物"。

"免疫疗法"最近红遍大江南北，它定义是靠激活免疫系统来治疗癌症的药物。我们通常叫化疗一代疗法，靶向药二代疗法，免疫药三代疗法。

科学上一直有个大谜团：同样都能杀死癌细胞的化疗药，有些临床非常有效，有些几乎无效。这个问题在几十年中，无人能解释，大家只是默默使用有效的药物。

直到免疫系统和癌症的关系被研究后，开始有证据表明，临床作用特别显著的化疗药物，很多能一石二鸟：不仅能杀死癌细胞，而且能激活免疫系统。换句话说，很多有效的化疗药物其实也是"免疫药物"。

最近有句话很流行："或许一切有效的抗癌药物本质上都是免疫药物。"虽然目前很难证实，但我相信如果一个药只能杀死癌细胞，而不能激活免疫系统，那是不好使的。

化疗和免疫系统的关系非常有意思，也非常复杂，后面会专门用一章写这个。

小结

化疗药不完美，副作用严重限制了它的使用。但它不是简单毒药，其中包含的科学原理非常复杂，有些化疗药物其实是靶向药物或者免疫药物。和新型药物比起来，它的研究价值毫不逊色。由于化疗相对低廉的费用，它仍然会是多数癌症治疗的主力。

对于患者，绝不应该盲目相信伪科学和民间游医，一味排斥，甚至彻底抛弃化疗这个选项，导致耽误病情。

作为研究者，我们的任务就是和医生一起，认真研究化疗的作用机制，尤其是对免疫系统的影响，争取找到化疗药物、靶向药物、免疫药物的最佳组合，争取达到更低的副作用，更好的治疗效果。

一、二、三代靶向药是什么意思？

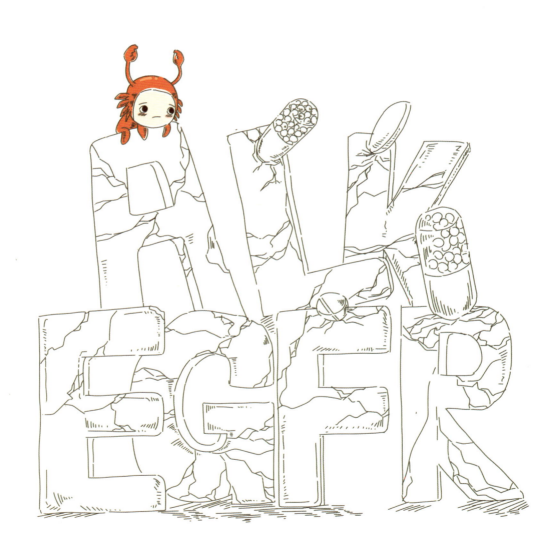

三代靶向药

我们经常听到靶向药有"几代"这个说法。

肺癌最常见的靶向药物就有两套，分别针对 EGFR 突变和 ALK 突变。这两套靶向药都已经出到了第三代，下面就是其中一些著名代表。

药物靶点	一代	二代	三代
EGFR	易瑞沙（Gefitinib） 特罗凯（Erlotinib） 凯美纳（Icotinib）	阿法替尼（Afatinib）	奥希替尼（Osimertinib） 艾维替尼（AC0010）
ALK	克唑替尼（Crizotinib）	色瑞替尼（Ceritinib） 艾乐替尼（Alectinib） Brigatinib*	Lorlatinib*

* 目前尚无通用的中文译名。
凯美纳和艾维替尼为国产药

自然而然，大家都会有很多问题，比如：

不同代到底是啥意思？

新一代肯定比老一代的好吗？

应该一代耐药再用二代，二代耐药再用三代吗？

今天就用肺癌靶向药物的例子，来聊聊这个话题。

EGFR 靶向药物

新一代药物的出现，通常是为了解决老一代药物面临的一些问题，因此通常有两点是确定的：

- 新一代上市时间会更晚。
- 新一代在某些方面比老一代药物更好。

注意关键词："某些方面"。

虽然通常可以说新一代药物比老一代更好，但不是任何方面都如此。这就像Win10系统虽然比Win8系统功能更为全面，但其生涩的使用界面让人时时怀念旧版。

具体看看肺癌里的靶向药物吧。

先说针对EGFR突变的一套药物。

第一代靶向药，比如进口的易瑞沙和国产的凯美纳，能抑制肺癌细胞突变的EGFR基因，效果很不错。但面临一个大问题：耐药性。

为了解决这个问题，出现了二代和三代药物。

二代药物阿法替尼，和一代药物相比，最大的优势是抑制EGFR基因能力更强。

开发它背后的理论是：如果药效更强，那肯定效果会更好。或许耐药性出现更晚，甚至没有。

根据最新公布的临床试验结果，阿法替尼和易瑞沙的较量中，确实有一些优势。比如中位生存时间，阿法替尼是27.9个月，易瑞沙是24.5个月，延长了3.4个月。

但阿法替尼效果没有原来想象的好，最大的原因是副作用。

虽然它抑制癌细胞中突变EGFR能力变强，但同时抑制正常细胞中普通EGFR蛋白能力也变强了。后者会给患者带来比较严重的腹泻、皮疹等问题。因此临床中，阿法替尼的使用剂量受到了限制，无法到达理想的情况。

由于二代药物效果不够好，一代耐药问题依然存在，所以三代药物出现了。

和二代一样，三代抑制突变EGFR的能力也比一代更强。但三代有两个优势：

- 选择性大大加强。三代抑制普通EGFR能力大大减弱，因此患者副作用更小，能使用相对更高剂量的药物，对癌细胞杀伤力更大。
- 对耐药突变有效。使用一代EGFR靶向药物患者中，50%左右会因为一个新的EGFR基因突变T790M而耐药。二代靶向药对此也无能为力，但三代药物可以！因此，三代药物对耐药患者来说非常重要。

ALK 靶向药物

下面再聊聊针对ALK突变的一套药物。

相对 EGFR 来说，ALK 靶向药物出现时间晚不少。易瑞沙 2003 年就已经上市，但直到 2011 年，ALK 第一代靶向药物克唑替尼才姗姗来迟。

和 EGFR 的故事非常类似：

- ALK 突变患者用一代靶向药，整体效果明显比化疗好。
- 患者通常 1 年左右会产生耐药性，需要换药。

因此，二代药物被开发出来了，现在已经上市的有两种，色瑞替尼和艾乐替尼。

还是和 EGFR 故事类似，这两种二代药最大的优势就是活性更强。和一代药物相比，这两种二代药抑制突变 ALK 的能力比一代药强 20 倍左右！

很重要的是，在正常组织中，ALK 没有 EGFR 那么重要，因此二代靶向药的剂量没有受到那么大的限制。

更高的剂量，带来了更好的治疗效果，关键是能解决耐药的问题。在针对一代耐药的患者中，50%~60% 的人使用二代药物后，肿瘤都再次快速明显缩小。

既然二代药这么好，为啥还需要开发三代药呢？

因为二代药依然有三个需要改进的地方：

- 对不少引起一代耐药的突变无效。一代耐药患者中 40% 左右的人用二代药无效。
- 即使开始有效，但依然会由于新突变，而最终再次耐药。
- ALK 突变患者容易发生脑转移，而二代药物突破"血脑屏障"能力有限，对脑转肿瘤效果不佳。

三代药物的出现，就是为了解决这 3 个问题。

目前我知道的三代 ALK 靶向药只有一个，叫 Lorlatinib，正在 3 期临床试验中。

它被寄予很大的期待，因为在动物试验中，它不仅对目前所有导致一代耐药的 ALK 新突变有效，而且对大多数导致二代耐药的 ALK 新突变也有效！

如果临床试验成功，就可能显著改善 ALK 突变肺癌患者的治疗方式和生存预期。

三代 ALK 药物还有个重要的特性，是能够突破血脑屏障，这让它对肺癌脑转移患者有效。顺便说一句，三代 EGFR 药物奥希替尼也能进脑，同样对脑转移患者有效。

无论 ALK 还是 EGFR 突变肺癌，脑转移概率都比较高，以往由于药物无法入脑，这是个大难题，通常只能靠脑部放疗解决。

如果靶向药物能入脑，不仅可以治疗已经能看到的脑转移肿瘤，更重要的是可以作为辅助治疗，把看不到，但已经溜到脑内的少数癌细胞扼杀在萌芽之中，预防脑转移的发生。

这无论对于生活质量，还是生存时间都应该大有裨益。

靶向药物的顺序

再聊聊靶向药物的使用顺序问题。

目前，EGFR 靶向药使用顺序是一线用一代（或二代），耐药后做基因检测，如果有 T790M 突变，则推荐用三代，否则用化疗或别的药物。

ALK 药物使用顺序是一线用一代，耐药后用二代或者化疗。如果二代有效，但再次耐药，则推荐做基因检测找原因。如果是由于 ALK 新突变，而且三代药物能针对，则可以考虑三代药物（假设能买到或参与临床试验用上），否则选择其他治疗方法。

因此，可以看出，无论 EGFR 还是 ALK 靶向药，都不是简单地按照一、二、三用下来，而是每一步都要分析和考虑。

值得一提的是，目前 EGFR 和 ALK 的二代和三代药物都可能取代一代药物，直接成为一线治疗手段。

问题来了，假设一代药能给患者带来 12 个月高质量生命，三代药能带来 24 个月，应该直接用三代吗？

看起来没悬念，肯定选 24 个月啊！

没那么简单。

我们首先要想想，癌症治疗的目的是什么？

能治愈当然最好，但对于很多晚期患者，治疗目的是尽可能延长高质量的生命。

由于一代耐药后还可能用二代、三代，而三代耐药后目前还没有特别好的办法，因此我们真正要比较的，不是一代和三代，而是"一代 + 二代 + 三代"和"三代"。

因此，除非直接用三代带来的高质量生命，能超过"一代 + 二代 + 三代"先后使用的总和，否则，做这个选择还是非常困难的。

总之，EGFR 和 ALK 靶向药物是很多肺癌患者的福音，带来了非常高质量的生命。我听很多患者说，吃了对症的靶向药物后，几天症状就缓解了，生活恢复正常。

但肺癌患者使用靶向药物目前治愈很难，不得不提前考虑耐药性的问题。所幸，EGFR 和 ALK 都已经有三代靶向药物上市，或者快上市了，给大家带来了希望，也带来了选择。

癌症治疗是一个不断做选择题的过程。了解每一个药物的特性和优缺点，才可能做出最有利于自己、性价比最高的选择。

靶向药耐药以后怎么办？

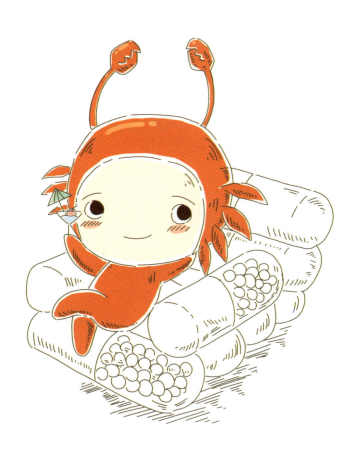

靶向药物虽然通常疗效不错，适用患者响应率很高，但耐药性几乎不可避免。耐药后怎么办？

从使用靶向药物的第一天起，这就是每位患者都想了解的问题。

这个问题没有统一答案，根据不同癌症类型，不同靶向药物，不同耐药的原因，可能性非常多。我们能做的，就是通过学习，争取做出成功机会最大的选择。

今天用 ALK 融合基因肺癌为例，和大家聊聊"靶向药物耐药"背后复杂的科学原理，以及如何选药。里面的生物学基本原理，对很多靶向药物都是通用的。

封锁生长信号

ALK 融合基因阳性的肺癌属于少数，但在"亚裔、女性、不吸烟、年轻、肺腺癌"等特征的患者中比例较高。

携带 ALK 融合基因的肺癌细胞的生长依赖 ALK 蛋白，因此药厂开发了针对 ALK 融合基因，特异性抑制其活性靶向药物。临床试验证明，无论疗效还是副作用，这类靶向药物明显比化疗好。

简单画个图比较好理解：

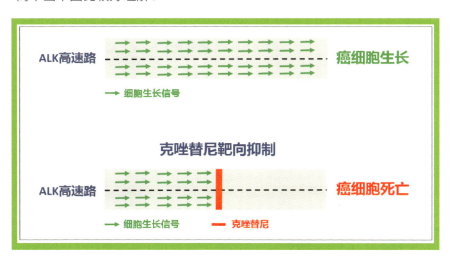

ALK 融合突变基因，给细胞生长信号开了条高速路，维持了癌细胞的快速生长。而 ALK 靶向药物，比如克唑替尼，就像路障，专门封堵这条高速路。没了生长信号，癌细胞就被"饿死了"。

克唑替尼是第一代 ALK 靶向药物，临床试验中，60%~74% 的患者肿瘤都显著缩小，而且症状几乎是立刻改善，生活质量很高。

虽然克唑替尼效果好，但是患者几乎无一例外会在 1~2 年之间出现耐药。经过研究，发现耐药的机制分为两大类：

- 和 ALK 基因相关；
- 和 ALK 基因无关。

大概 35% 耐药是与 ALK 基因相关，65% 左右无关。下面就分开聊聊。

ALK 基因突变耐药

先说 ALK 基因相关耐药。

ALK 基因相关的耐药机制主要有两种。

第一种，也是最主要的一种是 ALK 基因出现了新的突变，让一代靶向药物抑制效果失效。

再画个图：

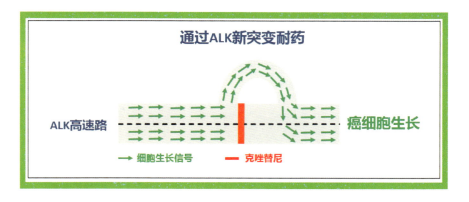

ALK 新突变绕过了克唑替尼抑制，让生长信号恢复，癌细胞因此耐药。

临床上发现克唑替尼耐药患者中，ALK 新突变多种多样，第一个发现的是 L1196M，后来又发现了 G1202R、C1156Y、L1152R，等等。这点和 EGFR 很不一样，EGFR 突变肺癌对第一代靶向药物耐药后，EGFR 主要就一种新突变，T790M。

ALK 患者是不幸中的万幸，因为除了克唑替尼，还有多个二代和三代 ALK 靶向药物在后面。这些新一代药物对很多耐药突变有效，给患者带来了更多选择。

比如，二代靶向药，色瑞替尼和艾乐替尼，在针对克唑替尼耐药患者的试验中都取得了良好效果，让 50%~60% 患者肿瘤再次显著缩小。

由于 ALK 耐药后的突变不同，这对后续药物的选择有非常重要的影响。

目前临床中后续的 ALK 靶向药物至少有 6 种，它们各不相同，尤其对各种 ALK 新突变的效果不同。下表是一个简单总结：

ALK靶向药名	克唑替尼 (Crizotinib)	色瑞替尼 (Ceritinib)	艾乐替尼 (Alectinib)	Brigatinib*	Entrectinib*	Ensartinib*	Lorlatinib*
能针对的ALK新突变	L1198F	I1171T/N L1196M S1206C/Y G1269A/S	L1152P/R C1156Y/T F1174L/V L1196M S1206C/Y G1269A/S	I1151Tins L1152P/R C1156Y/T F1174L/V L1196M G1269A/S	C1156Y/T L1196M	C1156Y/T L1196M	I1151Tins L1152P/R C1156Y/T F1174L/V L1196M G1269A/S G1202R S1206C/Y E1210K
几代药物	一代	二代	二代	二代	二代	二代	三代
批准上市情况	已经上市 一线治疗	已经上市 二线治疗克唑替尼耐药肺癌（一线待批）	已经上市 二线治疗克唑替尼耐药肺癌（一线待批）	3期临床	3期临床	3期临床	3期临床

* 目前暂无通用中文译名。

可以看出，虽然都是新一代靶向药物，但对不同 ALK 耐药突变的抑制效果是有差别的，因此，克唑替尼耐药后，对 ALK 基因进行重新测序，看是否出现了新突变，是哪种新突变，很重要！

这样，才有可能选择成功概率最高的下一步药物。

第二种 ALK 基因相关的耐药机制，不是因为 ALK 基因产生了突变，而是扩增。ALK 还是原来那个 ALK，但是变多了。

再画个图：

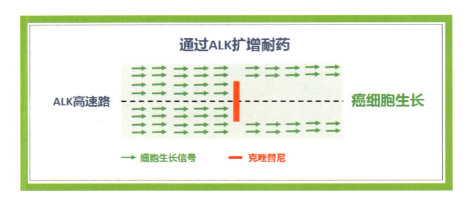

高速路变宽了,克唑替尼堵不住了,于是耐药了。

幸运的是,从临床来看,新一代靶向药物对于扩增的耐药患者也是有效的。

非 ALK 基因突变耐药

接下来再说说非 ALK 基因突变造成的耐药。

刚才说到,65% 左右对克唑替尼耐药,和 ALK 基因本身无关,它既没有发生突变,也没有扩增。

这种情况下,最常见的原因是:**癌细胞抛弃了 ALK 基因,而使用了新的信号通路**(见下图)。

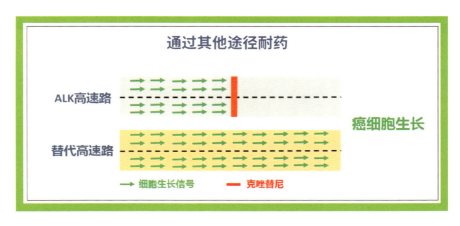

3 环堵车，咱们就走 4 环。既然 ALK 高速路不通，那就再修一条别的高速路，绕道而行。

EGFR、HER2、MET、MEK、PI3K 等都是一些可能替代 ALK 的高速路。

遇到这种情况，指望新一代的 ALK 靶向药物就不行了。这时候，需要的是针对替代通路的靶向药物。

网上盛传一种"靶向药物轮换疗法"，也就是轮流吃不同的靶向药物，据说能更好地控制肿瘤生长，避免耐药。

其实它有一定的道理，就是上面讲的这种"替代高速路"：当使用一种靶向药的时候，肿瘤细胞很可能会开发新的通路，这时候，如果正好换一个针对新通路的靶向药，确实可能有效果，可能延缓耐药发生。

但现在的问题是，大家轮换使用靶向药物是盲目的。在携带 ALK 融合基因肺癌这个例子中，EGFR、HER2、MET、MEK、PI3K 都有可能被激活，应该选哪一个靶向药物呢？

一旦选错，堵错了高速路，那就是浪费时间和金钱了。这就是现在大家盲目轮换使用靶向药物效率低的原因。

我支持靶向药物的组合使用，或者轮换使用。但最好的办法，不是盲试轮换，而是通过检测，发现癌细胞到底用了哪一条替代高速路，从而对症下药，使用"ALK+X"药物组合。

掌握信息，有的放矢

知己知彼，才能百战百胜。可以看出，无论是 ALK 基因相关耐药，还是 ALK 基因无关耐药，**对耐药肿瘤的重新检测非常重要**。通过分析新肿瘤的特性，才能最大可能避免用错药，耽误时间和金钱。

另外，除了上面那些，ALK 基因耐药还有些别的可能机制，比如转换癌症类型、增强药物排出等，但比例比较低，这里就不展开说明了。

最后送大家两张 ALK 基因突变肺癌治疗的参考流程图。每位患者情况不同，还请以主治医生的判断为准。

针对新诊断或对第一代的克唑替尼耐药后：

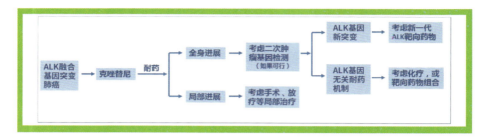

针对第二代 ALK 靶向药物耐药后：

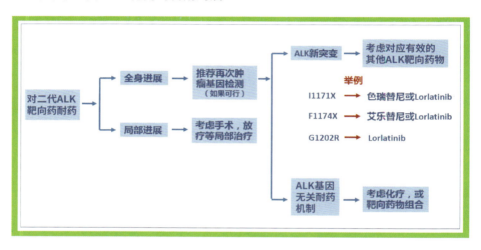

这个靶向药凭啥创造上市纪录？

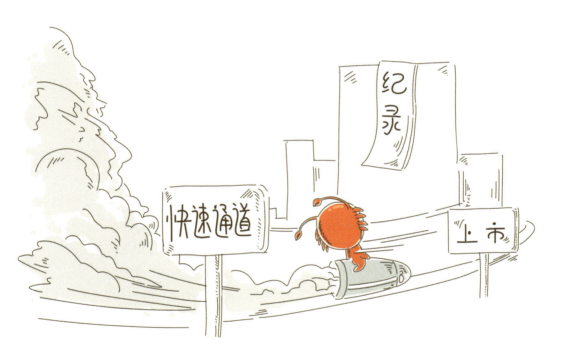

第三代 EGFR 靶向药

千呼万唤，奥希替尼终于来到中国内地了！

近期，CFDA 批准了奥希替尼在中国内地的上市申请，这对广大 EGFR 突变肺癌患者是巨大利好消息！

"奥希替尼"这个名字很多人不熟悉，但它有个如雷贯耳的小名：AZD9291！

这个药还没上市，就已经被广大中国患者熟知多年。等着使用奥希替尼的患者，中国最多，没有之一。

为什么呢？

因为它是很多中国患者需要的第三代 EGFR 靶向药物！

EGFR 突变患者通常会先使用第一代 EGFR 靶向药物，比如进口的易瑞沙、特罗凯或者国产的凯美纳。无论哪一个，最开始效果都往往很不错，但可惜，平均 1 年左右，大多数患者都会对一代靶向药物产生耐药性。如果肿瘤快速进展，就需要换药了。

耐药的出现，通常是因为癌细胞发生了变化，不同患者发生的变化是不同的。其中一半左右是因为 EGFR 基因又产生了一个叫 T790M 的新突变。这个突变，让一代药物无法再抑制突变蛋白，因而失败。

我们常把靶向药物比作钥匙，突变基因比作锁。发生 T790M 突变后，相当于锁换了，因此原来的钥匙就没用了。

耐药怎么办呢？以往，耐药后几乎只能换成混合化疗方案，但三代药物奥希替尼的出现，给由于 T790M 新突变而耐药的患者提供了更好的一个选择。

它到底好在哪儿呢？请看三期临床试验中"奥希替尼 vs. 化疗"的三个回合数据：

第一回合，比中位无进展生存期。

奥希替尼 10.1 个月，化疗 4.4 个月。奥希替尼胜！ 1∶0！

第二回合，比客观缓解率。

奥希替尼 71%，化疗 31%。奥希替尼胜！ 2∶0！

第三回合，比显著副作用比例。

奥希替尼 23%，化疗 47%。奥希替尼胜！ 3∶0！

一句话,奥希替尼全面碾压化疗,不仅疗效更好,副作用也更小。因此,理应成为 T790M 耐药患者的首选。

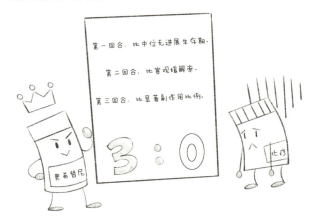

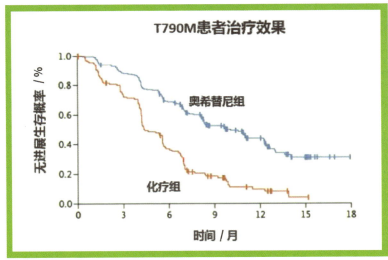

耐药肿瘤测序

奥希替尼是"精准医疗"的典型范例。
所有 EGFR 一代耐药的都应该用奥希替尼吗?
不是的!

它最有效的是针对 T790M 突变患者，但对于因其他原因，比如 cMET，或者 HER2 基因扩增而导致的耐药，它效果并不好，极可能还不如化疗，所以不推荐盲试。

为了不浪费宝贵的时间和金钱，EGFR 突变肺癌患者如果出现耐药，必须做的第一件事儿就是：对新的肿瘤进行基因测序！

千万注意，尽量要测耐药后的肿瘤，而不是最开始的肿瘤！

因为肿瘤在治疗过程中是会不停变化的。现在的它，不一定是原来的它。

通过基因测序，如果确认 T790M 突变，那么肯定应该考虑奥希替尼。如果没有 T790M 突变，用其他疗法，或许效果更好。

怎么做基因检测呢？

简单来说，有两种主要方式：一是检测肿瘤组织（或胸腔积液）样品，二是检测血液中的肿瘤 DNA。前者是黄金标准，后者是最近飞速发展的"无创基因检测"。

目前来看，推荐的还是用肿瘤组织（或胸腔积液）样品测序。但如果由于种种原因无法取样（比如是骨转移或者脑转移），那么液体活检可以考虑。

脑转患者的希望

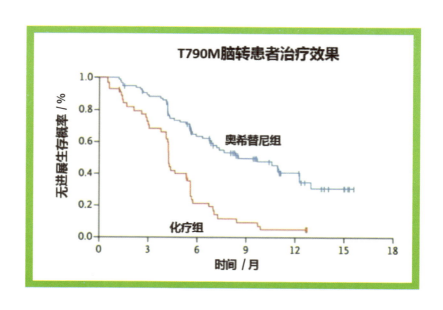

这次公布的数据还有一点让很多医生和患者特别兴奋：

奥希替尼对脑转移有效！

这太重要了！

因为 EGFR 突变肺癌患者，50% 以上都会发生脑转移，比没有 EGFR 突变的患者高很多。而一代 EGFR 靶向药物，绝大多数会被血脑屏障挡在外面，无法进入大脑。所以，一旦发生脑转，治疗效果就大打折扣，患者生活质量和生存时间都会受到很大影响。

以往，对这些患者没有什么好办法，通常只有放疗这个选项。

但从动物实验到早期临床数据，大家都发现奥希替尼可以突破血脑屏障，所以大家一直很期待在大规模试验中，它能对脑转患者显示疗效。

很幸运，事实确实如此！

在这次参与临床试验的 419 位患者中，有 144 位是脑转移。化疗组的中位无进展生存是 4.4 个月，而奥希替尼组延长到了 8.5 个月，与没有脑转移患者的效果几乎一样。这是以往药物都没有实现的。

最快上市新药

必须提到的是，奥希替尼创造了两个纪录。

第一个纪录：它是 FDA 有史以来上市最快的抗癌药！

通常，抗癌药从开始临床试验，到被 FDA 批准上市，平均需要 10 年以上。而前纪录保持者"神药"格列卫，从 1998 年开始试验到 2001 年上市，仅仅用了 3 年。

而这次，奥希替尼比"格列卫"更牛，仅仅用了两年半！打破了尘封 15 年的纪录。

第二个纪录：奥希替尼是在中国最快获批的进口新药！在中国，奥希替尼进入了 CFDA 快速审批通道。从受理（2016 年 9 月）到上市申请批准（2017 年 3 月），仅用了约 7 个月。

以往，新药在美国上市后，通常至少要等 3~5 年甚至更长时间才能在中国审批，很多患者被迫去国外买仿制药，甚至原料药。

比如，最近第二代 EGFR 靶向药阿法替尼也刚在中国获批，比美国整整晚了 7 年。这次，第三代的奥希替尼速度奇快，弯道超车，居然和二代同时到达中国。可见 CFDA 确实在努力把效果好的新药尽快引入国内，给他们点赞！

它为啥在美国和中国都能这么快上市？

我认为奥希替尼能创纪录上市，主要原因有四个："患者急需""政策给力""高效安全""试验精准"。

患者急需：

政府和药厂都希望开发患者最需要的药物，这无论从社会责任，还是商业需求来说都合理。

肺癌患者对靶向药物的耐药性就是个痛点。EGFR 突变肺癌患者服用一代靶向药物后，通常有非常好的效果。但几乎无一例外会出现耐药。在以往，他们唯一的选择就是化疗，由于副作用的限制，效果有限，他们急需新药。

FDA 当然知道这一点，因此，当疗效很好的奥希替尼闪亮登场后，就得到一路绿灯。

对于中国，这个药更是无比重要。CFDA 之所以这么积极，是因为中国患者最需要它。

奥希替尼针对的是 EGFR T790M 突变的肺癌患者，而这样的患者在亚裔中远多于其他人种，对中国患者的整体意义远大于欧美。

我简单算了一下，在中国 2016 年 73 万例新发肺癌患者中，其中约 16 万人都需要奥希替尼！

这仅仅是一年的数量！一代靶向药在中国上市已超过 10 年，累积的 T790M 突变的耐药患者肯定不少，很多人将从中获益。

政策给力：

为了让患者尽快用上好药，FDA 会给一些看着有前途的药物发"证书"。拥有了这些头衔，各个阶段审批速度就可以加快。这样的头衔有 4 种：

- 优先审评
- 突破性疗法
- 加速批准
- 快速通道

这4种的区别就不多说了。大家只需要知道，它们的效果可以叠加，越多越好，越多越快。

现在，很多试验性抗癌药物都会有1个头衔，好一点的有2个，但是奥希替尼，居然4个全拿了！

这就像高考加分，有人不加分，有人某些方面突出加了10分，奥希替尼因为德智体美劳全面发展，加了100分……

那必然走在大家前面了。

在中国，奥希替尼也纳入CFDA优先审评程序，加速批准，创造了历史纪录。

高效安全：

中国和美国监管部门给奥希替尼这么多绿灯，主要原因当然是奥希替尼效果很好。从1期临床开始，奥希替尼就一路展示优秀的疗效，通常90%左右患者肿瘤会被控制，60%患者肿瘤会明显缩小。更关键的是，这个药的毒副作用比化疗药物小很多，非常可控。

高效、安全，同时具备这两种特性的抗癌药极少。所以，在2期试验再次证明效果后，FDA为了让患者尽快用上这个药，就迫不及待地批准它上市了。当然，我开头已经提到，上市后这个药还是完成了3期试验，结果依然很好。

试验精准：

奥希替尼之所以能走得这么快，与使用精准医疗有密切关系。

从一开始，奥希替尼就不是给所有癌症患者用的，而是专门针对一小群非常特定的患者。

有这个突变就用，没有就别用。这就是典型的"精准医疗"概念。

以前，我们对癌症的多样性了解不够，抗癌药的开发通常很简单粗暴。如果是肺癌药，就在肺癌患者身上试，结直肠癌药，就在结直肠癌患者身上试。

但事实上，我们现在知道肺癌和结直肠癌分很多亚型，对药物的响应也千差万别。如果抗癌药不精准使用，有效率非常差。事实上，目前上市的多数抗癌药物，包括化疗药物、靶向药物，甚至免疫药物，有效率都远低于50%，甚至低于20%。

以前，开发奥希替尼这种精准的药物并不受欢迎，因为如果针对患者太少，有两个劣势：

- 不容易找到足够人做临床试验。
- 上市后盈利也受限制。

但为啥最近"精准医疗"又突然翻盘了呢？因为它有两个巨大的好处：

- 避免不应该用药的患者浪费时间、浪费金钱。这也能避免政府医保压力。
- 只招募适合用药的患者参与临床试验，响应率会更高，结果会更好，能加快临床试验速度。

其中第 2 点，正是奥希替尼能迅速在中美上市的重要原因。通过临床前研究，发现最可能受益的就是 T790M 突变患者，因此只找这些人参与试验。

果然，出现了惊人的 90% 的肿瘤控制率，60% 的肿瘤显著缩小率。理所当然地迅速上市。

最后值得一提的是，虽然中国现代制药业和欧美差距还很大，原创药很少。但随着拥有国际制药经验的人才回流，追赶步伐很快。中国本土也有多个三代 EGFR 抑制剂正在临床试验中，其中走在最前面的是艾维替尼。作为首个国产第三代 EGFR 靶向药物，它的 1 期临床结果优异，正式被批准在中国开展 2/3 期临床。

无论进口药，还是国产药，只要安全有效，对患者都是利好消息。竞争的出现，不仅带给患者更多选择，而且通常能降低价格。

让患者能用得起这些抗癌好药，是现在全社会需要一起解决的问题。

砒霜是抗癌靶向药物,你信吗?

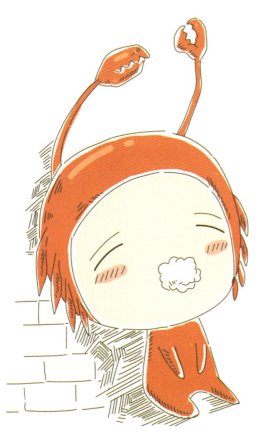
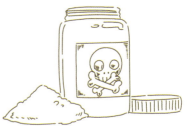

科学研究砒霜

说砒霜是好东西，武大郎肯定第一个不同意。

但任何事情都有两面性。谁能想到，一个用了上千年的毒药，在 21 世纪居然成了个优秀抗癌药物！

砒霜，化学名是"三氧化二砷"，各种古装电视里，它和鹤顶红几乎是毒药的代名词。但在中国传统中医里，有时会用低剂量的砒霜来"以毒攻毒"。

比如，有民间中医用砒霜 + 轻粉 + 蟾酥，三毒混合，治疗癌症，偶尔有效，多数时候无效，而且一不小心就会毒死患者。

上千年来，中国传统中医不断实践，想找到规律，但没有突破。

直到懂科学研究的中国科学家出现。

20 世纪 70 年代，张亭栋，一位既学传统中医，又学现代医学的大夫，通过观察和一些科学的研究方法，从"以毒攻毒"的中药乱炖里，摸索出三氧化二砷才是真正有效成分，单独使用，就可以治疗某些白血病。

原来使用了无数年的轻粉和蟾酥，真的只是毒药，带来严重副作用，毫无疗效。

真正有用的是砒霜。

拨云见日，一锅乱炖的毒药，终于有些眉目了。

很可惜，这些早期研究发表在影响力很低的中文杂志上，国际上无人知晓，也没有改变太多患者命运，直到后来，国际多个团队，包括陈竺/陈赛娟团队通过科学方法，对砒霜治疗白血病进行更仔细的科学研究，终于出现了突破性进展！

他们研究发现，砒霜并不能治所有癌症，而是只对一种罕见的白血病，急性早幼粒细胞白血病（acute promyelocytic leukaemia，APL），有奇效！

近几年的大规模临床试验发现，使用三氧化二砷和全反式维甲酸联合治疗 APL，效果比标准疗法（化疗 + 全反式维甲酸）更好，响应率接近 100%，2 年生存率 99%！

三氧化二砷和全反式维甲酸联合使用，已经成为很多 APL 患者的标准疗法。

砒霜，在中国糊里糊涂用了上千年。当插上现代医学的翅膀，尤其是对白血病准确分型，并设立严格对照试验后，终于实现了精准医疗。

砒霜是个靶向药

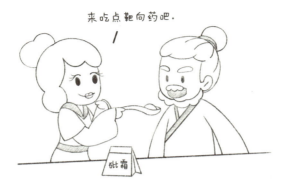

为什么砒霜对急性早幼粒细胞白血病如此有效?而对别的癌症,甚至别的白血病都无效呢?

这确实是个非常奇怪的事情。

受到"以毒攻毒"传统思想的影响,大家一直都把砒霜当作化疗药物。但这显然无法解释它疗效的特异性。

来自中国的陈竺、陈赛娟院士团队率先回答了这个问题。

2010 年,他们在顶尖的《科学》杂志发表文章,阐明了砒霜治疗 APL 的机制。原来,砒霜居然是个专门攻击 APL 癌细胞突变基因的靶向药物!

砒霜,一个老古董,怎么可能是个靶向药物?!

回答这个问题之前,先简单了解一下急性早幼粒细胞白血病(APL)的分子机制。APL 早就被发现,但基因测序被发明后,人们才知道这种罕见的白血病是由一种叫 PML-RARα 的融合突变引起的。

PML 和 RARα 是两个独立的蛋白,平时分别待在 15 号和 17 号染色体上面,井水不犯河水,距离就像成都和东莞一样远。不知道什么原因,偶然有人的血细胞里,15 号和 17 号两个染色体会断裂,然后重新组合,搞出一个 t(15; 17) 融合染色体。在这个过程中,PML 和 RARα 两个蛋白意外结合到了一起,创造出了一个全新的融合蛋白:PML-RARα。

PML 和 RARα 两个蛋白本身都不致癌,但融合蛋白结合了它俩的特性,变成非常强的致癌基因,这就像成都火锅的味道,结合了东莞夜总会的服务,融合出

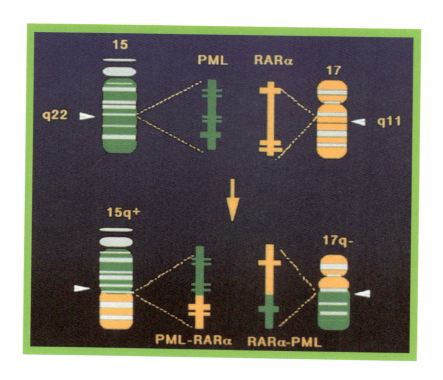

了非常强大的"海底捞",改变了世界。

海底捞,哦不,PML-RARα 融合蛋白,直接导致了急性早幼粒细胞白血病。所以,要治疗 APL,最直接也是最好的办法就是抑制 PML-RARα 融合蛋白!

砒霜,正是这样一个特异的 PML-RARα 融合蛋白抑制剂!

有些时候,咱们不得不感叹自然的神奇。

中国科学家发现,砒霜能够特异地结合在融合蛋白的 PML 部分,然后抑制它的功能,导致癌细胞死亡。值得一提的是,另一个治疗 APL 的优秀药物,全反式维甲酸,也是一个针对 PML-RARα 的天然靶向药物,只不过,它结合的是 RARα 部分。

砒霜结合 PML,全反式维甲酸结合 RARα,两个针对 PML-RARα 融合蛋白的靶向药物,一个像手铐,一个像脚铐,同时使用,彻底锁死融合蛋白。这就是为什么"砒霜+全反式维甲酸"混合疗法对 APL 有效率会接近 100%。

确实是神药组合。

砒霜，或许要算是人类使用的第一个抗癌靶向药物。

只不过，这是自然的馈赠。

患者的胜利

这是中国传统中医的胜利吗？

我不敢苟同。

在我看来，砒霜的故事，和青蒿素几乎一模一样：严谨的现代科学研究，让我们从传统药方里淘出了宝贝，最终惠及全世界患者。

毫无疑问，砒霜是从中药里淘出来的，也是中医首先尝试了用砒霜来治疗癌症。所以，全世界都应该承认，并感谢中医尝试并记录了这个药方。

但传统中医没有胜利。

因为在传统中医理论的指导下，砒霜使用了上千年毫无进展。而现代医学研究，短短时间就带来了巨大突破，实现了精准医疗，被全世界广泛承认和使用。

如果没有现代医学，砒霜依然在和其他剧毒药物一起混合使用，带来很大副作用，无人知道砒霜才是唯一有效的成分。

如果没有现代医学，砒霜依然在大量不该使用的癌症患者身上盲试。因为传统中医的疾病分类里，没有"急性早幼粒细胞白血病"。

如果没有现代医学，砒霜怎么起效的依然是个谜。因为传统中医里，没有分子生物学，没有基因突变，更没有 PML-RARα 融合蛋白。

我衷心希望中药里挖出更多宝贝。但就事论事，我们承认传统中医的贡献，但也要认清它的局限。

毫无疑问，和青蒿素一样，支持中医和反对中医的双方又会为了砒霜争论不休，而且绝不会有结果。因为心理学研究早就发现，所有人都认为自己最理性，看到证据最全面，结论最正确。一旦站队，无论看到多少相反的证据，几乎不可能改变。

但其实无所谓，真相只有一个。历史长河中，错误的观点总会淡出舞台。

青蒿素也好，砒霜也罢，患者才是最大赢家！

PARP 抑制剂，为什么这么火？

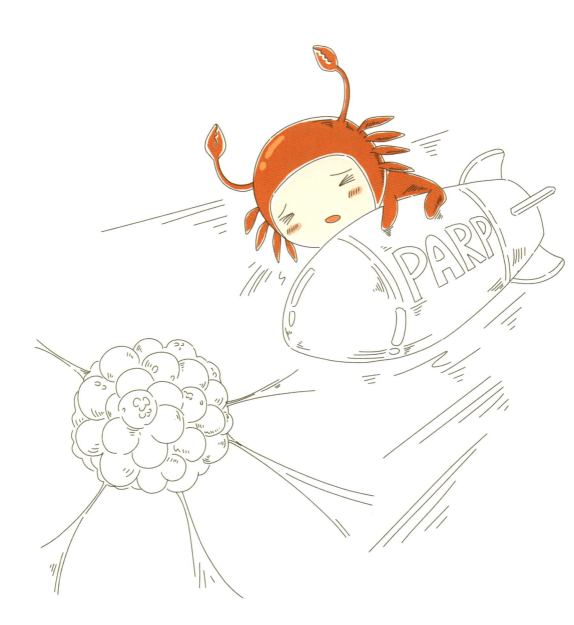

治疗篇

飙升的股价

2016年6月底的一个清晨，美国波士顿边上的一个生物技术公司Tesaro火了，股票开市后翻了一倍还多，从$37瞬间飙到$77。这一切都因为它公布了抗癌新药Niraparib的3期临床试验数据，结果出乎意料的好。几个月后，这个药被FDA正式批准上市，用于卵巢癌的治疗。

这是生物制药圈的常态，高风险高回报。任何新药临床结果出来之前，谁都不敢打包票，如果失败，一文不值，如果成功，股价暴涨。在这之前，Tesaro股价一年之内其实已经跌了33%，一夜之间咸鱼翻身。不知会有多少"专家"跳出来说："我早就让你们抄底吧，不听我的！"

谈钱伤感情，咱还是聊科学吧。

PARP抑制剂

这是个什么神药呢？

它的名字叫Niraparib，是一个PARP基因的靶向药物，主要针对的是BRCA1/2基因突变的癌症，比如卵巢癌和乳腺癌。对了，它是口服药，所以患者按时在家里吃就好，不用去医院输液啥的。

它效果到底有多好？

这次公布的是一项针对晚期卵巢癌的3期临床数据，这类患者第一次化疗后，很多人会看似"治愈"，检查不到癌症，但不幸的是90%的患者都会复发，需要第二次化疗，以前在两次治疗之间的"维持期"，没有别的好办法，明知很可能复发，还是只能干等。

这天公布的临床试验就是在"维持期"中，使用Niraparib，结果发现有奇效：对有BRCA基因突变的卵巢癌，第一次化疗后，如果保持每日口服Niraparib一次，"中位无进展生存时间"是21个月，而对照组使用安慰剂的患者，只有短短5.5个月。

"无进展生存"是癌症临床试验最常用的指标之一，描述的不是患者总生存时间，而是有效控制肿瘤的时间，这段时间内，肿瘤可能是缩小，也可能是没变，总之，没有恶化，患者生活状态会比较好，生活质量高。

21个月vs. 5.5个月，几乎是4倍！

当然，患者的总生存时间肯定会超过"无进展生存"，也就是说化疗后，再使用Niraparib维持的BRCA突变患者，平均生存将显著超过21个月，接近两年，这对晚期卵巢癌患者来说，可以说是革命性的好消息。

毫无疑问，一旦此药上市，医生和患者都会毫不犹豫选择，这就是这个药值钱、股票公司股价暴涨的根本原因。

BRCA突变和PARP抑制剂

刚才说了，Niraparib是属于PARP抑制剂，这是一类针对PARP蛋白的靶向药物，它不是对任何癌症都有效，而是主要用于BRCA1/2基因突变的患者，这体现了现在常说的癌症"精准医疗"。

为什么PARP抑制剂对BRCA突变癌细胞特别有效？

PARP和BRCA是细胞内负责修复DNA突变的两类主要基因，是守护我们细胞健康的"左右护法"。由于环境的影响，我们身体里随时随地都在发生DNA突变，但由于这两个护法的存在，保证了DNA突变后，99.9999%以上都能被顺利修复，不然癌症发病率会比现在高得多。

但有些人由于先天或者后天原因，细胞BRCA基因本身就发生了突变，失去活性，因而他们的DNA突变后修复概率大大减弱，会快速积累更多的基因突变，这类人群产生癌症的概率也就大大增加。

由于还不是完全清楚的原因，BRCA突变后主要影响女性，尤其会导致卵巢癌和乳腺癌发病率提高。乳腺癌概率从不到10%，增加到55%~65%。卵巢癌概率从1%，最多增加到39%。

BRCA突变对癌细胞来说是双刃剑。

一方面，它是优势，因为它能更快地积累基因突变，进化得更快，更容易产生耐药性，等等。

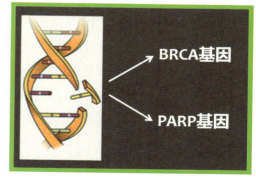

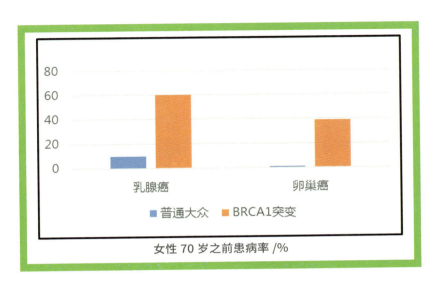

女性70岁之前患病率/%

另一方面,它是劣势,因为已经没有 BRCA 的癌细胞,如果再没有了 PARP,就彻底失去了修复 DNA 的能力,这会导致极度混乱,很快细胞就会死亡,即使癌细胞也不行。由于已经没有 BRCA,癌细胞变得非常依赖 PARP。一点混乱是优势,彻底混乱谁都受不了。

最强调组织纪律性的是谁?不是普通群众,而是黑社会。

癌细胞就像黑社会,它们喜欢通过 BRCA 突变来获得一些"不守规矩"的能力,平时很爽,但 BRCA 和 PARP 同时没有的话,就变成了"自杀性疯狂"。黑社会,卒。

使用 PARP 抑制剂,BRCA 突变癌细胞会无法修复 DNA,因此崩溃,而正常细胞因为还有 BRCA 存在,没有 PARP 仍然能修复 DNA,只是效果差一些,但能够存活。这就是 PARP 抑制剂作为靶向药物,选择性杀死 BRCA 突变癌细胞的原因。

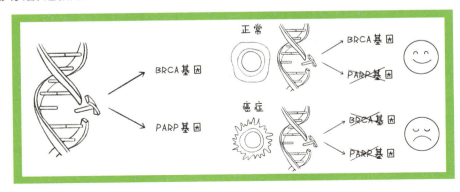

Niraparib 是第二个上市的 PARP 抑制剂，在此之前，阿斯利康公司已经上市了 PARP 抑制剂 Olaparib（也叫 Lynparza），它也因为效果显著被批准用于 BRCA 突变的卵巢癌，销售峰值预计会达到每年 20 亿美元！

毫无疑问，这是个巨大的市场，因此后面还有好几个类似药物在追赶，光在美国就还有 Rucaparib（Clovis 公司）、Talazoparib（Medivation 公司），等等。咱们中国也有，走在最前面的"百济神州"BGB-290，已经在澳洲临床试验中展现了疗效，希望这类新药能尽快在中国开展试验和上市，惠及患者。

这些药虽然在某些特性上有点不同，但机制大致相同，最后肯定都会抢同样的市场。站在公司商业角度来说，是挺大的挑战，但对患者来说，选择多肯定是好事，何况这样的竞争应该会导致药物价格下降，政府谈判的砝码增加，最终希望医保能承担，不然一个月上万元的治疗费用多数中国患者还是负担不起。

虽然 PARP 抑制剂主要针对人群是乳腺癌和卵巢癌的患者，但其他癌症中也有部分携带 BRCA 突变，或者别的 DNA 修复缺陷，它们理论上使用 PARP 靶向药物效果也会不错，包括部分前列腺癌、输卵管癌、胰腺癌，儿童急性髓性白血病等。针对它们的临床试验都在进行中，拭目以待。

特殊的群体

PARP 抑制剂的成功对年轻女性患者尤其重要。

据报道，中国所有乳腺癌中有 5%~10% 是 BRCA 突变，但是在 40 岁以下年轻女性中的比例高得多。这不难理解，癌症发生需要多个基因突变，因此一般要很多年的积累，年轻人得癌症，很多都有先天因素导致基因突变加速，BRCA 的突变就是其中因素之一，所以年轻乳腺癌患者里面 BRCA 突变的比例高，是可以预见的。

姚贝娜、陈晓旭都是年轻乳腺癌患者，从概率上讲，她们很可能携带 BRCA 基因突变，如果真是这样，使用 PARP 抑制剂，或许会有不同的结果，很可惜，她们没有等到这样的机会。

年轻的女性乳腺癌或卵巢癌患者应该考虑做 BRCA 基因检测，因为如果有子女，或者以后准备生育，这些基因突变的信息还能指导是否需要给子女做类似检测，以便了解风险。

面对这个新闻，心里情绪复杂的可能还有一位年轻女性：好莱坞影星安吉丽娜·朱莉。

这位世界上"最性感的女人"，由于携带遗传性 BRCA1 基因突变，预测 87% 概率会在 70 岁之前得乳腺癌或者卵巢癌，于是她在事业巅峰期，37 岁做了预防性双侧乳腺切除，39 岁又做了卵巢切除，震惊世界。

她的举动唤起了全世界无数人对 BRCA 基因突变、遗传性癌症、癌症筛查的了解，可能拯救了很多人，从这个角度来看绝对是功德无量。但她自己，或者其他类似的突变携带者，如此"壮士断腕"是否是最佳选择，科学界一直是有很大争议的。

因为 87% 的概率不是 100%，她不一定会得癌症，而做预防性切除对身体的损伤是 100%。对于朱莉来说，她最大的愿望是"参加子女的大学毕业典礼"，因此她不愿意冒险。

我非常尊重这种个人选择，非常勇敢。

随着 Niraparib 这样突破性药物的出现，类似朱莉的人，选择反而会变得更加困难。因为如果癌症的治疗水平逐渐提高，预防性切除的相对代价就越来越大。

现在，Niraparib 已经证明它可以让 BRCA 突变的卵巢癌患者，平均高质量生活提高近两年。加上最近很火的 PD-1 抑制剂等新型免疫药物，理论上也对 BRCA1 突变患者有非常不错的效果。新的靶向药物 + 免疫药物，或许不久很多 BRCA 突变癌症就能被变成慢性病。

希望未来，具有朱莉这种情况的人会多几个选择，而且都是更好的选择。

BCL-2抑制剂是白血病新希望吗？

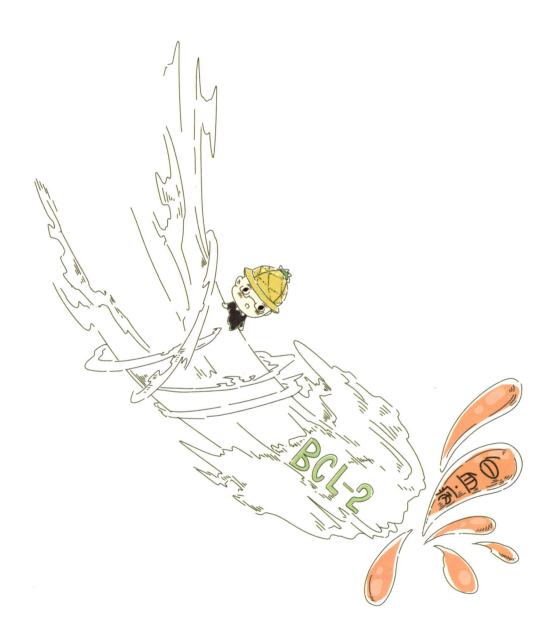

治疗篇

2016 年奥运会之后，很多人的朋友圈被刷屏：抗癌神药 Venetoclax 成功治愈白血病！

这是个营销文章，还是真正的靠谱新药？

很幸运，这是个好药。

Venetoclax 是全新的口服靶向药物，是世界上第一个针对 BCL-2 蛋白的药。由美国的 Genetech 和 AbbVie 两家药厂共同销售。它被 FDA 授予"突破性疗法"，2016 年 4 月被 FDA 批准上市，用于治疗一部分慢性淋巴细胞白血病。

Venetoclax 对于慢性淋巴细胞白血病，确实展示了惊人疗效。1 期临床试验中，它有 80% 左右的有效率，20% 左右完全缓解（癌细胞消失）。要知道，参加这个临床试验的患者都是用了其他疗法失败的晚期甚至复发患者。对很多人，这是起死回生的药。

我在 2016 年初写过一篇文章，当时结论就是，"只要看看这张图，就啥都不用说了，FDA 赶快批准，患者等着用呢"。

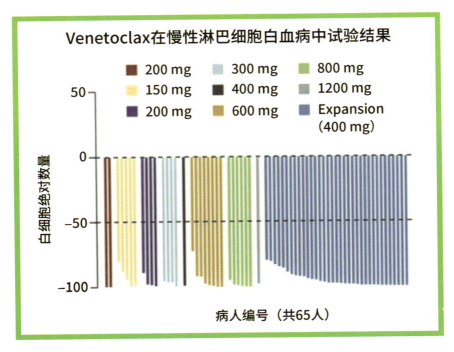

在我写完那篇文章两个月后，FDA 果然就加快批准了 Venetoclax 的上市。

Venetoclax 为啥有效？

因为它能特异地抑制 BCL-2 蛋白功能。

BCL-2 是啥？

BCL-2 是防止细胞启动自杀程序的蛋白，它对于快速生长的癌细胞异常重要。

细胞生长本来是个非常精密的工程，需要慢慢来，每一步都要仔细控制，仔细检查，不能有纰漏。如果出了纰漏，但凡有点节操的正常细胞都会选择自尽，不给社会添麻烦。

癌细胞毫无节操。

跑得太快太猛，本来就容易出状况。相对正常细胞，癌细胞盲目追求生长速度，肯定会出现各种纰漏，这就跟高考 1 小时交卷不检查一样。虽然捅了娄子，但癌细胞不想死，所以必须依靠 BCL-2 这样的蛋白，来防止自杀程序的启动。BCL-2 相当于癌细胞的"免死金牌"。

Venetoclax 能让 BCL-2 蛋白失活，堪称抗癌"尚方宝剑"。癌细胞"免死金牌"没了，也就走上了不归路。

Venetoclax 适用什么癌症？

FDA 加快批准了 Venetoclax 用于治疗染色体 17p 缺失的慢性淋巴细胞白血病，因为这类患者特别需要新药。17p 缺失的癌细胞丢掉了 17 号染色体的一部分，导致很多药物，尤其是化疗对于这类白血病效果不好。主要原因是 17 号染色体上有一个叫 p53 基因，能极大影响细胞对化疗药物的敏感度。17p 缺失的癌细胞会变得对化疗不那么敏感，造成抗药性或者复发。

而 Venetoclax 对 17p 缺失的慢性淋巴细胞白血病有效率高达 71%。

除了 17p 缺失的亚型，临床数据也显示，Venetoclax 对很多其他慢性淋巴细胞白血病亚型都是有效的，批准只是早晚的问题。而且我相信即使没有批准，医生也会开始私下给患者使用。

别的癌症类型呢？

正巧，Venetoclax 对急性骨髓性白血病（AML）的治疗结果刚刚新鲜出炉。

治疗篇

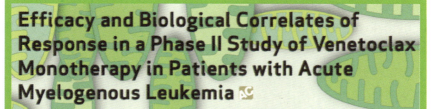

在对其他疗法都失效的 AML 患者中，Venetoclax 的疾病控制率是 38%，完全响应或者接近完全效应率是 19%。这虽然不如慢性淋巴细胞白血病，但考虑到患者情况，也是非常不错的结果。我相信 Venetoclax 会很快被批准用于治疗晚期急性骨髓性白血病患者。

在多发性骨髓瘤里，Venetoclax 也有完全缓解的案例，但比例较低。对其他很多癌症，尤其是各类实体瘤的试验还在进行，结果还不太清楚。

值得一提的是，Venetoclax 针对儿童癌症（白血病、淋巴瘤和神经母细胞瘤）的临床试验刚刚启动。在临床前的动物模型中，它对部分儿童急性淋巴细胞白血病展现了不错的疗效。

为什么有时有效，有时无效？

没有任何药能对 100% 的患者有效。

作为科学家，我们不仅研究一个药是否有效，而且研究对什么人会有效。精准医疗概念，就是一方面寻找最可能受益的患者，另一方面规避肯定无效的患者。

Venetoclax 为什么对慢性淋巴细胞白血病效果这么好？

为什么在急性骨髓性白血病和多发性骨髓瘤里，有些完全缓解，有些毫无作用？

其中最重要因素，是另两个蛋白 BCL-XL 和 MCL-1。

就像刘备、关羽、张飞一样，BCL-2、BCL-XL 和 MCL-1 是三个好基友，功能也差不多，都是阻止细胞自杀。只要有其中一个，细胞就不容易死。如果 BCL-2

有女朋友，BCL-XL 和 MCL-1 就是"备胎"。

Venetoclax 之所以对不同癌症效果不同，就是有些癌细胞没有"备胎"，有些有多个"备胎"。

多数慢性淋巴细胞白血病，傻乎乎，没有备胎。几乎全部依靠 BCL-2，而 BCL-XL 和 MCL-1 很少，因此对 Venetoclax 异常敏感。

急性骨髓性白血病和多发性骨髓瘤里面，有少数也只仰仗 BCL-2，治疗效果好，但多数患者至少有 BCL-XL 和 MCL-1 中的一个，Venetoclax 就没那么有效了。

很多实验证明，无论什么癌症，但凡有大量的 BCL-XL 或 MCL-1，单独使用 Venetoclax 效果都不佳。

明白了这些信息，就指明了未来的三个方向：

- Venetoclax 治疗前，最好进行 BCL-2、BCL-XL 和 MCL-1 检测。如果癌细胞 BCL-2 很高，而没有 BCL-XL 或 MCL-1，那有良好甚至神奇疗效的概率大增。
- Venetoclax 和 BCL-XL 抑制剂，MCL-1 抑制剂联合使用效果可能会更好。
- 对多数癌症来说，Venetoclax 和别的抗癌药联合使用，效果会更好。很多时候，Venetoclax 单独使用，即使不能直接杀死癌细胞，也会让它们对别的药更加敏感。这就像你在冬天穿了三件衣服，脱掉外面的棉袄不会冻死，但肯定会更怕冷。

总之，Venetoclax 是非常好的药，对于只依靠 BCL-2 的癌症类型，比如慢性淋巴细胞白血病，甚至是"神药"。对于更多别的患者来说，Venetoclax 单独使用效果不好，但它是个非常好的起点，找到有效的组合疗法，就能带来更多好消息。

靶向药物和免疫药物的主要区别是啥？

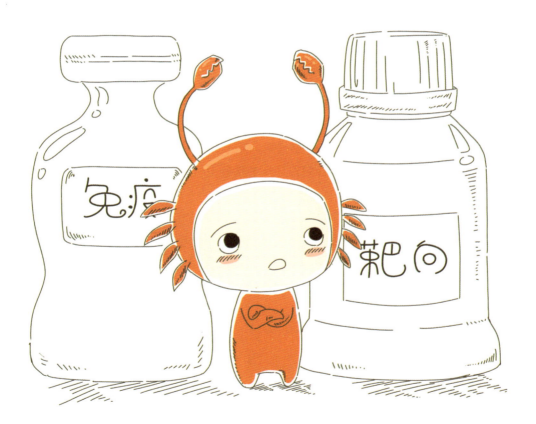

靶向药物和免疫药物是两大类新的抗癌药，目前上市的靶向药物有几十种，免疫药物也有几种，已经成为很多病种的主流治疗方案。两类药物都还有更多正在进行临床试验，会在未来逐渐上市。

很多人爱问："靶向药物和免疫药物，哪个更好？"

这个问题没法回答，因为它就像问："小鸡和蘑菇，哪个更好吃？"

不是一类东西，无法比较，也无法简单替换。有人爱吃蘑菇，有人爱吃小鸡，更多人爱吃小鸡炖蘑菇。同样的道理，有些人更适合靶向药物，有些更适合免疫药物，有些适合两个同时用。

虽然很难直接比较好坏，但靶向药物和免疫药物确实有很多明显区别，今天就简单介绍一下。

作用细胞不同

靶向药物，顾名思义，针对的是癌细胞上特定的靶点，比如某个特有的基因突变。靶向药物和化疗的目的都是直接杀死尽可能多的癌细胞。比起化疗，靶向药物选择性更强。它能有效抑制癌细胞，但不会对正常细胞造成显著伤害，因此副作用小很多。典型代表是针对白血病的格列卫（Bcr-Abl 基因突变）和针对肺癌的易瑞沙（EGFR 基因突变）。

免疫药物，与以往药物的逻辑截然不同。它的作用对象不是癌细胞，而是免疫细胞。这类药物自己不能直接杀伤癌细胞，而是激活针对癌细胞的免疫系统，然后让大量活跃的免疫细胞成为真正的抗癌武器，完成使命。目前上市的 PD-1 抑制剂（Keytruda 和 Opdivo）、PD-L1 抑制剂（Tecentriq）和 CTLA4 抑制剂（Yervoy）都是如此。

靶向药物是黑势力的导弹，免疫药物是给特种兵部队进行动员的爱国主义宣传手册。

副作用不同

任何药物都有副作用。由于作用机制不同，靶向药物和免疫药物副作用很不一样。

靶向药物针对的往往是对肿瘤生长非常重要的蛋白，可以说是癌细胞生长的重要食粮。靶向药物通过抑制这些蛋白活性，从而达到"饿死"癌细胞的目的。但由于种种原因，药物也会"饿死"一些正常细胞，产生副作用，这点和化疗有点类似。比如肺癌 EGFR 靶向药物易瑞沙，对表皮细胞有副作用，所以患者使用后会有明显的皮疹。

免疫药物功能是激活免疫细胞，来对抗癌细胞。但它也有副作用，不是毫无风险的。被激活的免疫细胞除了能攻击癌细胞，也能攻击自身的正常细胞，这会产生暂时的"自免疫疾病"，严重的话是可能致命的。目前使用的 PD-1 抑制剂、CTLA4 抑制剂等免疫药物，有代表性的副作用是免疫系统活跃导致的皮疹、肠炎、腹泻、肝损伤等，它们的临床特征和化疗或靶向疗法的副作用截然不同，要控制这类副作用需要的手段也不同。

起效速度不同

靶向药物因为直接针对性杀死癌细胞，起效往往比较快。如果有效，通常几个星期，甚至几天就会发现肿瘤缩小，或者肿瘤标志物降低。比如，易瑞沙平均起效时间是 6 个星期，患者通常服药两个月后第一次去医院复查，就会知道是否有效了。

免疫药物反应通常要慢一些。免疫药物是通过激活免疫系统，而间接杀死癌细胞，因此变数比较大。很多患者用了好几个月的药，也不完全确定到底起作用了没有。甚至有患者用药 1 年，肿瘤大小看起来纹丝不动，医生决定停止用药，谁知几年后复查癌症却消失了。这个现象与下面要谈到的"假进展"密切相关。

对"肿瘤变大"的判断不同

临床上"肿瘤进展"指的是肿瘤在扫描影像下体积增大，或者出现新的肿瘤。对于靶向药物（或者化疗）来说，这通常意味着药物对肿瘤无效，标准操作是停止治疗，换别的药物。

但免疫药物带来了一个前所未有的现象，叫"假进展"(pseudoprogression)。约 10% 使用免疫药物的患者，用药后 CT 扫描会看到"肿瘤变大"。如果按传统经验，这是药物失败，应该换药。但实际上后来知道，药物是成功的，因为这 10% 患者后来肿瘤迅速缩小。"假进展"出现的主要原因是免疫药物起效后，会引发大量免疫细胞进入肿瘤组织，和恶势力斗争。但 CT 区分不了癌细胞和免疫细胞，只是简单发现肿瘤变大了。其实，这是免疫细胞部队进入战场，是大大的好事。使用免疫疗法的时候，如何区分"假进展"和"真进展"非常重要，因为它涉及是继续坚持用免疫疗法，还是赶快换药这个生死决定。

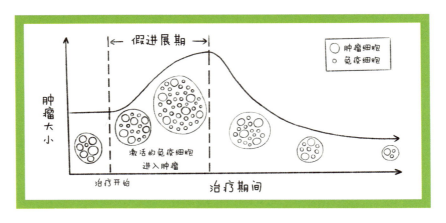

长期，短期效果不同

如果用在合适患者身上，靶向药物有效率高，而且起效快，能迅速缓解肿瘤带来的症状，提高患者的生活质量。一定时期内能显著提高存活率（见图(a)）。但由于肿瘤的异质性和进化，一段时间后几乎无一例外会出现抗药性，需要换药，极少出现长期存活或治愈。

免疫药物目前最大问题是有效率不高，仅在 10%~20%（个别肿瘤类型，比如霍奇金淋巴瘤，dMMR 亚型肿瘤除外），所以对很多人来说，它是无效的。加上"假进展"现象，一开始多数人肿瘤都不会缩小。但是免疫疗法的优势，是如果响应，患者有可能会长期受益，这就是所谓的生存曲线"拖尾现象"（见图(b)）：一小部分患者会长期存活，甚至被治愈。

治疗篇

使用 CTLA4 抑制剂的黑色素瘤患者,一旦活过 3 年,80% 都能活过 10 年,甚至治愈!这是大家热衷于免疫疗法的主要原因。

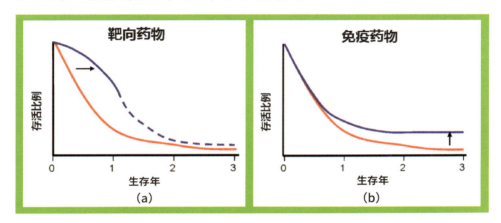

目前精准程度不同

抗癌药很贵,因此最好只用在能受益的患者身上,何况用错药还会浪费宝贵的时间。

经过多年研究,靶向药物的使用原则越来越清楚,一般就是携带某种特定基因突变的肿瘤,比如 EGFR 突变的肺癌,使用易瑞沙,多数会有效。很多靶向药的使用已经算比较"精准"。

但对于免疫药物,预测疗效还很难,加上很多患者把它当作最后的"救命稻草",导致使用非常"不精准"。大规模人群里面盲试,成功率通常仅为 10% 左右。这是目前的状况,而预测免疫疗法疗效可能是目前最热的领域之一,已经开始有一些突破,我在后面章节还会具体讲到。我相信,免疫疗法最后也会进入"精准医疗"的行列。

总之,靶向药物和免疫药物没有绝对的好坏之分,不同的药适合不同的患者。再好的药也不会对 100% 患者有效,对患者而言,药物选择越多越好。关键就是要认清每个药的特性,知道它是否适合自己的情况。

CTLA4 免疫疗法，如何带来超级幸存者？

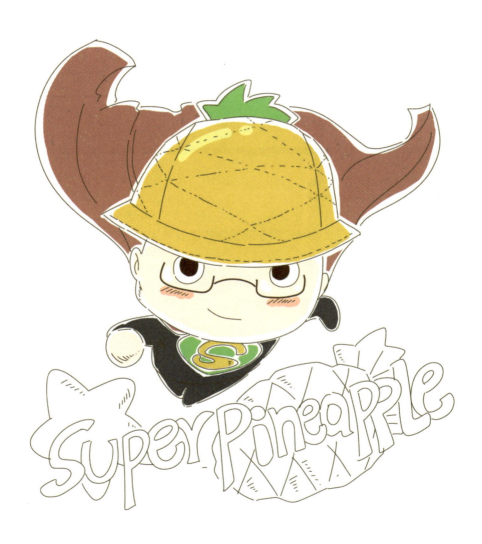

超级幸存者

2002 年初，40 岁的约瑟夫·瑞克（Joseph Rick）被诊断为晚期黑色素瘤，一年多后，所有治疗宣告失败，癌症也已经转移到全身，他的体重从 200 斤降到 80 斤，生命岌岌可危。2003 年底，医生告诉了他实情，劝他回家做好最坏打算。于是 2003 年圣诞节，约瑟夫去给自己买了一块墓地。

13 年后，54 岁的约瑟夫依然活着，而且获得心理学博士学位，专门研究重症患者心理。

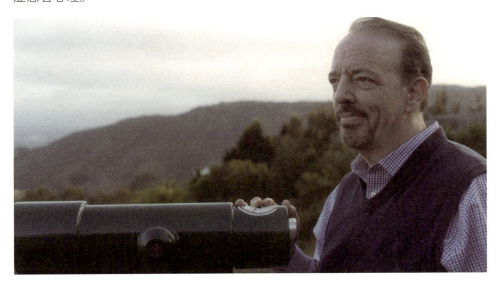

无独有偶，2004 年初，22 岁的莎伦·贝尔文（Sharon Belvin）正在准备自己的婚礼，突然晴天霹雳，她也被诊断晚期黑色素瘤，并且已经肺转移。在接下去的几个月，她接受了所有可能的治疗手段，但效果都不理想，新的癌细胞到处滋生。医生告诉她，再活 6 个月的机会不到 50%。

12 年后，34 岁的莎伦不仅完成了婚礼，而且有了一双漂亮的儿女。

约瑟夫和莎伦，两位曾被癌症宣判死刑的人，不仅还活着，而且非常健康，体内查不出任何癌细胞。

这样的人，我们叫他们"癌症超级幸存者"（cancer super-survivor）。

给他们俩新生命的，是同一个新型免疫药物，叫 CTLA4 抑制剂，商品名叫

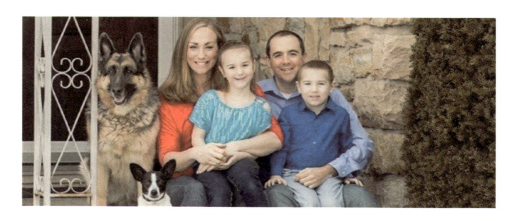

Yervoy。据估计,它已经治愈了超过一千名晚期黑色素瘤患者。

CTLA4 抑制剂,和最近火爆无比的 PD-1 抑制剂原理类似,都属于"免疫检验点抑制剂"。

免疫细胞是我们身体的保护神。有很多因素可以激活免疫细胞,让它能对抗各种病原体,清除体内坏死细胞,杀灭癌细胞等。但任何东西都是过犹不及,当免疫细胞过于活力四射的时候,容易误杀"围观群众"正常细胞。因此,机体进化出了一些机制,来平衡免疫系统,防止它使出"洪荒之力"。

CTLA4 和 PD-1 就是两个这样的蛋白,它们存在于免疫细胞上,是它们的"刹车"。

癌细胞知道了这个秘密,于是进化出了猛踩这俩刹车的能力,用来逃避免疫细胞的追杀。"免疫检验点抑制剂",无论是 CTLA4 抑制剂,还是 PD-1 抑制剂,都是为了释放被肿瘤踩住的刹车,让免疫细胞去碾压癌细胞。

现在 PD-1 药物火爆得一塌糊涂,几乎成了免疫疗法的代名词,但实际上,在 PD-1 显示疗效之前,2011 年 Yervoy 被 FDA 批准上市,才是真正新一代免疫治疗药物兴起的标志。

坦白地说,当 Yervoy 上市的时候,并没有掀起太大的波澜,比起后来的 PD-1 药物 Keytruda 或者 Opdivo 差远了。很多专家都不看好 Yervoy,原因是它看起来实在不太像革命性药物。

Yervoy 对部分患者有很强的副作用

Yervoy 的原理是激活免疫系统来对抗癌症。但是过度激活免疫系统是很危险的，可能造成严重腹泻、皮疹等"免疫副作用"。它们和化疗副作用不一样，但同样危险。在第一个 3 期临床试验中，60% 使用 Yervoy 的患者出现了免疫副作用，其中 10%~15% 是严重副作用，不少人无法坚持，只好退出了临床试验，甚至有 14 名使用这个药物的患者死亡，其中至少 7 名是由于免疫系统被过度激活。

效果看起来一般

临床试验中，Yervoy 治疗患者的中位生存率是 10 个月左右，而对照组是 7 个月左右。当时很多人下结论：Yervoy 能平均延长寿命 3 个月。这看起来非常一般。

下面这个生存曲线图，黄色是治疗组（Yervoy ＋化疗），蓝色是对照组（只用化疗），可以看出虽然黄色好一些，但好得不多。后来多项临床试验证明，使用 Yervoy 药物的患者，只有 25% 左右的人能活过 3 年。

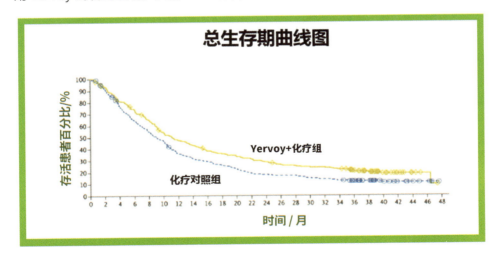

疗效一般，而且副作用风险不小，正由于这两个原因，很多人不看好 Yervoy。

但随着时间推移，这个药看起来越来越有价值。一方面随着经验积累，副作用开始慢慢可控。但更主要原因是大量约瑟夫和莎伦这样的"超级幸存者"出现了，这是以往任何药物都没有见过的！

当 Yervoy 上市的时候，3 年存活率是 25% 左右，对比化疗的 12%，有进步，但不惊艳。但谁也没有想到的是，10 年过去了，使用 Yervoy 患者，存活率依然在 20% 以上！这从未见过！

下面这张长期生存图可以直观看出，使用 Yervoy 免疫疗法，36 个月以后生存曲线是水平的，说明几乎没有患者死亡。换句话说，一旦突破 3 年这个坎，患者极大机会能活到 10 年，多数被治愈了！

这才是免疫疗法真正厉害的地方！

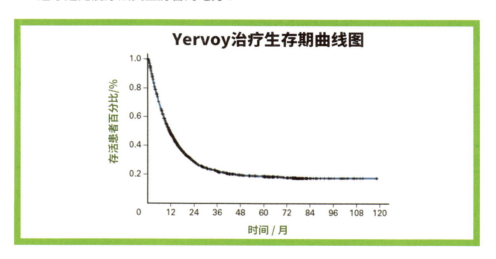

历史上，晚期黑色素瘤患者 2 年存活率仅为 15%，而现在一个新药，让 10 年存活率超过 20%。

这还只是个开始！

3 年后，PD-1 免疫疗法横跨出世，彻底引爆了抗癌圈，因为它副作用更小，而效果更好。更神奇的是，1+1>2，当使用 CTLA4 抑制剂+PD-1 抑制剂的混合疗法，黑色素瘤疗效再次提高了一个台阶。

对比 2 年生存率，CTLA4 抑制剂是 30%，PD-1 是 45%，而 CTLA4+PD-1 混合疗法高达 75%！

虽然现在还没有混合疗法的长期生存数据，但完全有理由相信，这里面会出现大量"超级幸存者"。

现在，治愈黑色素瘤已经是个很现实的目标。但我们也要非常清楚知道，目前的免疫疗法对大部分癌症患者的效果还不好。科学家现在努力的方向，是找到更好的新疗法，或者更好使用组合疗法来帮助更多的人。

有时候，只需要突破一个瓶颈。

2011 年，对付转移复发的恶性黑色素瘤，主流就是化疗，患者 5 年生存率 10%。短短 6 年后，2017 年，或许多数患者能长期存活。

无论对黑色素瘤患者，还是医生来说，这都是梦幻的 5 年。

现在，我们只希望更多患者，能尽快得到属于他们的梦幻 5 年。

美国前总统卡特是怎么被治好的？

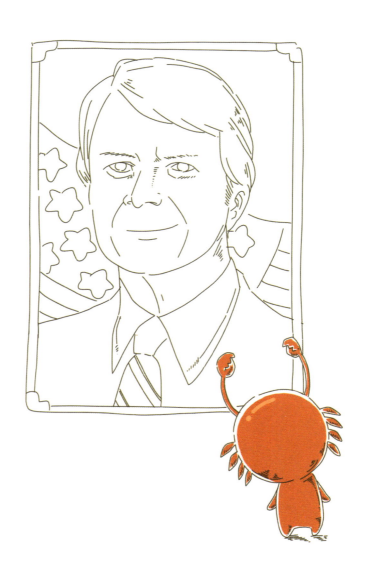

2015 年 12 月 7 号，美国各媒体突然同时关注癌症，原因就是前总统卡特发了个"朋友圈"，就一句话：

"我最近的 MRI 扫描显示，已经看不到任何癌细胞。"

卡特是美国的第 39 届总统，很帅，在任的时候饱受争议，于是干了一届就被更帅的演员里根弄下台了。但是卡特在美国声望不低，因为他卸任后创立了"卡特中心"，为世界人权、公益做了很多事情，也获得了 2002 年诺贝尔和平奖。

2015 年 8 月，90 多岁的卡特宣布自己得了恶性黑色素瘤，并且已经肝转移，后来又发现有脑转移，大家都觉得希望渺茫了。

谁知不到半年，卡特就说自己的癌症没了！这真是一个大新闻，社交媒体上疯狂转载。

一个 91 岁老头，恶性黑色素瘤肝转移、脑转移，居然治了不到半年就把癌症治没了，而且治疗过程中精神状态良好，这是奇迹吗？！

卡特这事儿肯定是好消息，绝对的励志，非常值得庆贺。但同时我不认为是"奇迹"，因为"奇迹"暗示这是科学无法解释的事情。卡特这事儿，是科学和现代医学的胜利。

美国总统得病用了什么疗法？

手术 + 放疗 + 免疫疗法（PD-1 抑制剂）。

卡特的肿瘤主要在肝脏和脑部，于是他的主治医生决定手术切除肝脏的肿瘤，然后放疗脑部肿瘤，最后再用免疫疗法治疗巩固。经过 6 个月的治疗，他的癌细胞已经无法检测到，于是他宣布了这个消息。

最近的伪科学文章说，手术、化疗、放疗都是谋财害命，不如吃红薯抗癌效果好。这下可好，美国总统得了癌症还是手术 + 放疗了，而且据我所知，卡特没吃红薯，效果居然还不错，这咋说？

免疫疗法能治脑瘤了吗？

脑部的肿瘤很难治，一是因为手术不好做，怕伤到重要神经，二是由于血脑屏障，药物很难进入脑部。

那卡特这事儿是否说明免疫疗法能治疗脑瘤？

还不行。

很多人都以为卡特得的是脑瘤，但其实不是，他是黑色素瘤转移到脑部，转移到脑部的肿瘤和脑瘤还是有区别的。

PD-1 免疫疗法目前治疗黑色素瘤，包括脑转移的黑色素瘤效果都还不错，但是对真正的脑瘤，比如神经胶质瘤效果依然不尽如人意。

卡特的癌症被治愈了吗？

现在不敢这么说。

你很难听到科学家或医生使用"治愈"这个词，因为科学训练让我们无比谨慎。卡特只是现在查不到癌细胞，但并不代表体内已经完全没有癌细胞了。有可能还有，只是现在技术手段查不到。一般来说，要至少跟踪 5 年，甚至 10 年，都没有复发的话，医生才敢下结论说"可能治好"了患者。

但凡广告随意用"治愈""特效""秘方"这些词的，无非利用大众心理，99.99% 都是伪科学，大家要小心。

卡特为什么治疗效果这么好？

卡特疗效比较好，除了有好的医疗团队和药物以外，和他的癌症特质也有关系，整体来说，他是属于晚期癌症里运气比较好的。

- 他体检规律，癌症发现得还算比较早。
- 他在 5 月就感觉身体不对劲，但到了 8 月才手术，其间并没有太多进展，说明肿瘤长得较慢。（不少老年癌症患者的肿瘤生长都较慢）
- 他肝部转移只有一个病灶，并且可以被手术完全切除。
- 他脑部转移病灶非常小，大概 2 毫米，放疗基本就搞定。
- 新的免疫疗法刚刚出现，正好对黑色素瘤效果最好。事实上，PD-1 疗法已经成功治疗了很多黑色素瘤患者，只是卡特的名声让他更受关注。

总而言之，规律体检，健康生活，积攒人品，大家如果都在 91 岁才发现癌症，治不治好都算成功！

免疫疗法在卡特治疗中起了多大作用？

前面说了，手术（肝部转移）和放疗（脑部转移）是处理掉卡特可见肿瘤的主要方法。免疫疗法在这个过程中起到的主要作用是杀死看不见的肿瘤细胞，同时防止复发。

这个功能，以前是靠"辅助性化疗"，也就是用化疗药物来杀死"可能存在，但看不见"的癌细胞。因为卡特已经 91 岁了，化疗不太适用，免疫疗法由于副作用小，成了最佳选择。

事实也证明，卡特接受免疫疗法后身体很正常，几乎没有副作用。

卡特的治疗给了我们什么启示？

我觉得下面 3 点非常重要。
- PD-1 抑制剂的副作用比化疗药物可控，能用于老年患者，即使 90 岁以上，这给以往无法使用化疗的这部分患者带来了福音。
- 有自己的信仰，勇敢面对癌症，积极寻求科学治疗方法，即使晚期癌症也是可以取得良好效果的。
- 希望更多选择了科学治疗方法的人能积极分享自己的故事，就像卡特一样。这不仅能鼓励其他正在和病魔斗争的人，也能避免更多的人被伪科学、庸医误导和毒害。

PD-1 疗法为啥在这种癌症里面效果这么好？

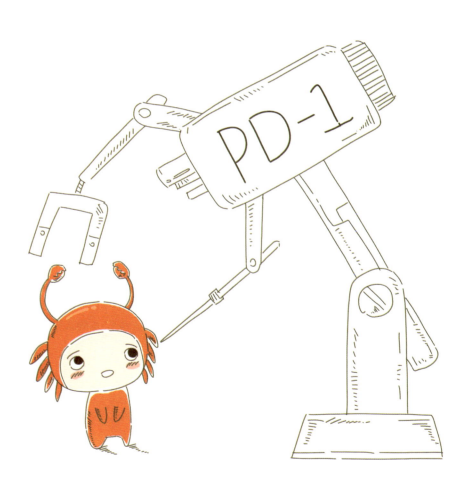

PD-1 抑制剂之所以备受关注，是因为它应用范围很广。对很多实体瘤，包括肺癌、膀胱癌、头颈癌、黑色素瘤等，它都有不同程度的效果。

但它目前并不完美，最大的问题之一就是响应率不高。对于绝大多数癌症，响应率通常不到 20%，而且我们无法准确预测谁是那 20%。

惊人的疗效

霍奇金淋巴瘤是个大大的例外。

在临床试验中，使用 PD-1 抑制剂以后，近 70% 的霍奇金淋巴瘤患者肿瘤明显缩小，其中超过 20% 是完全缓解，也就是检测不到了。

这个比例非常惊人！

大家要知道，参与临床试验的，多已是其他治疗手段已经失败的患者，化疗、放疗、骨髓移植等统统无效。对于这样的难治患者，20% 完全缓解，70% 肿瘤明显缩小，像是天方夜谭！

抗癌新药我见得多了，有这样疗效的，极其罕见。

霍奇金淋巴瘤本来预后就不错，在美国，整体 5 年存活率是 86%。20 岁以上年轻患者，更是高达 97%！很多人都可以被化疗、放疗、骨髓移植等方法治愈。

结果富人变得更富，霍奇金淋巴瘤，也是目前 PD-1 免疫疗法响应率最高的肿瘤类型！

大家当然要问，为什么 PD-1 疗法对霍奇金淋巴瘤如此高效？

这不是意外，它背后其实有非常有趣的生物学原理。

特殊的突变

霍奇金淋巴瘤是以 1832 年首次描述它的医生，托马斯·霍奇金的名字来命名的。

在显微镜下，这种癌细胞样子很特别，容易辨认。当基因检测出现后，大家发现很多霍奇金淋巴瘤还有一个特点：携带一种特别的染色体变化，叫 9p24.1 扩增。

每个人的细胞都有 23 对染色体,染色体是编号 1~23 的。9p24.1 就是 9 号染色体上的 p24.1 这个特定位置。如果把染色体比喻成街道,这就像 9 街上的 p24 段 1 号。

正常细胞有两条 9 号染色体,一个来自爸,一个来自妈,因此就有两个 9 街 p24 段 1 号。

而霍奇金淋巴瘤,通过 9p24.1 扩增,可能有高达几十个 9 街 p24 段 1 号。

搞这么多 9p24.1 来干啥呢?

因为 9 街 p24 段 1 号是个豪宅,里面住着两位"美女",基因 PD-L1 和 PD-L2。

我们体内的免疫细胞是警察,见到流氓癌细胞就杀。因此癌细胞要活下来,必须有各种手段来和免疫细胞搞好关系。其中的一种手段,就是送上 PD-L1 和 PD-L2 这两位美女,色诱警察。

这两位美女之所以能诱惑警察,是因为免疫细胞上有另一个蛋白叫 PD-1,它能根据 PD-L1 和 PD-L2 的多少,来控制免疫细胞活性。当 PD-1 遇到癌细胞送来的 PD-L1 或者 PD-L2,就会给免疫细胞发送一个信号:对方虽然干了坏事,但其实人不错的,放过算了。

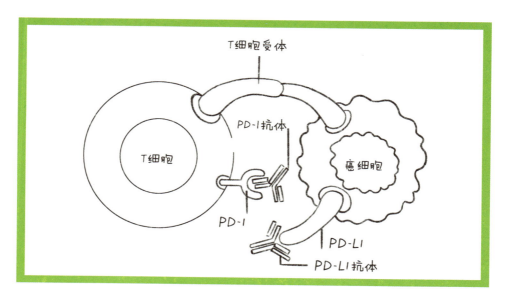

霍奇金淋巴瘤通过扩建 9 街 p24 段 1 号豪宅，包养了大量 PD-L1 和 PD-L2。关键时候，全部拿去送免疫细胞，导致后者陷入温柔乡，不可自拔。

而 PD-1 抑制剂这类免疫药物，比如 Keytruda 和 Opdivo，之所以有效，就是因为它们结合 PD-1 的能力比 PD-L1 和 PD-L2 还要强。能"第三者插足"，把 PD-1 抢回来进行社会主义核心价值观教育，让免疫细胞重整雄风，回到抗癌第一线。

精准免疫治疗

为啥以前 PD-1 抑制剂治疗癌症有效率比较低？

因为癌细胞抑制免疫细胞的方法有很多，就像给执法部门行贿方法很多，不一定要 PD-L1 和 PD-L2 这种美女。

多数癌细胞并不是主要靠 PD-1/PD-L1/L2 信号系统来抑制免疫系统的。如果是别的机制，PD-1 免疫治疗当然无效。

但霍奇金淋巴瘤不一样，它们大多都通过高表达 PD-L1 和 PD-L2，激活 PD-1 信号通路来限制免疫细胞。

从癌症进化角度来说，这非常方便。但是任何事情都有两面性，虽然霍奇金淋巴瘤通过简单基因变异有效抑制了免疫细胞，但是一旦遇到了对症下药的 PD-1 抑制剂，就惨了。

霍奇金淋巴瘤的成功故事启发我们，精准免疫治疗很有前途！

PD-1 抑制剂不是万能神药，只是免疫治疗方法之一。通过了解肿瘤使用什么特定机制来抑制免疫系统，才可能找到最有效的方法，让免疫系统恢复攻击。

不再是绝症

霍奇金淋巴瘤的主要发病年龄是 20~34 岁，和其他癌症很不一样。事实上，淋巴瘤年轻患者很多。前文提到过，2016 年"90 后"演员徐某患淋巴瘤以后，听信谣言，没有选择正规治疗，而寻求民间中医，落入骗子之手，人财两空。

这让人非常惋惜，因为最近淋巴瘤方面科学研究进展很快，不仅有传统疗法的改进，新的免疫疗法和靶向疗法，也是层出不穷。

可以肯定地说，多数淋巴瘤都已经不是绝症。

科学的进步，必须伴随科普的流行。只有这样，才能让更多人知道真相，避免掉入骗子陷阱。

还值得一说的是，霍奇金淋巴瘤这次临床试验 69% 有效率已经很惊人，但很可能还能提高。

因为这次参加试验的患者是其他治疗方式都失败的最晚期患者，免疫系统状态并不是最好。如果以后用在新诊断患者一线治疗的时候，由于免疫系统更强，效果可能还会更好。

我会拭目以待。

再说一遍：

淋巴瘤很多都可以治愈！癌症，不等于绝症！

全球首个"广谱抗癌药"来了!

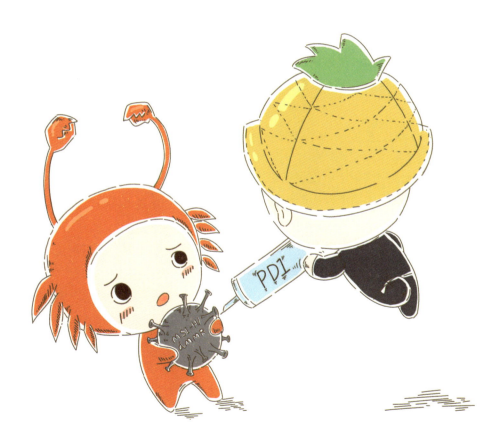

2017年5月发生了一件大事儿,免疫药物PD-1抑制剂Keytruda被批准用于"MSI-H/dMMR亚型"的实体瘤。

一时间,专业研究者都在疯狂刷朋友圈。但围观群众可能一脸蒙了:PD-1早已上市,你们到底激动个啥劲?

因为这是FDA第一次放弃肿瘤的组织来源,并且按照分子特征来区分肿瘤类型。这是精准医疗迈出的重大一步。由于10多种癌症类型的患者会从中受益,大家戏称这是世界上第一个"广谱抗癌药"。

以前抗癌药上市,总是要按照来源指明肿瘤类型,比如用于治疗肺癌、乳腺癌、结直肠癌等。而这一次,肿瘤来自哪里不重要,关键看基因突变类型(也叫"分子/生物标记物")。这说明,抗癌免疫药正式进入"异病同治"的阶段。

毫无疑问,这是抗癌药物开发和监管上的里程碑事件。

那么,什么是"MSI-H/dMMR亚型"?为啥对PD-1药物响应好?如何知道患者是不是这种亚型呢?下面就展开讲讲这背后的科学。

特殊的肿瘤

MSI-H的中文是"微卫星不稳定性高",dMMR的中文是"错配修复缺陷",都是非常拗口且不知所云的专业名词。对大家来说,这些名字完全不重要,知道下面三点就好:

- 这是在很多实体瘤中都存在的一种亚型,但比例不高。结直肠癌、子宫内膜癌、胃癌等类型中患者人数相对较多。
- 这种亚型肿瘤的特点,就是修复DNA的一些重要蛋白失去功能。这导致DNA出错概率大大增加,因此这类癌细胞中出现大量的DNA突变(这点对响应免疫疗法非常重要,下面会详细讲)。
- 这类肿瘤如果进展到晚期,通常对化疗不敏感,而且由于DNA突变多,容易进化而产生耐药。但随着PD-1/PD-L1抑制剂的出现,柳暗花明又一村,这类肿瘤对免疫疗法的响应异常好,远超绝大多数肿瘤类型。比如这次临床试验显示,患者使用PD-1药物后,肿瘤明显缩小比例高达39.6%,其中包括有11位患者肿瘤彻底消失的。前文说过,对于很多其他癌症类型,这个比例通常不到 20%。

按照传统组织来源分类，这次一共有 15 种癌症类型的 149 位晚期患者加入了临床试验。刚才说了，整体而言，效果惊人，39.6% 的患者肿瘤明显缩小。要知道，这些患者绝大多数肿瘤已经转移并且耐药。

更让人振奋的消息是，出现响应的肿瘤类型非常广，包括：结直肠癌（32 位），子宫内膜癌（5 位），胃癌（5 位），胆管癌（3 位），胰腺癌（5 位），小肠癌（3 位），乳腺癌（2 位），前列腺癌（1 位），食管癌（1 位），小细胞肺癌（1 位）。

从这个结果看起来，如果确定是 MSI-H/dMMR 亚型，各种各样的肿瘤都有可能从 PD-1 免疫疗法中获益。

为啥 dMMR 亚型效果好？

这里面生物学非常复杂，还在研究中。但目前认为，主要是因为它们 DNA 突变多。

为啥突变多就对 PD-1 疗法响应好？

要回答这个问题，得从肿瘤的"**免疫逃逸**"说起。

目前看来，恶性肿瘤要发生，至少需要两个条件，第一是基因突变，第二是免疫逃逸。

免疫细胞是身体内的保护神。我们体内出现基因突变的坏细胞，绝大多数会立刻被免疫细胞识别并且清除。要形成肿瘤，就必须摆脱免疫系统监管。

癌细胞如何摆脱免疫细胞呢？黑社会如何摆脱警察呢？

两条路：

- 伪装好人，让警察根本识别不了。
- 贿赂警察，让警察识别后不攻击。

这两个办法都能实现免疫逃逸，不同的癌细胞会选择不同的途径。

免疫疗法用于治疗的时候整体响应率低，就是因为每一种疗法通常只对一种特定的逃逸方式有效。对 PD-1 抑制剂而言，只对选择第 2 条路的流氓才有效，对于选择第 1 条路装好人的流氓无效。如果不进行精准医疗，而是盲试，很多时候没有对症下药。

"MSI-H/dMMR 亚型"肿瘤之所以对 PD-1 抑制剂响应比例异常的高,就是因为这类癌细胞通常都选择第 2 条路。

为什么呢?

因为它们 DNA 突变多。DNA 突变多的肿瘤细胞和正常细胞差异巨大,几乎不可能装成好人,不被免疫细胞发现。就像猪八戒再怎么打扮,看起来都很异常。

"MSI-H/dMMR 亚型"肿瘤细胞 DNA 突变多,长相奇特,就像猪八戒,免疫细胞一眼就看出来有问题。因此肿瘤只好依赖第 2 条路来进行免疫逃逸。其中一个重要方法,就是启动 PD-1/PD-L1 系统来抑制免疫细胞。

PD-1 抑制剂,专门攻击的就是用 PD-1/PD-L1 系统来躲避免疫系统的肿瘤。这就是"MSI-H/dMMR 亚型"肿瘤响应 PD-1 疗法效果良好的原因。

虽然"MSI-H/dMMR 亚型"肿瘤对 PD-1 抑制剂响应非常好,但这种亚型的肿瘤,在各种组织的癌症中都是少数。比如晚期转移的结直肠癌中,只有 5% 左右是这种亚型。其他 95% 的结直肠癌,如果盲目单独使用 PD-1 抑制剂,效果是很差的。

因此,必须精准医疗!

那么问题来了:如何知道一位患者是否属于"MSI-H/dMMR 亚型"?

主要有两种检测方式:蛋白检测或者 DNA 检测。

目前蛋白检测更便宜,应用也更广泛。判断"MSI-H/dMMR 亚型",通常需要检测 4 种蛋白:MLH1、MSH2、PMS2 和 MSH6。只要肿瘤细胞缺了其中一个,就属于 MSI-H/dMMR 亚型。

下面这个染色就是两个肿瘤样品的 MSH2 蛋白染色。左边样品表达 MSH2,因此被染成褐色,右边的 MSH2 蛋白缺失,只能看到浅蓝色背景。右边这个肿瘤,就可以判断属于 MSI-H/dMMR 亚型。

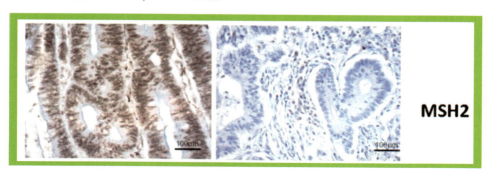

在中国，这类蛋白检测已经普及，很多大的三甲医院都可以做。费用应该是几百元人民币，并不昂贵。检测 DNA 也很常见，但目前稍微贵一些，2 千人民币左右。随着基因测序价格进一步降低，通过 DNA 来判断 MSI-H/dMMR 亚型会越来越普及。

可以预见，在结直肠癌、子宫内膜癌等类型，检测 MSI-H/dMMR 亚型会成为诊断的标准步骤。这次 FDA 批准上市的是 Keytruda，但从理论上讲，靠谱的 PD-1/PD-L1 药物都应该有不错疗效，值得尝试。

除了大家知道的 Opdivo、Tecentriq，国内也有很多个 PD-1/PD-L1 药物在开发，国内患者因为种种原因，目前还无法方便地买到进口药物。但如果有相关临床试验，我鼓励 MSI-H/dMMR 亚型患者积极参加。

免疫疗法和靶向疗法一样，也需要精准医疗。我们还有很长的路要走，但毫无疑问，现在大家朝这个方向迈出了坚实的一步。

大批 MSI-H/dMMR 亚型肿瘤患者的命运就此改变。

肺癌进入免疫疗法阶段

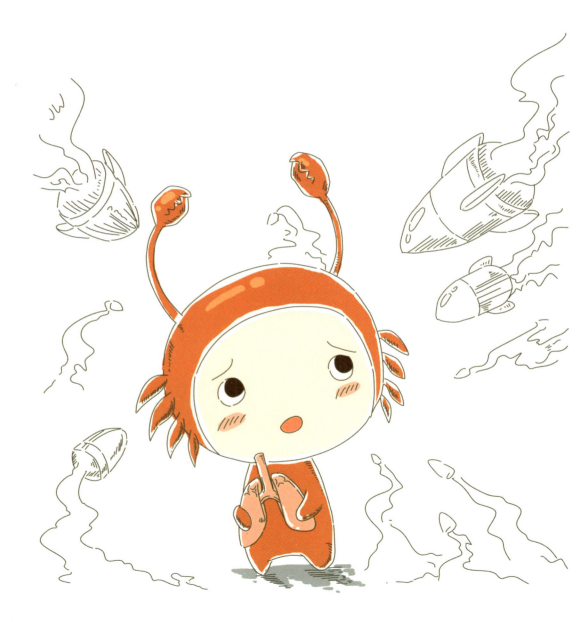

一线免疫疗法

2016 年 10 月，PD-1 抑制剂 Keytruda 正式被 FDA 批准上市，用于一线治疗非小细胞肺癌，宣告肺癌治疗真正迈进了免疫时代。

Keytruda 并不是第一个，更不是唯一用于治疗肺癌的免疫药物。

目前肺癌免疫疗法是三足鼎立。

论上市时间，第一的殊荣属于另一个大名鼎鼎的 PD-1 抑制剂，百时美施贵宝的 Opdivo。它于 2015 年 3 月首先上市，用于治疗化疗失败的肺鳞癌，10 月，它的应用范围扩展到化疗失败的其他非小细胞肺癌，包括腺癌。

Keytruda 是榜眼，它在 2015 年 10 月，被批准用于治疗失败的非小细胞肺癌。

2016 年 10 年，FDA 批准了第 3 个免疫药物，罗氏制药的 PD-L1 抑制剂 Tecentriq，上市治疗化疗或者靶向药物失效的非小细胞肺癌。

但需要注意，之前无论是 Opdivo、Keytruda，还是 Tecentriq，都是被批准作为"二线治疗"，也就是只适用于化疗或者靶向药物已经失败的患者。

成为一线治疗，是每个新药开发者的梦想。这不仅证明药物是目前最好，而且也能用到更多患者身上，带来更大的经济回报。

现在 Keytruda 弯道超车，成为世界首个治疗肺癌的一线免疫药物。

这对患者意义重大，因为这意味着很多肺癌患者将不再需要先化疗，而可以直接使用免疫药物。

Keytruda 之所以成为一线药物，是因为它在这次临床试验中完爆化疗。

比如，在下图的总生存率曲线中，蓝色代表使用 Keytruda（也叫 pembrolizumab）的患者，存活率显著比化疗患者高。

另外几个重要数据：

客观响应（肿瘤显著缩小）比例，44.8% vs. 27.8%，免疫疗法胜！

中位无进展生存，10.3 月 vs. 6.0 月，免疫疗法胜！

严重副作用比例，26.6% vs. 53.3%，免疫疗法胜！

化疗作为肺癌一线治疗方案已经很多年，虽然有效，但响应率较低（20%~30%），且副作用大。现在突然出现了免疫疗法，被证明从疗效到副作用都全面碾压化疗。

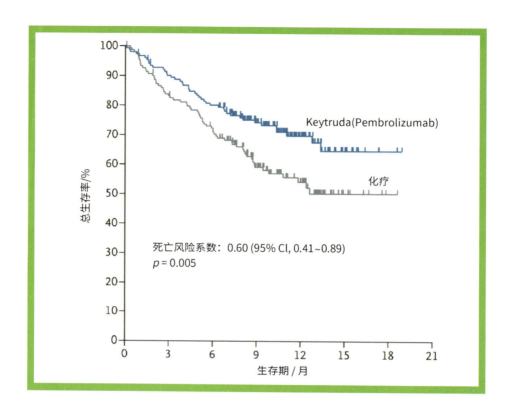

什么肺癌适用?

Keytruda 只是个开始。可以预见,对越来越多肺癌患者,免疫疗法将逐渐取代化疗,成为首选一线治疗药物。

并非所有肺癌患者都适合用 Keytruda 作为一线药物。这次批准有 3 个重要条件:

- "非小细胞肺癌"
- "没有 EGFR 或者 ALK 突变"
- "肿瘤细胞 PD-L1 阳性超过 50%"

为啥限制这么多呢?

其中有临床试验设计原因,也有生物学原因。

首先，之所以限制"非小细胞肺癌"，是因为这个临床试验只招募这类患者参与，并不是说免疫疗法对"小细胞肺癌"无效。事实上，数据显示，免疫疗法对 10%~20% 化疗失败的"小细胞肺癌"有效，目前多个 3 期临床正在进行之中，值得期待。

其次，之所以要求"没有 EGFR 或者 ALK 突变"，一方面，是因为有这两种突变的患者一线使用针对性靶向药物效果已经很不错，因此，在临床试验招募的时候，主要招募没有这两种突变的患者，他们更需要新疗法；另一方面，目前有的临床数据显示，有 EGFR 和 ALK 突变的患者，对免疫药物整体响应率远不如没有突变的患者，这其中的科学原理还在研究之中。

最后，之所以限制"肿瘤细胞 PD-L1 阳性超过 50%"，是因为 Keytruda 对这样的肿瘤最可能起效。

为什么呢？

癌细胞能够生长，必须想办法逃脱免疫系统监控。而不同的肿瘤使用的策略是不同的，其中一部分是靠高表达 PD-L1 蛋白，就像前面文章提到的霍奇金淋巴瘤。

细胞上的 PD-L1 蛋白能结合免疫细胞上的 PD-1 蛋白，它俩一旦牵手，就会产生信号，抑制免疫细胞的活性。平时，身体内正常细胞通过表达 PD-L1，可以防止被自己的免疫系统误伤。结果癌细胞"拿来主义"，大量表达 PD-L1，用来忽悠免疫细胞："看，我有 PD-L1，别杀我，自己人！"

Keytruda 作为 PD-1 抑制剂，依靠与 PD-1 的强结合力，防止它和 PD-L1 牵手，因此会破坏癌细胞和免疫细胞的和谐关系，导致癌细胞被扑杀。它对高表达 PD-L1 的肿瘤最有效果。如果肿瘤表达很少的 PD-L1，就可能是靠其他方式逃脱免疫系统监管的。那么对他们使用 Keytruda，效果可能没那么好。

所以，使用 Keytruda 前，推荐检测 PD-L1 阳性率。

那怎么知道 PD-L1 表达是不是超过 50% 呢？

对肿瘤样品进行特殊的蛋白检测。

Keytruda 使用的是 FDA 2016 年批准的"22C3 PharmDx"试剂盒，专门用于检测 PD-L1 的表达量。市面上有一些其他的染色方法，大同小异。

肺癌的精准医疗

随着免疫疗法加入，非小细胞肺癌一线治疗用药将越来越精确：
- 有 EGFR，ALK 主流突变，优先使用靶向药物。
- 不适合靶向药物，但 PD-L1 表达高，优先使用免疫药物。
- 不适合靶向药物，且 PD-L1 表达低，优先使用化疗，或者组合疗法。

对于 EGFR 和 ALK 突变患者，目前仍然推荐使用靶向药物，包括一、二、三代。但最终耐药以后如何选择，是使用免疫药物还是化疗，目前没有定论。化疗是现在的标准选择，但就在最近，免疫药物 Tecentriq 的数据显示它对 EGFR 和 ALK 突变，并且已经耐药的患者也可能有疗效，非常值得关注。如果能被证实，将给患者带来一个副作用更小的选择。由于中国肺癌中 EGFR 和 ALK 突变比例非常高，这方面进展对中国患者尤其重要。

还有人问，化疗会在肺癌治疗中被彻底淘汰吗？

我认为不会。一来很多患者仍然不适合现有的靶向药物和免疫药物，化疗反而有机会。二来，有些化疗药能帮助免疫药物起效。临床上已经有证据，说明化疗 + 免疫疗法的组合治疗肺癌，效果甚至比单独用免疫疗法更好。

Keytruda 的成功只是一个开始。从实验数据看出，即使经过筛选，Keytruda 仍然只对不到 50% 的患者起效，进步空间还很大，我们还得继续努力。

癌症治疗未来一定是组合疗法的天下。Keytruda 为代表的免疫疗法会成为很多癌症治疗的基石，但如果要长期控制肿瘤，多数患者需要"免疫疗法"+X。这个 X 可能是放疗、化疗、靶向药物，或者别的免疫调控手段。比如，PD-1+CTLA4 的免疫疗法组合，在黑色素瘤里面效果比 PD-1 或者 CTLA4 单用都要好很多。

最终，什么组合最好，只能通过临床试验来证明。好消息是现在大家热火朝天，仅仅针对肺癌，目前就有近 200 个各种临床试验在进行，我们一起期待更好的结果。

TIL 免疫细胞疗法，和魏则西用的有何不同？

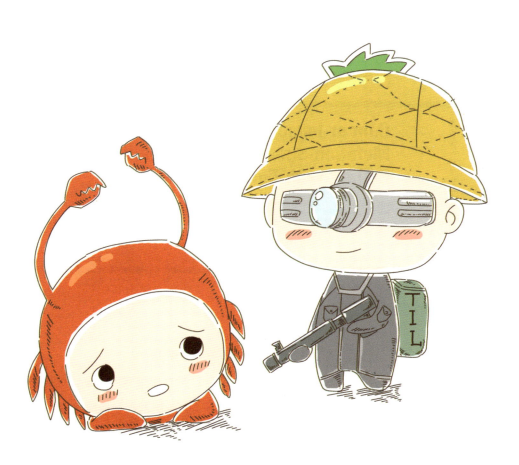

说起免疫疗法，很多人的第一反应就是 PD-1 抑制剂和 CAR-T，但这只是冰山一角。

今天给大家介绍另外一个值得关注的技术：TIL 免疫细胞疗法。

TIL 是 tumor infiltrating lymphocyte 的缩写，中文名叫"肿瘤浸润淋巴细胞"，是一种细胞免疫疗法。

它从 20 世纪 80 年代就已经用在患者身上，主要治疗黑色素瘤，到目前为止，有效率达到 50% 左右，包括 22% 的晚期患者被"临床治愈"。随着科学和临床进步，尤其是基因测序和免疫特异性检测技术的成熟，最近它开始在其他癌症类型中展现疗效。

今天给大家讲一个这种疗法创造的生命奇迹。

我们的主人公叫梅林达·巴基尼（Melinda Bachini），是美国 6 个孩子的妈妈。

她的故事，代表着转化医学上的一个重大突破，甚至被发表在最权威的《科学》杂志上。

Cancer Immunotherapy Based on Mutation-Specific CD4+ T Cells in a Patient with Epithelial Cancer

Eric Tran,[1] Simon Turcotte,[1]* Alena Gros,[1] Paul F. Robbins,[1] Yong-Chen Lu,[1] Mark E. Dudley,[1]† John R. Wunderlich,[1] Robert P. Somerville,[1] Katherine Hogan,[1] Christian S. Hinrichs,[1] Maria R. Parkhurst,[1] James C. Yang,[1] Steven A. Rosenberg[1]‡

www.sciencemag.org SCIENCE VOL 344 9 MAY 2014

尝试临床试验

一开始，梅林达的遭遇和其他癌症患者非常类似。

2009 年，晴天霹雳，年仅 40 岁的梅林达被查出患有胆管癌，这是一种罕见肿瘤，没有标准疗法，只有手术才有治愈的可能，但复发率高达 76%。她进行了手术，但仅过了 3 个月，就不幸发现肺部多处转移。

2010 年，她开始了第一次化疗，虽然稳定住了肿瘤，但副作用巨大。

2011年，出现新的肝转移，开始第二次化疗，但副作用更加强烈。在苦苦坚持了6个月后，她决定生活质量比生存时间更重要，和家人商量后，她停止了化疗，但也就意味着，留给她的时间只有几个月。

她并没有放弃，开始在网上搜索各种新的疗法，发现美国国家癌症研究所正在开展一项新的TIL疗法临床试验。咨询自己的主治医生后，2012年3月，她成为第9位加入试验的患者。

医生手术取出了4块肺部的转移肿瘤，从中分离出了肿瘤浸润淋巴细胞（TIL）。和大家想的不同，肿瘤里面不只有癌细胞，还有很多别的细胞，包括免疫细胞。这些分离出的TIL在体外大量扩增几天后，超过420亿个她自己的T细胞被输回梅林达体内。

效果非常不错。

治疗后仅2周后，由于肺部转移而出现的咳嗽就停止了，此后的18个月，梅林达没有接受任何别的治疗，但她体内的肿瘤仍然被控制，精神也一天比一天好。她又可以每天遛狗，甚至参加体育活动了。

"我感觉非常好。"她说。

但这还不是奇迹。

不幸，18个月后，到了2013年夏天，她肺部的肿瘤失控，又开始长大。怎么办？

幸运的是，给她做临床试验的是世界最顶尖的免疫疗法小组之一。在这18个月里，他们并没有闲着，而是做了大量前沿科研，包括对梅林达的肿瘤进行了全基因组测序，有两个重要发现：

- 给梅林达输入的TIL里面确实有大量特异识别并清除肿瘤的免疫细胞。
- 第一次给梅林达输入的TIL细胞并不纯，只有25%能识别肿瘤。

这两点解释了为什么第一次TIL治疗虽然有效，但还不够理想。于是，他们决定这次输入更多，更特异攻击癌细胞的TIL细胞。

和上次一样，医生又从梅林达体内取出肿瘤，培养了TIL细胞。不过这次，他们特定地筛选了能识别肿瘤的免疫细胞。

2013年10月，超过1000亿个专门识别肿瘤细胞的免疫细胞进入了梅林达的体内。

这次效果真的惊人！她全身肿瘤开始迅速缩小，体力恢复很快。治疗后仅仅一个月，她已经和家人去高山滑雪了！

下面的对照图可以非常明显看到治疗前肺部布满的肿瘤，包括一些个头非常大的，第二次 TIL 治疗 20 个月后，这些肿瘤都非常显著地缩小了。

这是奇迹。

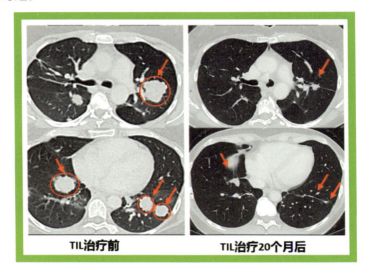

把癌症变成慢性病

直到现在，梅林达的肿瘤也并没有彻底消失，但她生活和常人无异，她说："我愿意一辈子这样生活下去，我感觉好极了。"

这就是我一直强调的，抗癌的目标不是"治愈"癌症，而是把它控制住，变成"慢性病"，只要找回正常的生活，就成功了。

现在的梅林达，在家照顾三个还未成年的小孩，每天遛狗跑步两公里。同时她是"胆管癌研究基金会"的积极倡导者，在世界各地分享自己的故事，鼓励科学家和医生研究罕见癌症，鼓励患者参与临床试验。

诚然，TIL 疗法还处于早期，我们还需非常谨慎。梅林达是同期参加临床试验的患者里效果最好的一位，其他人并没有这么幸运，其中原因值得研究。

但毫无疑问，梅林达的故事鼓舞人心，两次 TIL 免疫治疗，展现了科学进步的力量，也证明了 TIL 疗法可以用于黑色素瘤以外其他肿瘤的治疗。这种疗法值得大家的关注。

TIL 疗法的原理。

这种疗法简单来说基本就三步：

第一步：取出患者的肿瘤组织，从中提取免疫细胞，主要是 T 细胞。

第二步：在体外筛选能识别癌细胞的 T 细胞，并且大量扩增到几百甚至上千亿个细胞。比如梅林达第一次 420 亿，第二次 1200 亿。

第三步：把扩增好的细胞输回患者体内，让它们去和癌细胞较量。

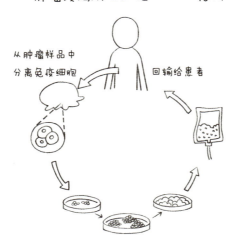

肿瘤浸润淋巴细胞（TIL）疗法

特异扩增识别细胞的免疫细胞

乍一看，TIL 疗法与魏则西用过的效果很差，而被国家叫停的 CIK 疗法很像，这两者有何区别？

确实，它们都属于细胞免疫疗法，基本概念都是从患者身上提取免疫细胞，体外扩增，然后输回去。

但 TIL 和老一代细胞免疫疗法，比如 CIK，有两个非常重要的区别：

- 免疫细胞来源不同，TIL 的免疫细胞来自于肿瘤组织，而 CIK 来自血液。

不同的来源，决定了免疫细胞识别肿瘤的能力。

每个免疫细胞的分工都不同，有的识别病毒，有的识别细菌，有的识别肿瘤。这就像一个社会，有各种职业，都很重要，但功能不同。

据估计，肿瘤里分离出的免疫细胞，有 60% 以上能识别肿瘤，而血液里面分离的免疫细胞，这个比例不到 0.5%。不能识别癌细胞的免疫细胞，对患者来说没用。

就像找相声演员，应该去德云社，而不是去大街上随便乱抓。

- 新一代 TIL 疗法增加了定向筛选过程，确保只扩增识别肿瘤细胞的免疫细胞。

TIL 不仅分离出的免疫细胞更对口，而且扩增的时候会再筛选，确保只留下针对癌细胞的免疫细胞。

就像去德云社抓了 100 个人，从中挑相声演员，但里面也有吃瓜观众，怎么能找出好演员呢？很简单，让每个人都在马三立面前说一段，只留下说得好的。吃瓜群众自然就被淘汰了。而 CIK 没有这个筛选过程。

以上两点区别，造成 TIL 疗法中输回的是大量专门针对癌细胞的免疫细胞，而 CIK 输回的细胞虽然也不少，但 99% 以上是打酱油[①] 的。

打个比方，TIL 疗法中进入体内的是大量专门扑杀癌细胞的特种兵，非常有效。而 CIK 疗法中进入的是大杂烩，里面什么工种都有，看着人很多，浩浩荡荡，但刚碰到"癌细胞"，很多人大喊一句：我晕血，先闪了，你们加油！

要数量，还要质量，就这么简单。

---

① 网络用语，意指凑数。

IL2 免疫疗法,效果这么好为什么没人用?

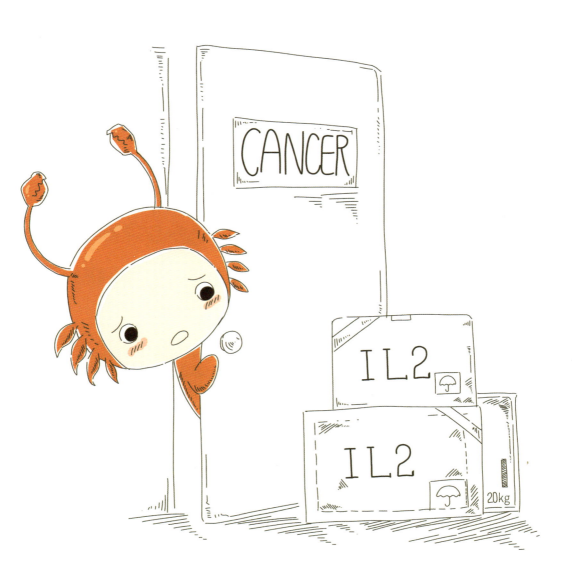

杰夫（Jeff）是波音公司的工程师，也是酷爱户外运动的中年男人，滑雪、冲浪、漂流、骑摩托飙车都是他的最爱。

2010年，他突然发现尿血，去医院发现居然是3期肾癌。很不幸，手术和化疗后，短短半年就复发了，而且发生转移，成了4期癌症，而他不愿意再接受化疗。无奈之下，医生建议他使用一种从未听过的方法：IL2免疫疗法。

大获成功！

3年之后，癌细胞全部消失，他又可以进行所热爱的各种户外运动了。

神奇的IL2疗法

IL2全称是Interleukin 2，中文名"白细胞介素-2"，是体内调节免疫细胞非常重要的蛋白质因子。在身体出现异样，比如被感染后，IL2会被各种细胞大量释放，激活免疫细胞来清除垃圾。

很早就有研究发现，大剂量注射IL2有抗癌效果，因为它不仅能激活免疫细胞，还能直接杀伤癌细胞。因此，从20世纪90年代开始，"大剂量IL2"就作为一种新型免疫治疗手段，被批准用于治疗晚期肾癌和黑色素瘤。

这种免疫疗法，比现在流行的PD-1药物早了20多年。它显然是有效的，甚至能治愈晚期患者，比如开篇的杰夫。

但问题是，被批准上市后，真正愿意使用IL2疗法的医生和患者非常少，在中国更是凤毛麟角。

是有效率不高吗？

不是。

诚然，IL2疗法只对10%~20%的患者有用，但这显然不是关键，因为别的抗癌疗法有效率也不高，更何况IL2疗法有可能治愈！谁不想赌一把呢？

那到底为什么没有更多人赌一把？

因为大剂量IL2毒性实在是太强了！

大剂量IL2带来的超强免疫反应，在杀伤癌细胞的同时，也会对正常器官造成严重的影响。过于活跃的免疫系统会攻击心脏、肺、神经系统、肾等核心器官，还会造成血管渗漏。结果就是心律失常、肺瘀血、肝肾功能损害、精神异常、低

治疗篇

血压等各种毒副作用。

有患者说过，用过 IL2 后，觉得化疗的副作用都不算什么。

据统计，64% 使用 IL2 的患者会出现非常严重的副作用，8% 的患者有生命危险。最初参与临床试验的患者，4% 因此死亡。

这还是在最好的医疗条件下。如果配套硬件和软件水平不够，真的非常危险。因此，虽然明知高剂量 IL2 对一些患者有效，甚至能治愈，但不到万不得已，愿意用的医生非常少。

不是不想用，而是不敢用。

在中国医患关系如此紧张的情况下，更没人敢用。很多中国医生已经变得越来越保守：**宁可医不好，也不能冒险出事儿。**不然医闹一来，吃不了兜着走。

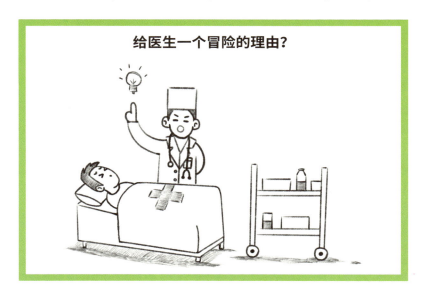

改进 IL2 疗法

对医生的保护是政府要解决的重要问题，不是科学家能搞定的。我们集中精力在做的事情是：如何降低大剂量 IL2 疗法的副作用？

最简单的想法是：既然高剂量 IL2 毒性这么大，少用点不就好了？

还真不行。

之所以要冒险用高剂量 IL2，就是因为低剂量 IL2 效果和高剂量 IL2 完全相反！抗癌不仅没有效果，还可能促进癌细胞生长。

这是为啥？

原因是 IL2 的生物学特性很奇葩：高剂量 IL2 可以激活免疫系统，而低剂量 IL2 主要是抑制免疫系统的！

这里面的生物学原理很复杂，主要是不同浓度 IL2 能作用于不同类型的免疫细胞，在这里就不细讲了，感兴趣的读者请阅读参考文献。

总之，真正对低剂量 IL2 疗法感兴趣的，并不是想激活免疫系统的肿瘤科医生，而是想抑制免疫系统的风湿免疫科大夫。

最近正巧有个消息，北大人民医院团队用低剂量 IL2 治疗红斑狼疮，临床试验结果很不错，发表在顶尖的《自然·医学》杂志上。红斑狼疮，就是免疫系统过于活跃，杀伤正常细胞的一种"自免疫疾病"。

中国这个临床试验证明了低剂量 IL2 能抑制免疫反应，缓解红斑狼疮症状。这当然是很好的消息，但这和肿瘤患者需要的完全相反。

我觉得真正靠谱的办法，是"精准给药"。

现在的大剂量 IL2 疗法之所以有严重副作用，是因为全身用药，没有选择性，各处免疫细胞都被激活了。如果能让 IL2 大量集中在肿瘤部位，而不是全身均匀分布，就有可能在保证对肿瘤疗效的同时，降低副作用。

其实已经有成功的例子，比如对黑色素瘤（一种皮肤癌）的局部注射。

由于很多黑色素瘤在表皮,很容易观察到,所以医生可以把高浓度 IL2 直接注射到肿瘤里面,这就避免了 IL2 跑到其他地方。小规模临床试验数据发现,如果连续多次注射,有效率几乎是 100%,而且副作用很小。

这很激动人心,说明"定向给药"这个逻辑是对的。

但像皮肤癌这种很容易看到,并且能随时注射的肿瘤实在太少了。对于结肠癌、肝癌患者,总不可能每天手术开腹去完成肿瘤里注射吧?

没办法了吗?

传统办法不行,现代基因工程办法或许可以。

我们需要的是"分子导弹"。

如果有一个导弹,能精准到达肿瘤,那把"IL2"挂在这个导弹上,就能实现定向投药。

或者说我们找个快递小哥,告诉他癌细胞家庭住址,然后把海量 IL2 精准快递到癌细胞家门口,不要也得要。

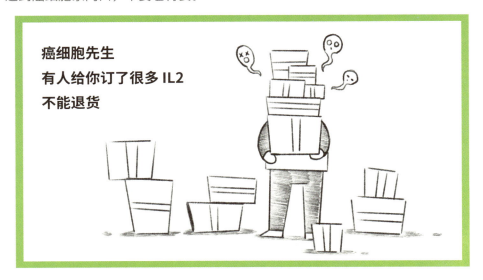

有不少公司,尝试过,或者正在尝试这样的疗法。它们的主要区别是使用了不同的"家庭地址"和不同的"快递小哥"。

以前结果不是特别好,因为有些地址是错的,有些快递小哥是路痴,会走丢。

但随着科学技术进步和不断尝试,我相信总有一个快递小哥,能正确找到癌细胞的家，把大量 IL2 放到门口，引爆免疫细胞。

如果成功，它既可能单独作为药物，也可能作为辅佐药物，来增加其他疗法，包括免疫疗法，靶向疗法，甚至放化疗的作用。

到那一天，高剂量 IL2 这个很有潜力，已经治愈了杰夫的疗法，会真正在临床上大放光芒。

放疗也是免疫疗法？

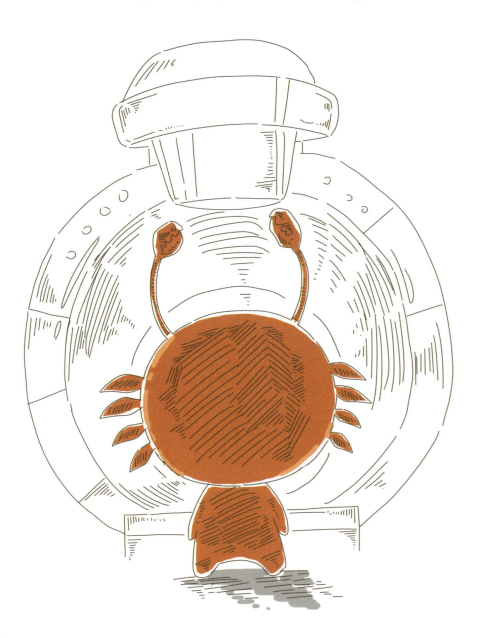

从理念来看，现代医学抗癌至少经历了四次革命，第一次是手术，第二次是放疗、化疗，第三次是基因检测和靶向药物，第四次是免疫治疗。

最近抗癌领域最大的进展就是免疫疗法的爆发。新型免疫疗法，包括 CTLA4 抑制剂、PD-1 抑制剂、CAR-T 细胞疗法等在各自癌症类型里，展现了让人惊喜的效果。

这给患者带来了更多的希望，但也带来了很多困惑。比如：

传统三板斧：手术、放疗、化疗还有存在的必要吗？

任何好的新事物出现，伴随而来的，是大家尝试对传统的质疑，这很正常。智能手机的出现，让我们迅速抛弃了老式手机。

但免疫疗法的到来，并不意味着传统疗法应该被抛弃。因为它们并不是完全对立，而是互补的。

在我看来，免疫疗法是一种理念，不仅带来了几种新药，最重要的是改变我们看所有疗法的角度。

以前，我们只关注疗法是如何杀死癌细胞的，现在，我们也非常关注它们对免疫系统会造成什么样的影响。

越来越多证据证明，无论是放疗，还是化疗，其实对免疫系统都有非常深刻的影响。从这个意义上来说，化疗、放疗，其实一定程度上也都是免疫疗法。

今天先聊聊放疗。

消失的肿瘤

放疗是使用放射线治疗肿瘤的一种局部治疗方法。

1896 年，德国物理学家伦琴描述了 X 射线，其能穿透人体组织，携带高能量这两个特性迅速引起医学界的关注，几个月以后，医生开始用 X 射线来检测癌症，3 年以后，瑞典医生第一次用 X 射线治愈了某些癌症，这是放疗的开始。

最早的放疗简单粗暴，像是散弹，打击一大片，癌细胞周围的正常细胞死伤无数，副作用非常明显。现代放疗越来越强调精准打击，像是导弹，大家常听到的伽马刀、质子疗法，都属于新型放疗。

除了用仪器照射，放射性药物也属于放疗。甲状腺癌患者常用的碘 -131 治疗，

治疗篇

就是让患者服用含放射性碘-131的胶囊或液体，进入血液循环。甲状腺癌细胞天性喜欢吸收碘，结果"引狼入室"，具有放射性的碘-131在癌细胞那里富集，从而局部产生大量辐射，有效杀死癌细胞。

无论什么形式，放疗基本原理都是依靠高能量射线攻击癌细胞，破坏癌细胞内部分子，包括DNA，造成细胞死亡。

直到最近，绝大多数科学家和医生，都认为放疗的主要作用，是在局部照射并杀死尽量多的癌细胞。如果放疗治愈了肿瘤，那一定是因为每个癌细胞都被射线弄死了。

在这种理念指导下，放疗用于局部肿瘤很多，而用于晚期转移癌症较少。因为如果全身多处有癌细胞，不可能把每个转移的肿瘤都照一遍。放疗有副作用，如果风险大于收益，就没必要做。

放疗的免疫效应

但有时候，世界真奇妙，不试不知道。

1999年，瑞士一位83岁的老妇人被查出晚期肾癌，肾上面肿瘤很大，有6厘米，而且已经转移到肺部和淋巴结，那里布满了转移癌细胞。由于她身体虚弱，而且有糖尿病、心脏病，无法手术。医生最后决定用立体定向放疗来攻击肾上面那个巨大肿瘤，只希望能提高生活质量。除此之外，患者没有接受任何其他治疗。

结果出现了奇怪现象。

放疗完两年以后，老妇人还活着，肾上面肿瘤没有进展，还是6厘米左右，但惊人的是，肺部密密麻麻的转移肿瘤都消失了！

消！失！了！

明明只放疗了肾上面的肿瘤，为啥肺部肿瘤会自己消失了？

这种神奇现象有个学术名词叫"放疗远端效应（abscopal effect）"：对转移的肿瘤，照射一个病灶，发现没有照射的肿瘤也缩小了。

这样的例子比较罕见，但从20世纪70年代开始，报道得越来越多，尤其在黑色素瘤、淋巴瘤、肾癌中比较明显。

放疗远端效应的出现，颠覆了大家对放疗的认识。显然，放疗不仅能直接杀死癌细胞,还能引起某种全身性的变化。

这种变化,目前认为主要是对免疫系统的调节。

放疗调节免疫系统的机制很复杂,并不完全清楚。但比较明确的是,重要的原理之一,是放疗杀死癌细胞的时候,会释放"危险信号",从而激活免疫系统,让免疫细胞能更好地识别其他类似的癌细胞。

放疗疫苗

换句话说,放疗是个局部"癌症疫苗"。

有个经典试验,两组一模一样的老鼠,一组什么都不干,另一组被注射一些被放疗杀死的癌细胞碎片。这时看不出任何区别。但神奇的是,在此之后,给两组老鼠都注射活的癌细胞,对照组会长出肿瘤,而接种过化疗后癌细胞碎片的老鼠则没有肿瘤,开心快乐!我自己都做过这个试验,即使反复多次注射活的癌细胞,也都长不起来。这些老鼠被永久免疫保护了!

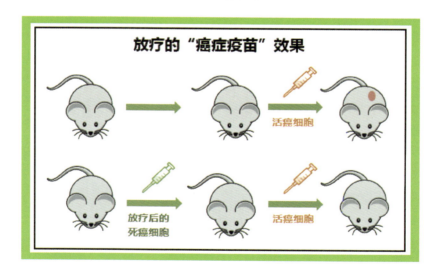

注射被放疗杀死的癌细胞,就像接种疫苗,它看来没什么反应,但其实激活了老鼠体内免疫细胞,让它们记住了癌细胞长什么样,所以第二次活的癌细胞进去的时候,迅速就被免疫系统识别并杀死。没有接种疫苗的老鼠,则没有这个保

护功能。

既然放疗对免疫系统有重要调节作用,那是否应该考虑把放疗和免疫药物联用?

2012年,权威的《新英格兰医学杂志》发表了一个比较意外的临床发现,证明了这个猜想非常值得尝试。

一位38岁黑色素瘤患者,肿瘤复发并扩散,在其他疗法都失效的情况下,她加入了CTLA4抑制剂免疫疗法的临床试验。但可惜结果也不理想,1年多以后,她的肿瘤并没有减小,而且很多地方,包括脾上还长出了新的肿瘤。

一个长在她的脊柱旁的肿瘤越来越大,压迫神经导致严重背痛,因此医生决定给她做一次"姑息性放疗",希望通过缩小局部肿瘤,让患者生活质量好一点。放疗一个月后检查,发现各处肿瘤依然没什么变化,医生只好又给她进行了一次免疫治疗。

突然,奇迹出现了。

最后一次免疫疗法后两个月,被放疗过的脊柱旁肿瘤开始快速缩小,更神奇的是,其他没有接受过放疗的肿瘤也跟着缩小。再过半年,CT检查发现她全身几乎所有的肿瘤都缩小到检查不到了。(**下图顶上白箭头是脊柱旁肿瘤,下面两个红圈里多个肿瘤并没有接受放疗,但也几乎消失了**)

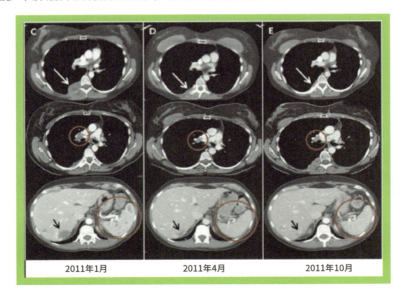

通过对患者血液中免疫指标的检测，发现对抗癌细胞的免疫系统被显著激活，其中一种针对癌细胞的抗体增加了 30 倍之多！

随后几年，又有好几例这样的报道，证明放疗，尤其是立体定向放疗能显著增加免疫疗法的效果。立体定向放疗是一种比较新的放疗技术，它用时更短，剂量更大，如果说传统放疗是小火慢炖，立体定向放疗就是大火爆炒。

立体定向放疗最初的优势是能降低对正常组织的副作用，但最近研究发现这种"大火爆炒"在激活免疫系统的能力上似乎也更强。

这些让人欣喜的"意外"给医生带来了新的灵感，短短几年，针对肺癌、黑色素瘤、前列腺癌等的多项"立体定向放疗 + 免疫疗法"的临床试验已经在美国启动。

我们还要等几年才能知道这些临床试验的结果，但是动物模型结果和临床病例报道，都让大家有理由充满期待。

免疫疗法的出现，让我们重新审视传统疗法。放疗、化疗，甚至手术，对免疫系统都有非常明显的影响。

把传统疗法改进，让它能更好地和免疫疗法结合起来，或许能有意想不到的精彩。

化疗也是免疫疗法？

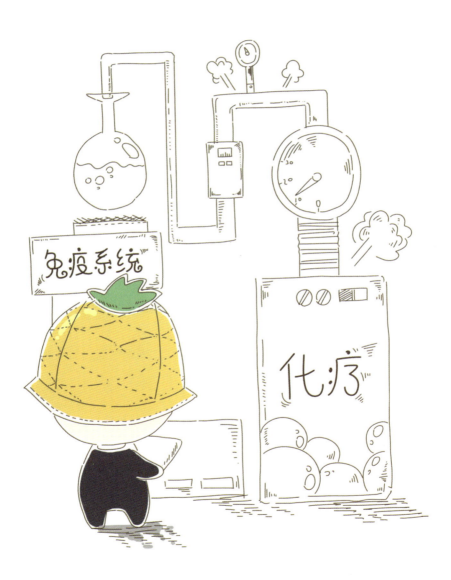

众所周知，化疗之所以被人诟病，其中最大一个原因就是对免疫力的破坏。

确实，化疗药物常见副作用之一，就是"骨髓抑制"：由于骨髓里造血干细胞功能被破坏，而导致免疫白细胞、红细胞、血小板等急剧下降。

这点，谁也不能反驳。

但事情没有那么简单。化疗，如果使用恰当，也能帮助免疫系统攻击癌症。已知的主要有两个途径。

第一，化疗能引起"免疫性细胞死亡"（immunogenic cell death）。

第二，化疗可能消除癌细胞对免疫系统的抑制。

化疗疫苗

先谈谈"免疫性细胞死亡"。

杀死癌细胞是治疗的目的。但大家不知道的是，怎么杀死也很重要。

癌细胞有很多死法，从专业角度来说，目前已知的至少有十几种。而细胞死法不同，结果迥异。

有些情况，细胞就像被暗杀，干干净净，悄无声息。

但有些情况，细胞死亡过程中会传出信号，刺激周围更多细胞的生长，用来补偿损失！这就像领袖被炸死，消息传来，激起了更多反抗者的情绪，愈发难以控制。

还有些死法，能激活免疫系统，让它们识别死亡细胞特征，然后去搜索并消灭类似的细胞。这就是"免疫性细胞死亡"。

这相当于恐怖分子被杀死后，还被送到警察局详查。大家一看，哦，原来有这些特征就是坏蛋，于是警察拿着照片，全体出动。

有些化疗药物就能引起"免疫性细胞死亡"。杀死大量癌细胞的同时，还顺便"教育"了免疫

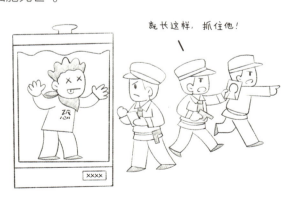

细胞，让它们帮助去扫荡残余的癌细胞。免疫系统最擅长的，就是"补刀"。

一个经典试验可以证明"免疫性细胞死亡"的存在。

两组一模一样的老鼠，对照组什么都不干，试验组注射被化疗杀死的癌细胞。因为是死细胞，这时没有任何反应。但如果过一段时间再给两组老鼠都注射活的同样的癌细胞，那对照组会长出肿瘤，而接种过化疗后癌细胞碎片的老鼠，则没有肿瘤，老鼠被免疫保护了！

也就是说，这类化疗杀死癌细胞的同时，还相当于给患者接种了"癌症疫苗"。

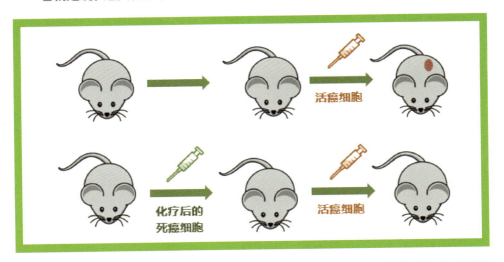

不同化疗药物引起"免疫性细胞死亡"的能力差异巨大。有些药物虽然杀死癌细胞能力很强，但只会"暗杀"，不会激活免疫系统。

有意思的是，几种应用最广的化疗药物，包括多柔比星、米托蒽醌、奥沙利铂、环磷酰胺、硼替佐米正好都能诱导"免疫性细胞死亡"。哦，对了，放疗也是一个很强的"免疫性细胞死亡"诱导剂。这是巧合，还是它们产生临床疗效的关键？

打破癌细胞伪装

化疗帮助免疫系统的第二个方式，是攻击癌细胞逃避免疫系统的种种手段。

前面讲到过，癌细胞要在体内生长，必须逃离免疫系统的监视，主要有两个办法,一个是"装好人",让免疫系统认不出来,另一个是"贿赂警察",让免疫系统认识了也无法攻击。

化疗对这两者都有作用。它可能打破癌细胞的伪装,暴露癌细胞的特征,帮助免疫细胞识别。它也可以没收癌细胞用于行贿的东西,让已经整装待发的免疫细胞更好地发动攻击。

这叫化疗的"免疫修饰功能"。里面的机制太复杂了,而且还在研究中,就不展开讲了。

因此,化疗并不是破坏免疫系统那么简单,而是一把双刃剑。一方面,它严重破坏免疫细胞,但另一方面,也能帮助免疫系统攻击肿瘤。

化疗的启动效应

随着免疫疗法的兴起,大家越来越重视化疗对免疫系统的正向作用。

动物实验和一些临床数据都表明,先化疗,再用免疫疗法(比如 PD-1 抑制剂),效果看来比直接用免疫疗法更好。其原因可能是化疗能一定程度上激活免疫系统,在这个基础上,再使用免疫疗法,则能充分发挥免疫系统的力量。

我们称这个现象为化疗的"启动效应"(priming effect)。

这是刚刚才开始研究的领域,它无论对基础免疫学,还是临床转化医学,都有很大的价值。目前不少临床试验就是在比较下面几种情况的疗效:

- 先化疗,再免疫疗法
- 先免疫疗法,再化疗
- 化疗和免疫疗法交错使用

同样的事情,不同的顺序,结果可能非常不同。

如果化疗是双刃剑,那有没有办法保持化疗对免疫系统的激活作用,同时尽量减少副作用呢?

"低剂量化疗"是一个可能。

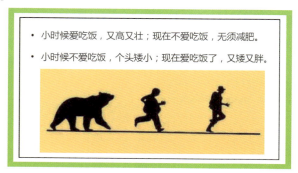

- 小时候爱吃饭,又高又壮;现在不爱吃饭,无须减肥。
- 小时候不爱吃饭,个头矮小;现在爱吃饭了,又矮又胖。

传统化疗目的是尽量杀死更多癌细胞，使用剂量高，毒副作用大。但如果使用化疗的主要目的是"启动免疫系统"，作为辅助疗法，就无须这么高的剂量，副作用也会大大减少。

如果能找到合适的化疗低剂量，足以造成"启动效应"，激活免疫系统，但又不大量杀死免疫细胞，那将是功德无量。

这方面的动物研究和临床试验也已经开展，值得关注。

希望大家以后不要再问："化疗有没有效？"

这是个错误的问题，它就像在问："中国有没有好人？"

简单回答"有"，或者"没有"，都毫无意义。

正确的问题是：

"我们怎么才能扬长避短，把化疗用得更好？"

靶向药物也是免疫疗法吗?

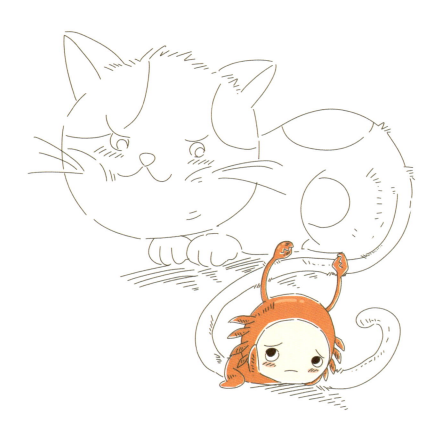

通常我们把抗癌药物按照出现时间和作用机制，分为三个阶段：化疗、靶向疗法和免疫疗法。但它们之间的界限非常模糊，经常让人傻傻分不清楚。

前面说了，放化疗如果使用得当，除了杀伤癌细胞，也能激活免疫系统，所以也是免疫疗法。

今天，咱们来看看为什么很多靶向疗法，同时也是免疫疗法。

神奇的格列卫

世界上第一个针对癌细胞基因突变的靶向药物是啥？

2001 年上市的格列卫。

目前长期疗效最好的靶向药物是啥？

还是 2001 年上市的格列卫。

它针对的是白血病特有的 Bcr-Abl 融合突变基因。单凭这一个药，就让慢性粒细胞白血病患者 5 年存活率从 30% 一跃到了 90%。

不仅如此，长期跟踪结果显示，如果用药 2 年后癌细胞检测不到的话，患者 8 年生存率高达 95.2%，和普通人群无统计学差异，4.8% 的死亡里多数为意外，和癌症无关。

所以，格列卫是当之无愧的"神药"。

但仔细想想，这其实非常奇怪！因为几乎其他所有的靶向药物，都面临一个巨大挑战：耐药性。

前文说过，肺癌患者使用的 EGFR 靶向药物或者 ALK 靶向药物，通常一开始疗效都非常好，但几乎无一例外会出现抗药性：由于肿瘤出现新的突变，靶向药物失效。因此，通常单凭靶向药物，很难让患者长期生存。

格列卫例外。

虽然也有患者对格列卫产生耐药性，但相对别的靶向药物比例低很多。为什么呢？

格列卫上市后，还有很多科学家在继续研究它，但其中两个研究结果，让大家更加迷茫。

结果 1：格列卫其实无法杀死所有 Bcr-Abl 突变白血病细胞。有些癌细胞对格列卫不敏感。

结果 2：有些患者使用格列卫一段时间后，由于种种原因停药。这些患者仍有很大比例长期存活，癌症不复发。

结果 1 和结果 2 放在一起，非常不合理。如果格列卫不能杀死所有癌细胞，那么停药后肯定会复发。除非人体内有什么东西在停药后还能继续杀伤癌细胞？

另外两个研究提供了线索：

结果 3：使用过格列卫后，患者体内针对癌细胞的免疫细胞数量大大增加。

结果 4：在老鼠模型中，如果剔除免疫细胞，格列卫疗效大打折扣，癌症复发频繁，无法长期存活。

结果 3 和结果 4 放在一起，得出一个重要理论：格列卫能激活免疫系统对抗癌细胞！

这绝对是无心插柳。研发格列卫的时候大家一心只想把癌细胞弄死，没人关心免疫系统。这个药上市产生特别好的疗效，大家理所应当认为主要因为药物能抑制 Bcr-Abl 突变基因，从而彻底杀死白血病细胞。

但显然，除了能特异杀死大量癌细胞以外，格列卫还能同时激活对抗癌细胞的免疫系统。免疫细胞才是控制残余癌细胞，阻止癌症复发，让患者长期生存的最大功臣。所以格列卫才成了"神药"。

人类开发出来的第一个针对癌细胞突变的靶向药物，居然也是个免疫药物。

瞎猫撞上死耗子，但无所谓，因为某四川的前辈说过：不管黑猫白猫，抓住老鼠就是好猫。

药嘛，好用就行。

吸引免疫细胞的药物

格列卫的故事并不是个案，咱们再来看另一个靶向药物。

很多黑色素瘤有 BRAF 基因突变，导致其活性大大提高，癌细胞的生长非常依赖它。因此药厂开发了针对这个突变的靶向药物，目前上市的有两种，Zelboraf 和 Tafinlar。

这两种 BRAF 靶向药物效果也不错，把患者 2 年生存率从 15% 提高到了

治疗篇

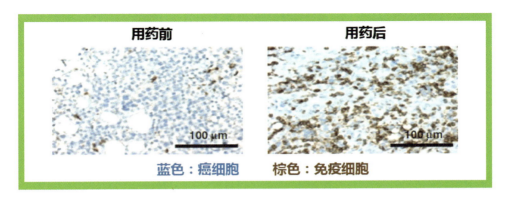

40% 左右。和格列卫故事类似,大家都以为这两种药物作用机制就是抑制突变的 BRAF 基因,杀死癌细胞。但某一天,几个科学家灵光一现,说咱们看看用药前后,肿瘤里的免疫细胞情况吧?

结果他们被震惊了!

大家可以明显看到,用药前,黑色素瘤里主要是癌细胞(一个蓝色小点就是一个癌细胞),少数免疫细胞(棕色)或许有心杀敌,但力量对比悬殊,显然力不从心。但使用 BRAF 靶向药物后,大量免疫细胞进入肿瘤,包围癌细胞,准备作战。

因此,BRAF 靶向药物,除了直接杀死黑色素瘤细胞,还能发出信号,召唤免疫细胞。这其中的原理到目前还不是完全清楚,但毫无疑问,和格列卫一样,这个靶向药物,也同时是免疫药物。同样是无心插柳,同样是瞎猫撞上死耗子。

未来的组合疗法

故事到这里并没有结束,由于这个研究,大家后来陆续发现有其他靶向药物也有类似功能,能把免疫细胞引入肿瘤。这类靶向药物可以称为"促免疫型靶向药物"。

但遗憾的是,单靠数量还不够,很多免疫细胞进入肿瘤后,马上进入"吃瓜群众"模式,只围观,不杀敌。其中一个重要原因是癌细胞已经进化出了"免疫抑制"功能,会伪装,告诉免疫细胞"兄弟,自己人,别打我"。

遇到这种骗子,咋办?

所幸,最近出现了新型免疫药物,比如 PD-1(或 PD-L1)抑制剂。它的作用就是揭开癌细胞伪装，让免疫细胞开始攻击。

因此，理论上，"促免疫型靶向药物"+PD-1（或 PD-L1）抑制剂的混合疗法应该效果不错。前者把免疫细胞引入肿瘤，后者让免疫细胞开始攻击。这幅画面，想想就让人觉得兴奋。

最近，结直肠癌中出现了成功的苗头，在一个小型 1 期临床试验中"促免疫型靶向药物"Cotellic + "PD-L1 抑制剂"Tecentriq 出现了 17% 肿瘤缩小率，和 39% 疾病控制率（缩小 + 稳定）。要知道，这类患者单用免疫疗法肿瘤缩小率几乎为 0。

因此，促免疫型靶向药物，能对免疫疗法产生非常积极的促进作用，两种药物联合使用，效果可能很不错。很期待大规模临床试验来证明这样的猜想。

要说明的是，并不是所有靶向药物都能激活免疫系统，甚至有些明显是抑制免疫反应的。现在，研究各个靶向药物对免疫系统的影响是最热门的研究方向之一。

"促免疫型靶向药物"和"免疫疗法"联合使用有双重意义。一方面，利用免疫细胞的多样性来降低耐药的可能；另一方面，利用靶向药物来增强免疫疗法的效果。

不管靶向药物，还是免疫药物，有效的就是好药，但我们真正寻找的，是最好的组合疗法。

很简单，虽然黑猫，白猫，抓住老鼠就是好猫，但我们最喜欢的其实还是那个胖乎乎的黑白混合的大熊！

临床试验，风险很大吗？

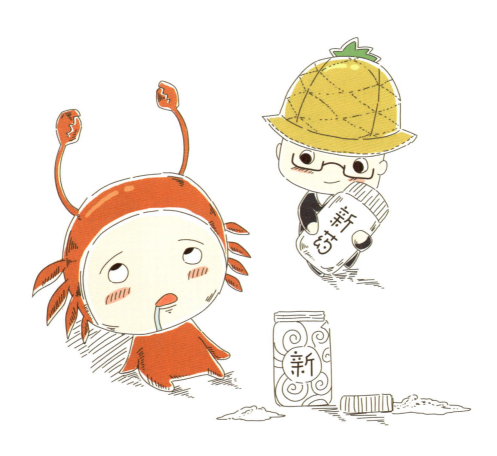

最近抗癌都呈现井喷状态，不仅大量新药上市，还有海量药物在临床试验中。面对"临床试验"，患者态度差别很大。

在一个极端，有人把试验药物当成最后神药，产生不切实际的期望。

另一个极端，有人无论如何不愿意当"小白鼠"，错过一些难得的机会。

之所以如此，是因为多数人对"临床试验"都存在各种误解。今天，我给大家解释最常见的 4 个误区。

误区一：临床试验只是测试药物的有效性

药物必须有效，这毫无疑问。临床试验的重要任务是证明新药有效，但这不是唯一目的。

和验证"有效性"同等重要的是验证"安全性"。

无论中药、西药、藏药、苗药，100% 的药物都有毒副作用。

无论是人工合成，还是纯天然，100% 的药物都有毒副作用。

关键是剂量。

离开剂量谈药效，或者毒性，都是耍流氓。

新药必须在一定剂量范围内有效，还得在同样剂量范围有可控的毒副作用，才能被批准上市使用。

早期临床试验，首要任务是验证药物的安全性，其次才是有效性。对于科学家来说，药物安全性远比有效性重要。一个能杀死癌细胞，但导致心脏骤停的药，毫无意义。

能杀死癌细胞的药，非常多。

但同时不杀死患者的，凤毛麟角。

误区二：参与试验就是当"小白鼠"，风险极高

临床试验是为了测试新药对患者的效果，因此，肯定是自带风险，不是 100% 可预测的。但是，这不代表药厂会把患者简单当成"小白鼠"。

首先，药厂不会瞎在患者身上试药，因为临床试验对药厂来说是非常昂贵的！

在美国，每位参与临床试验的患者，大约要花费药厂 10 万美元！在中国，也要 4 万美元。

要知道，70 千克重的纯银也不过价值 4 万美元！如果说患者是"小白鼠"，那也是"小白银鼠"。

药厂挑选参与试验的患者是慎之又慎，每个患者都是宝！他们希望试验成功的心情，绝对一点不比患者弱。

其次，参与试验的风险远没有大家想象的大。

临床试验通常分为 1、2、3 期，随着试验进展，我们对药物效果和风险理解增多，成功概率随之越高。因此，参与后期临床试验，虽然不保证有效，但已经不能说是盲目试药了。

即使是风险最大的 1 期试验，也是尽力保护患者的。第一，药物用到患者身上之前，必须在各种动物试验中证明安全。第二，药物会从非常低的剂量开始测试，确定安全以后才会加量，不会一来就给患者用危险的剂量。

还有一种安全性超高的"中国特色"临床试验。

由于政策法规，很多外国新药是已经在国外上市后，才开始来中国做临床试验。这样的"临床试验"就等于免费送药，风险很低，强烈推荐！

误区三：临床试验被分到对照组，就悲剧了

新药临床试验通常都会有试验组和对照组，只有这样的客观对比，才能真正证明新药 / 疗法有效。

但这也就意味着总会有人进入对照组。

常有人问我："被分到对照组，是不是就悲剧了？"

答案是："不是！不能！"

很多人之所以担心进对照组，是以为对照组只用无效安慰剂，耽误宝贵的时间。

事实并非如此，科学家没那么无耻。最大限度保证患者利益，是所有临床试验的要求。

首先，有些癌症临床试验是"单臂"（single arm），也就是没有对照组，只

有试验组。

其次，如果有对照组，癌症新药测试中，绝大多数时候都是使用"目前最常用的标准疗法"，而不是安慰剂。比如，在测试最新免疫药物的时候，对照组通常使用标准化疗。

简单总结一下：

- 不参与临床试验 ＝ 使用标准疗法
- 参与临床试验（进入对照组）＝ 使用标准疗法
- 参与临床试验（进入试验组）＝ 使用新药

这样的设计，有两点重要意义。

第一，最大限度地保证了参与试验患者的利益。因为即使被分到对照组，就是使用标准疗法，而且是免费使用。

第二，能客观比较新药和现有标准疗法。我们真正关心的不是"新药是否有效"，而是"新药是否比现有疗法更有效，更安全"。

所以，分到对照组，并不是悲剧，至少可以免费用药。

另外还有一点值得一提：

有大数据分析显示，参与临床试验的患者，治疗效果整体更好。其中一个原因，是对参与临床试验患者的检查更加仔细和系统。从这点来看，即使分到对照组，患者也是受益的。

误区四：分到对照组，就没有使用新药的机会

很多人怕被分到对照组，觉得那样彻底失去了使用新药的机会。

事实上并非如此。

不少抗癌药物临床试验中有一个设计叫"交叉（crossover）"。

它大概的意思是，当对照组患者使用标准疗法，确定无效，同时试验组新药展现疗效的时候，患者可以选择"跨组"，使用新药进行治疗。

这样，尽最大可能保护参与试验的患者利益。

所以，即使被分到对照组，依然有机会在随后使用新药。

小结

如果没有临床试验,就没有任何新药。科学设计的临床试验,有很大的科学价值和社会价值。

任何参与临床试验的患者,不仅是为了自己的健康,更是为了社会的福祉,值得我们尊敬。

癌症新药临床试验,多是针对标准疗法都已经失效的患者。对于这群人,问题不是"是否应该加入临床试验?",而是"如何寻找成功概率最高的临床试验?"。

这需要长期学习和知识积累,扫清对临床试验的误解,是关键的第一步。

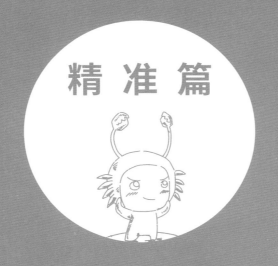

精准篇

永远要记住，你是独一无二的，其他人也是。

——玛格丽特·米德

从 1.0 到 4.0，癌症的分类进化史

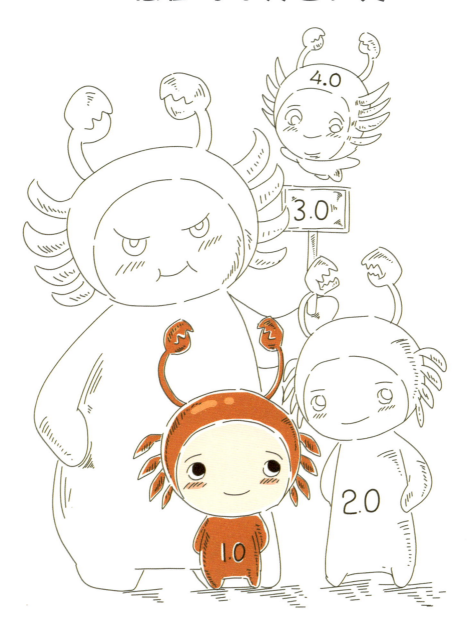

精准篇

——"请问肺癌有新药可以用吗?"

——"具体是什么癌症类型呢?"

——"说了是肺癌啊。"

——"这恐怕还不够,必须了解一下具体是肺癌的哪一种。"

一般问起癌症种类,大家第一反应都是肺癌、乳腺癌、直肠癌,等等。这没错,但这是癌症分类最初级的 1.0 版。在过去一百多年,随着现代医学的发展,癌症分类方式已经出现了 4 次革命性升级,从最初的 1.0 版,到 2.0,到 3.0,现在最新的 4.0 版已经出现在地平线上。

分类方式的不断升级,其根本目的,都是为了对患者进行更好的"个性化治疗"。

只有了解现代癌症分类方式,才能更好地和医生交流,了解新药背后原理,从而选择最适合患者的治疗方式。

癌症分类 1.0 版

一千多年前,出现了癌症的概念。慢慢地,大家开始对癌症按照发病部位,或者说癌症组织来源来分类,比如肺癌、胃癌、直肠癌等。这样的分类直观,容易理解,我们平时说肿瘤排名,也还是按照这样的分类来的。

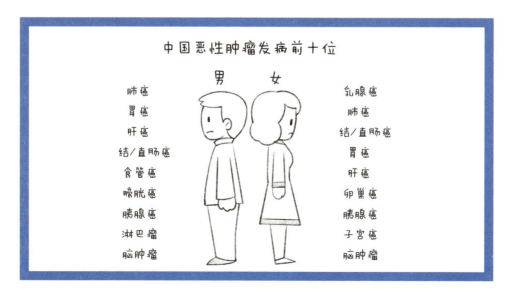

这种按照"部位"的分类,是"癌症分类 1.0 版"。这虽然简单,却也是一次革命,因为这样分类不仅让互相的交流变得容易,而且有临床价值,因为显然肺癌和乳腺癌,从生长特性到治疗手段,都是非常不同的。

癌症分类 2.0 版

随着技术进步,医生发现可以根据临床特征,尤其是显微镜下癌细胞的特点(病理)对癌症再进行细分。

癌症分类 2.0 版:"部位 + 临床病理"。病理科医生的主要工作,就是按照 2.0 版的标准,来对患者进行分类。

比如,下图就是 2.0 版本里面,4 种主要肺癌类型在显微镜下的不同样子。

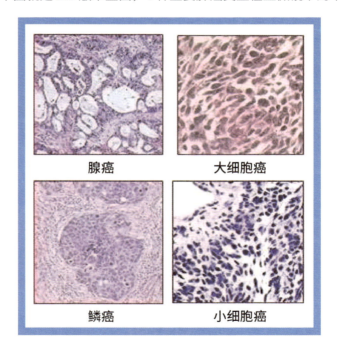

腺癌　　大细胞癌
鳞癌　　小细胞癌

从 1.0 升级到 2.0 版,中间经历了上千年,体现了无数医生和科学家的智慧。我们开始真正认识到癌症多样性,证明同样部位,不同亚型的患者使用不同治疗方式,能达到更优化的效果。

但是大家慢慢发现 2.0 版有问题。

第一，这种分类主要靠病理科医生经验和主观判断，水平不高的话很容易出现误判。

第二，即使分为同一种亚型的患者，比如"晚期非小细胞腺癌"，对药物的响应非常不同，医生仍然无法准确预测患者对药物的响应。

我们是否能找到更好的分类方法，来帮助医生优化治疗方案？

基因测序带来了一线曙光。

癌症分类 3.0 版

进入 21 世纪，随着癌症中的基因突变被逐渐发现并理解，我们进入了癌症分类 3.0 版时代："部位 + 病理 + 基因突变"。

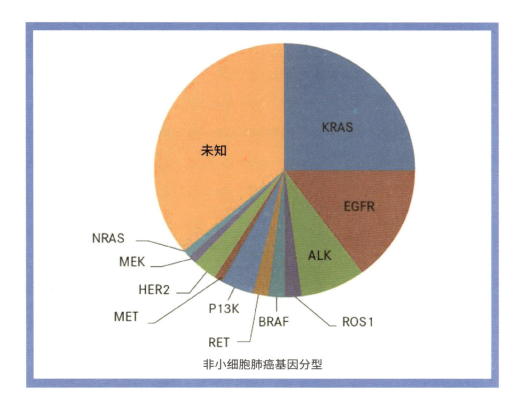

非小细胞肺癌基因分型

在 3.0 系统下，基因检测成了不可或缺的一环，因此有时也叫"基因分型"或者"分子分型"。

比如"非小细胞肺腺癌"，在 2.0 分类中是"同病"，而在 3.0 分类下则可以被进一步细分成了"EGFR 基因突变""ALK 基因融合""KRAS 基因突变"等近十种不同的疾病。

之所以要这么分类，是因为科学研究表明，不同基因突变的肺癌，对药物，尤其是新型靶向药物的响应是非常不同的。

如下图，当靶向药物"特罗凯"用于所有"非小细胞腺癌"的时候，疗效差别很大，有些人结果非常好，很多人则没有任何效果，肿瘤甚至还在快速生长。

为什么呢？

以前，在 2.0 版分类下，我们完全无法理解。直到使用基因检测才发现，特罗凯在肺癌中的疗效主要由患者基因突变类型决定：EGFR 突变患者往往效果不错（**灰色**），而相反，如果癌细胞是 KRAS 突变的时候（**蓝色**），"特罗凯"是完全无效的。

正是因为类似的临床试验结果，医生开始推荐患者进行基因检测，按照是否有 EGFR、ALK，或 KRAS 突变来进一步分类，从而决定患者是否适合使用特罗凯、易瑞沙等不同靶向药物。

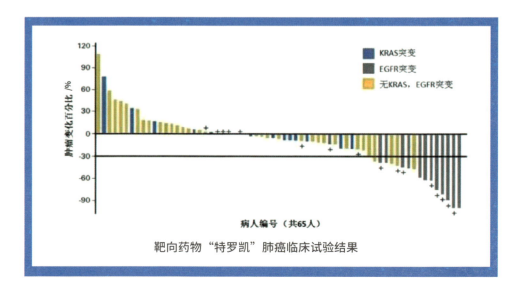

靶向药物"特罗凯"肺癌临床试验结果

随着分类方式的进步，大家和医生的对话也变了：
- 1.0 时代："我爸爸的肺癌应该怎么治？"
- 2.0 时代："我爸爸的 3 期非小细胞肺腺癌应该怎么治？"
- 3.0 时代："我爸爸的 EGFR 基因 19 号外显子突变，3 期非小细胞肺腺癌应该怎么治？"

显然是越来越复杂。但大家先别崩溃，这还没完，因为伴随免疫疗法兴起，4.0 版呼之欲出。

癌症分类 4.0 版

近两年来，"部位 + 病理 + 基因"的癌症分类 3.0 版，又不够用了，因为它无法预测最近很火的免疫疗法效果。

癌症分类 4.0 版："位置 + 病理 + 基因突变 + 免疫特性"，是目前最热门的研究领域之一。

或许再过几年，我们就得这样问医生了："我爸爸的 PD-L1 阳性 1+，CD8 细胞阳性 1+，新抗原指数 2+，EGFR 基因 19 号外显子突变，3 期非小细胞肺腺癌应该怎么治？"

99% 的人应该已经晕菜了，这很正常。别担心，这是科学研究最前沿，还不成熟，暂时不会广泛用于临床。

但 4.0 版是不可阻挡的趋势，所以我建议大家要么早点开始学习，要么多结交点学生物医学的朋友。

每个人的癌症都是不同的，为了最优化治疗，癌症类型肯定会被分得越来越细，终极结果就是每位患者都是一种独特分型，适合独特的治疗方式，所谓"一人一方"。

但当分类过于细，过于复杂的时候，会带来一个大问题：不仅患者，连很多医生都会晕了，因为信息和选择都实在太多了。咋办？

这时候，需要一个傻瓜软件，只要输入各项信息，计算机就能输出推荐治疗方案，比如下面这种：

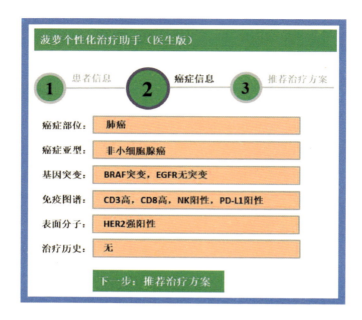

理想状态下,推荐出来的应该不是一种固定方案,而是会有多个选择,按成功概率、价格、副作用风险等因素排名,就跟现在买机票、订旅馆一样。选择一个最适合患者需求的疗法。

它最大的难点是背后的数据库,不仅需要随时更新临床研究结果,还需要人工智能学习能力,门槛不低。

有人已经开始做了,我相信这是一个在不久的未来就会爆发的商机。

基因测序，越贵越好吗？

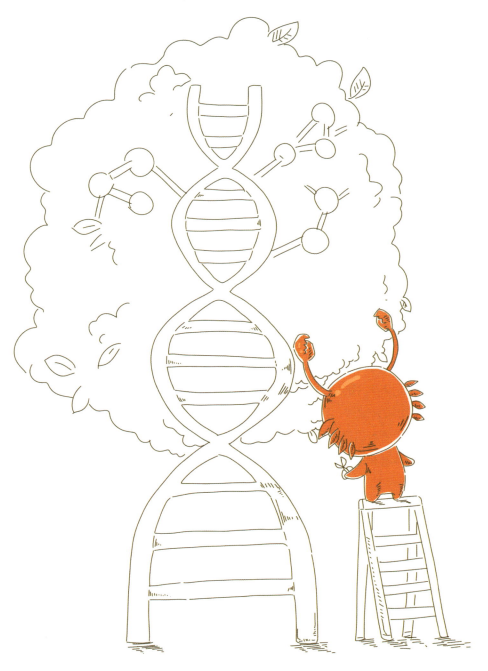

精准医疗的概念，最近被媒体炒得很热，但对癌症治疗领域来说，一点都不新鲜。自从十多年前靶向药物出现，大家就开始做"精准医疗"了：根据患者基因特点，而使用对应的药物和治疗方式。

癌症治疗在未来 10~20 年，仍然会是基因测序的第一大市场。

测序技术在癌症诊断、遗传检测和疗效监测上都使用颇多，我非常支持。但大家对癌症基因测序的认识经常有误区，最常见的有两个：

- 基因测得越多，知道的信息越多，治疗效果越好。
- 只要测到致癌基因突变，就有相应药物。

有效的检测

第一个误区，以为测越多基因越好，这是不对的。对于癌症患者，有测序价值的基因应该满足两个条件：

- 该癌症种类里面有的突变基因。
- 能预测靶向药物效果。

比如，对于肺癌患者，最需要测序的基因只有寥寥几个：EGFR、ALK、ROS1、KRAS 等。这些基因都是肺癌中常突变的基因，而且能指导靶向药物使用。

EGFR，ALK 和 ROS1，都有针对的靶向药物，它们的突变可以直接指导治疗。KRAS 目前没有特别好的靶向药物，但它的突变能预测患者对目前的很多肺癌靶向药物，比如易瑞沙、赛可瑞等是不响应的。因此，测 KRAS 基因突变的主要价值，是避免患者使用昂贵但肯定无效的靶向药物。

很多基因和癌症关系密切，如果不满足这两点，肺癌患者就没必要测。比如 BRCA 基因，它在乳腺癌和卵巢癌中突变很多，但在肺癌中极少，不满足第 1 个条件。再比如 SMARCA4 基因，突变在肺癌中常见，但没有针对性药物，也没有预测药物疗效的价值，因此知道了突变也没什么意义。像这类的基因，肺癌患者就没必要测。

基因测序商家归根到底也是商人，也喜欢促销，也会通过卖套餐来诱惑"过度消费"，比如肺癌测一个 EGFR 基因 2000 元，但测 100 个基因的"肺癌套餐"只要 1.5 万元，大家一看，测 100 个基因超级划算，平均一个基因才 150。殊不知，那 100 个里面很多对肺癌是没有临床指导意义的,即使知道有突变,却并没有什么用。

这就像你想做辣子鸡丁,本来花 100 元买只鸡就好,结果遇到促销,1 只鸡 +10 只兔子的套餐只要 199 元!如果你顺带要吃红烧兔或者跳水兔,这套餐真的很值,很不错,但如果没这个计划,你就得想清楚:兔子对辣子鸡这盘菜的贡献是啥?那 99 元,我是不是应该用来买点花椒和辣椒,而不是兔子?

当然,如果已经测了,也不用过分纠结。人在江湖漂,怎能不挨刀。过度测序的后果和闺蜜组团逛街结果一样,无非就是买了大量永远用不上的东西,并不会影响治疗。

我无非想告诉大家,市面上基因测序选择很多,只测有价值的基因,把钱用到刀刃上,从科学上看更加合理。

针对性药物

另一个常见误区是以为发现了基因突变就会有对应的治疗药物。

愿望很丰满,现实很骨感。

下面表格列举了癌症中经常突变的 18 个基因和靶向药物情况。

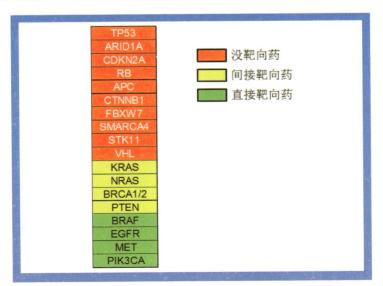

可以看出，4种突变有直接靶向药，4种突变是有间接靶向药，也就是药物并不是直接针对这个突变基因，但对（部分）携带该突变的患者有不错效果。而10种主要突变则完全没有药物。

知道突变却没有药，这类药厂的人难道是吃干饭的吗？其实，为了研究新药，研究人员真的蛮拼的，这不是因为情怀和理想，很简单，药＝钱＝饭碗。

那为啥我们拿这么多突变基因没办法呢？

在说这个之前，先复习一下癌症基因突变的两大类：

- 增强型突变：促进细胞生长的致癌基因变强。
- 缺失型突变：抑制细胞生长的抑癌基因没了（注意，不是变弱，是彻底没了）。

因此，针对基因突变的药物开发有两种策略：

- 控制住变强的致癌基因。
- 把抑癌基因弄回来。

很多突变基因没有药物的原因，也无非两种：

- 控制不住变强的致癌基因。
- 抑癌基因弄不回来。

先说第一种，控制变强的致癌基因，药物需要紧紧锁住致癌基因的活性部位，经常比喻就是致癌基因像恶狗，药就是可以卡住它嘴的东西。找新药的过程，就是找什么形状的工具好用，把恶狗的嘴卡得最紧。

但有些致癌基因长得不像恶狗，而像 Hello Kitty！问题倒不在于它萌萌哒，而是在于它根本就没有嘴！

这时候药厂人员拿着啥工具都只有一个字：囧！因为根本找不到地方塞。

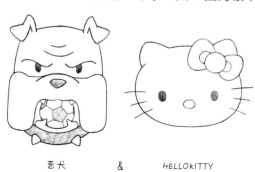

恶犬 & HELLOKITTY

KRAS、CTNNB1 这类突变基因就是 Hello Kitty。

另一个找不到药的主要原因是抑癌基因一旦没了，几乎不可能弄回来。

表格中那些没药可治的红色突变，几乎都是抑癌基因缺失型突变，包括很多癌症中最常见的突变。这帮基因的功能是限制细胞生长，就像家里的保安，保证疯狗或者 Hello Kitty 不会来撒野。本来工作得好好的，谁知某一天突然说："世界那么大，我想去看看。"于是，就走了。

疯狗虽然凶猛，好歹你可以想办法，找工具把它卡住，甚至乱棍打死，药厂就是工具多。但要什么样的工具，才能把出去看世界的保安找回来？

爱，青春，抑癌基因，一旦没了，就很难回来。

总之，基因测序非常有用，正在迅速改变癌症诊断和治疗，但患者和家属，应该有着正确的期望值，并且知道什么样的检测是真正有价值的。很多癌症突变在很多时候由于没有对应药物，无法从中获利。开发更多更好的靶向药物是药厂的天职，但目前技术局限还很大，还有很长的路要走。

基因测序报告成了"天书",咋办?

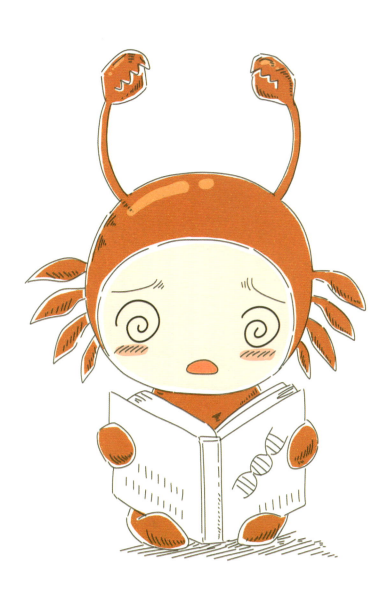

如果你花钱请大仙算了一卦,但完事儿后,他不给你好好解卦,却直接丢给你一本根本看不懂的"解卦大百科全书",让你自己去读,想不想骂人?

现在的基因测序服务经常就是这样。

基因测序,最近火得不行,不管是癌症患者,孕产妇,还是普通老百姓,都或多或少会接触到这个词。国内各种基因测序公司如同雨后春笋一般,"刺溜"一下就冒出来了。

基因测序本身是个非常好的东西,正在迅速改变大家的生活,我举双手双脚赞成靠谱的测序的应用推广,尤其是在癌症(比如遗传基因检测)、优生优育(比如测罕见遗传病)和微生物学(比如感染诊断)方面。

癌症是目前基因测序的第一大市场。现在对很多癌症患者,尤其是乳腺癌、肺癌、直肠癌患者,基因检测几乎是必做的。

但无论什么应用,基因测序有个最大的问题:普通老百姓看不懂结果,必须请专业人士咨询指导。

但目前多数公司"管杀不管埋",测序结果出来后直接丢一堆分析表格给顾客。很多客人看到结果后,开始恶补生物医学知识,最后仍是一知半解。

有人向我感慨:"我真后悔当年高中生物课没好好上。"

为了让大家感觉好一点,我可以放心地说,即使你当年高中生物课好好上了,你还是看不懂。

要正确理解基因测序结果,必须要有长期的生物学,尤其是遗传学的训练。在答复了一些基因测序结果咨询以后,我发现,这也许是解决广大生物专业同学就业难题的好机会!

"21世纪是生物的世纪",这句话把一群人忽悠进生物专业已经20年了,这群人在寂寞中隐忍不言,就是在等大家看不懂基因测序结果的那一天。

基因测序结果长啥样?

癌症患者基因测序结果到底有多复杂?下面是一份我帮助咨询过的肺癌基因测序报告的第1页(一共35页):

> 共检测基因：382 基因全外显子
> 共检测碱基：1327478 个
> 肺癌相关基因突变：12
> 肺癌相关靶向药物：0
> 肺癌相关化疗药物：7
> 现有临床药物试验：6
>
> 肺癌相关基因突变 / 多态性列表
>
> NCCN 推荐常见突变位点：
> GSTP1 基因：1105V 杂合多态性
> XRCC1 基因：Q399R 纯合多态性
>
> 患者张 XX 特有基因突变：
> ADH1B 基因：H48R 杂合多态性
> ATM 基因：R337C 突变（丰度 75%）
> CCND1 基因：基因扩增 1.8 倍
> DDR2 基因：基因扩增约 1.7 倍
> EGFR 基因：D770delinsDG 第 20 外显子非移码插入突变（丰度 44%）
> ERBB2 基因：I655V 杂合多态性，P1170A 杂合多态性
> ERCC4 基因：基因扩增约 1.8 倍
> FGFR4 基因：G388R 杂合多态性

能读懂的请举手！

有多少人拿到这个报告，放眼只看到了"肺癌""基因""药物"这几个词？

全外显子是啥？ NCCN 是啥？杂合多态性和纯合多态性是啥？ ADH1B 基因是啥？ R337C 突变是啥？非移码插入突变是啥？基因扩增 1.8 倍是啥？丰度是啥？

一句话，到底应该怎么治？

别说普通大众，很多医生或生物专业的人都不能完全搞懂这些玩意儿。

有人也许能一眼看到"EGFR 基因，DdelinsDG 第 20 外显子非移码插入突

变（丰度 44%）"是最关键的，其他很多信息对确定治疗方案并没有什么用。但这需要很多年的专业训练。

对于大众，这样一份 35 页的报告，如果没人解读，无异于天书。

有人可能会说，基因检测结果的读者其实应该是医生，而不是患者或家属，稍微复杂一点无所谓。但如果我花了 1 万多块钱，我还是希望能懂一些东西，不是吗？何况，很多医生也根本搞不懂！

让人迷茫的风险评估

现在很多公司推广基因测序来进行癌症风险评估，或者筛查。

最近某一位女士花了 6000 元买了"女性癌症风险评估套餐"。该套餐测了 20 多个和乳腺癌、卵巢癌相关的基因。结果还真测出了 p53 基因突变，具体是 Pro72Arg：说明 p53 基因第 72 位的氨基酸由脯氨酸（Pro）变成了精氨酸（Arg）。

项目：乳腺癌 / 卵巢癌易感基因（20 基因，全编码区）

一、基因检测结果描述
1. 本样本未检测到具有确定临床意义的基因突变。
2. 本样本 Tp53 基因检测到杂合性突变，突变命名为 Pro72Arg，目前数据表明，该突变的临床意义尚不统一。
3. 本样本共检测到其他基因突变 14 处，与千人基因组数据对比，均为多态性位点。

二、结果解释
1. 经患者本人知情并同意，对 20 个乳腺癌相关基因进行基因突变检测。
2. 本样本 Tp53 基因检测到杂合性突变，突变命名为 Pro72Arg，目前数据表明，该突变的临床意义尚不统一。
3. 文献 1-3 表明，Pro72Arg 突变与乳腺癌风险具有显著相关性。
4. 文献 4-7 表明，Pro72Arg 突变与乳腺癌、子宫内膜癌等风险无关。

---

p53 可是和癌症相关最重要基因之一。这可把该女士吓坏了。

这突变是啥意思？她想先看看结果解释吧。不看不要紧，看完更晕，第 3 条说："文献 1 到 3 说明 Pro72Arg 与乳腺癌风险具有显著相关性"，第 4 条说："文献 4 到 7 说明 Pro72Arg 与乳腺癌患病风险无关"。

这不是自相矛盾吗？有风险还是没风险？

她给客服打电话，客服说："抱歉，我也不懂。"

我拿到后，一时也不确定，去做了好一会儿功课。最后给她解读了 3 点（前方高能预警：此处开始有大量专业词汇，只是为了严谨，读者可以跳过，直达下一部分）：

- Pro72Arg 根本就不算是突变，而是自然发生的"基因单核苷酸多态性（SNP）"。这个多态性，简单来说，就是指正常人群之中，有些人 p53 基因第 72 位是脯氨酸，有些人是精氨酸，但重要的是，无论哪种，都是正常蛋白，不是突变蛋白！这就像有些人是 A 血型，有些是 B 血型，虽然不同，但都是健康的。

- 报告里面的第 3 条和第 4 条显然是互相矛盾的，这说明研究论文里对 Pro72Arg 到底是否增加癌症风险没有定论。

基因相关研究中这类矛盾的结果非常多！那怎么判断哪边观点比较靠谱？

最安全的办法当然是去读那些论文。但如果读不懂呢？那就看文章发表时间！

比如这里，说 Pro72Arg 增加癌症风险的文章大多发表在 2005 年之前，而说它没有增加风险的文章则是最近 10 年的。

请注意，一般来说，如果新旧研究论文水平类似，而且结论明显相反的话，我会选择相信新文章！

原因有二，首先科学是不断进步的，新的知识和技术往往让研究更全面、完善、准确；另外新文章在发表之前，要经过专家审稿。如果新文章结论和以往的相反，作者必须提供大量证据来说服专业审稿人。新文章得以发表，说明专业人士认可新的研究结论，而旧的结论可能不准确。

- 即使相信 Pro72Arg 增加癌症风险，这位女士也是很安全的，因为她是杂合子，而不是纯合子。生物学上，人是二倍体，每一种基因都有两份，一份来自爸爸，一份来自妈妈。杂合子的意思是说她只有一份基因是 Pro72Arg，另一份还是普通正常版本。有一个正常版本，就够了，不会增加患癌风险。这里面的生物学就不具体展开了。

综合上面三点，我告诉这位女士："别担心。"

靠谱的基因测序咨询师在哪里？

既然测序结果的解读如此重要，基因测序公司为什么不多雇一些专业人士做咨询师呢？

我能想到的有两种原因：第一，顾客群没有强烈要求，没必要去自我折腾，增加成本；第二，找不到合适的人。其中后者可能是主要原因：

- "基因咨询师"这个行业在中国刚刚出现，公司很难找到有资质的人。
- 国内基因测序公司还在群雄混战阶段，老总们都在专心抢市场，后台基因咨询师不受重视，收入也不高，有这功夫，还不如去开滴滴专车呢。

因此，基因测序后的咨询，现在是市场上很大的缺口。但我认为同时也是很好的机会。有需求就有市场，最开始做好咨询客服的测序公司很可能积攒良好口碑，占领先机，成为测序界的"海底捞"。不做测序，而专注做专业基因咨询，也许有机会占领后期市场，并衍生出新产品，甚至垂直逆向整合。另外，对很多生物专业同学来说，也是一个值得关注的就业领域。

21世纪什么最贵？人才！

所以，请珍惜你身边每一位学生物的同学吧！

为什么同样的药，效果千差万别？

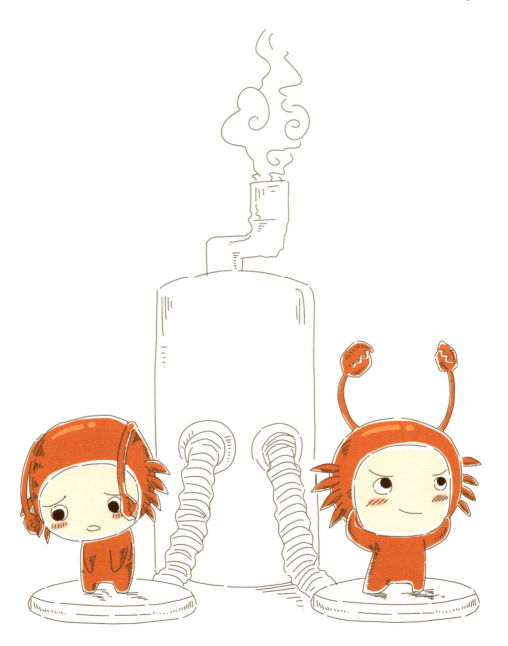

"妈妈和隔壁床的阿姨,用一模一样的化疗药,为什么我妈妈副作用强这么多?是好事还是坏事?"

确实,同样治疗,无论疗效,还是副作用,不同患者差异都是巨大的。不仅化疗,任何疗法都如此。

从疗效看,有人肿瘤明显缩小,甚至消失,有人毫无反应。

从副作用看,有人副作用强烈,高烧、持续腹泻,乃至被迫停药,有人则相对轻松,我同事汤姆,曾经周一化疗,周二上班。

到底是什么在决定化疗的反应?

因素很多,包括给药方式和频率、患者年龄和性别、肿瘤类型和阶段、其他疾病影响,等等。肯定无法一篇文章说清楚。

今天咱们聊一个非常重要,但被很多人忽略的因素:先天基因!

先天基因如何影响化疗?至少通过3点:

- 决定有多少药物到达细胞。
- 决定药物多快失效。
- 决定细胞对药物有多敏感。

"税后工资"才是关键

不同人使用一模一样的药,比如都吃两颗胶囊,最后真正起作用的药物剂量可以有天壤之别。

这是为什么?

因为化疗药物(任何药物)进入体内,并不是直接扑到肿瘤那里开始干活,而是要经过很多步骤。如果是口服药,至少需要从消化道进入血液("吸收");需要跟着血液循环跑到肿瘤那里去("分布")。

真正重要的是最终到达细胞的药物剂量(有效剂量),而不是最初进入体内的剂量。

就像大家的工资,我们最关心的不是税前工资,而是最终到口袋里的税后工资。大家都是税前5000元,但一个被扣得只剩下800元,一个还剩4000元,俩人的反应能一样吗?

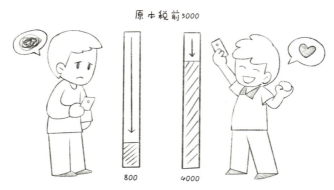

类似的,患者最初接受的药物剂量一样,那是"税前",药物进入体内,经历吸收、分布、代谢,每一步都会造成药物损失,就像在扣税。"扣多少税",很大程度受先天基因决定,每个人都不同。因此,"税前"一样,"税后"可能就差很多了。

有些人的基因,导致到达癌细胞的药物有效浓度高,疗效可能会更好。但这是双刃剑,因为与此同时,正常细胞接受的药物浓度也会高,副作用就可能更糟糕。这是个非常难控制的平衡。

正因为如此,很多时候,副作用的程度,能提示有效药物剂量,因此能预测抗肿瘤效果。

比如德国临床试验显示,用卡培他滨(希罗达)治疗结直肠癌,患者皮肤副作用明显的,无进展生存期显著更长。

基因不仅决定"进",也决定"出"

药物怎么到达细胞很重要,怎么排出也很重要。

药物对身体来说,是外来有毒物质,最终都会被解毒。最主要的解毒器官是肝脏,里面各种酶对药物进行分解,让其失活(代谢);失活的产物随着大小便被排出体外(排泄)。

如果先天基因有缺陷,会导致这个解毒过程效率低下,从而让药物在体内积累，导致比常人更严重的副作用。

比如，有个化疗药叫依立替康（Irinotecan）。如果患者的 UGT1A1 基因为少见的 *28 亚型，会导致药物分解缓慢，副作用增强，甚至到不能承受的地步。正因如此，2006 年开始 FDA 建议使用依立替康的患者检测 UGT1A1 基因。如果患者两个 UGT1A1 基因（分别来自父亲和母亲）都是 *28 亚型，则应该降低剂量，如果只有一个是 *28，可以采用正常剂量，但需密切注意严重副作用。

类似的，如果患者有特定 DPD 基因的话，也会导致化疗药 5-FU 积累，出现更加严重毒副作用。

如果儿童患者携带特定 TPMT 基因，也应该考虑降低顺铂化疗药用量，因为这会显著增加顺铂化疗后听力受损概率。

同样浓度，仍然可以有巨大差异

如果进和出都一样，药物在体内浓度都一样，那么反应还能有区别吗？

完全可以。

这就是第 3 点，细胞对药物的敏感度。

每个人的癌细胞和正常细胞对化疗药物敏感程度都是不同的。而这，也主要由基因决定。

我们都听过小马过河的故事，同样深的河，对先天基因不同的小松鼠、牛伯伯、小马，结果是截然不同的。

比如，癌细胞有 BCL-2 或者 Tp53 基因突变，会导致对很多化疗药物的敏感度下降，不容易被杀死。

另一方面，基因也会影响正常细胞对化疗药物的敏感程度，从而决定副作用的强弱。

药物基因组学

总之，先天基因能决定药物的进，药物的出，药物对细胞的效果，因此非常重要。这也绝不局限于化疗药、靶向药、免疫药、感冒药，都会受到基因影响。

这类研究基因如何影响药物的科学,叫药物基因组学(pharmacogenomics)。

现在很多测序公司都有"癌症基因检测套餐",一次查几百个基因,除了检查和靶向药物直接相关基因,比如 EGFR、ALK,也会同时检测很多前面提到那些和药物代谢密切相关的基因。

这些信息本身非常有价值,但临床实践还远远没有跟上,目前还只有少数医生会根据这个报告来调节患者用药的种类和剂量。

充分利用"药物基因组学",靠人脑是没戏的,因为涉及的基因有上百个,组合方式无穷无尽。未来一定是靠"大数据 + 人工智能"来指导个性化用药,很多人已经在往这方面努力。

再好的理论和数据,不能帮助患者的话,就三个字:没!有!用!

为啥失败的抗癌药偏偏对她一人有效?

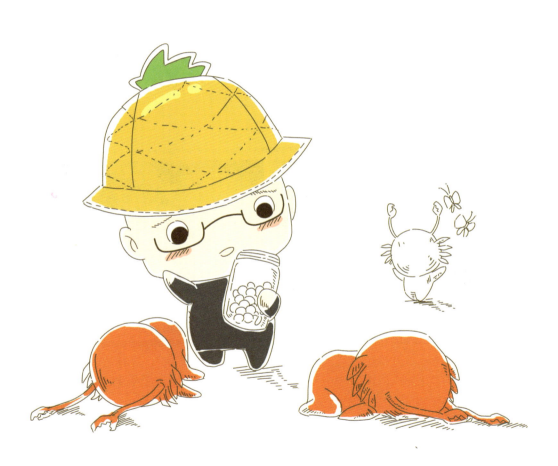

神奇响应者

2009 年,美国开展了一项抗癌新药的临床试验:45 位晚期膀胱癌患者尝试一种新的靶向药物,叫 Everolimus(依维莫司),这类患者非常难治,过去 30 年没有任何新药有效,大家都希望这次能出现奇迹。可惜,结果仍然令人失望,绝大多数患者病情没有缓解,药物没有展现出预想的效果,试验失败。

多数人得出结论:依维莫司对膀胱癌无效,应该全面放弃。

但有一位主治医生不同意,因为他发现有例外。

虽然试验宣告"失败",但医生经过仔细追踪患者,发现虽然该药对 43 位患者都没有效果,但是有两位的肿瘤有明显缩小,更神奇的是,其中一位女士的肿瘤几乎完全消失!(见图,红圈内的是肿瘤的位置)

眼见为实!

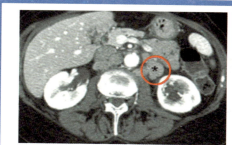
治疗前
2010年1月

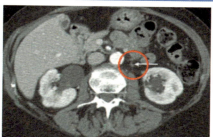
治疗后
2011年3月

这位女士叫莎伦(Sharon),68 岁,她得膀胱癌后经过了手术、化疗,但不幸癌症复发,生长迅速,已经无药可治。医生推荐她加入了依维莫司临床试验,结果,这就是奇迹的开始。

使用依维莫司两年后,她的肿瘤缩小到完全检查不到,停药 1 年后复查,依然找不到任何肿瘤的踪影,她的肿瘤,彻底消失了!

依维莫司治疗膀胱癌,一个被宣布失败的临床试验,对于莎伦个人来说,却是个巨大的成功!

对于莎伦这类人,科学界给了他们一个特别的称号:神奇响应者。

"神奇响应者"要满足两个条件:

- 某疗法对他们有特别好的效果。
- 该疗法对绝大多数人无效。

总而言之,他们是奇迹!

如何看待莎伦这样罕见的"神奇响应者"?

面对这个问题,取决于是否具有科学素养,态度有着天壤之别。

如果遇到"神医",莎伦会立刻成为形象代言人,感人故事会出现在各大媒体,"依维莫司对膀胱癌有奇效"的广告会立刻布满所有地方。但他们永远不会告诉你,这个药测试了 45 个人,只有 1 个人是这样的,其他 40 多位患者很快去世了。

而负责任的科学家,首先会承认"依维莫司对绝大多数膀胱癌无效,不应该盲目推荐给患者"。在这个前提下,科学家会掘地三尺,研究这个药凭什么只对莎伦一个人有效,而且是奇效。

这不仅仅是满足科学家的好奇心,真正的目的和价值是:能否通过研究莎伦,来找到更多能从这个药物受益的患者。

把"依维莫司"只用在莎伦这类最可能响应的患者身上,而不浪费其他患者的时间、金钱、机会,这就是所谓的"精准医疗"。

知道谁应该用什么药,是"精准医疗"。

知道谁不应该用什么药,也是"精准医疗"。

刨根问底

很幸运,莎伦的主治医生团队有很多优秀的科学家。

他们通过对莎伦的肿瘤进行基因测序,发现它同时拥有两个特别的突变,分别是 TSC1 和 NF2。这两个基因突变导致的结果是莎伦癌细胞变得特别依赖一个叫"mTOR"的生长信号通路,而"依维莫司"正巧就是专门抑制 mTOR 通路的靶向药物!

打个比方,莎伦的癌细胞就像一个四川吃货,特别依赖火锅,而"依维莫司"专杀围在麻辣火锅边上的食客。四川吃货,卒。

莎伦之所以是"神奇响应者",是因为她拥有的基因突变组合很少见。和莎伦一起接受治疗的其他患者并没有这样的突变,因此他们的癌细胞不依赖于mTOR通路。它们不是四川吃货,而是北京吃货、上海吃货、广东吃货,总之,不爱吃火锅,因此,"依维莫司"无效。

让人迷惑不解的试验结果变得非常合理。这项优秀的研究结果也于2012年发表于顶级学术杂志《科学》上。

正确的科学理论不仅能解释以前的现象,而且能预测未来:如果有患者拥有和莎伦类似的基因突变,对他们使用"依维莫司",也会有不错的效果。

事实的确如此。

由于科学家的努力,一位"神奇响应者",改变了一群相似患者的命运,也挽救了一个"失败"的临床试验和药物。

据统计,93%的抗癌新药在临床试验中都失败了,但如果仔细找,很多失败的临床试验中都有"神奇响应者"的身影。

以前这些人都被忽略了,但受到莎伦这个故事的启发,美国国家癌症研究所于2014年开启了大规模的"神奇响应者计划"(exceptional responders initiative),寻找100~300位像莎伦一样的例外,对他们进行基因测序等研究,希望了解为什么对他们的治疗如此成功,或许能让一些"失败"的药物起死回生。

癌症治疗只是冰山一角。其实"神奇响应者"在我们身边比比皆是。

某保健品治好了隔壁老王;

某中药治好了隔壁老王;

某偏方治好了隔壁老王;

DC-CIK治好了隔壁老王;

……

这样的故事在中国随处可见。

我毫不怀疑,隔壁老王真的存在,但很可能只是罕见的"神奇响应者",无法证明疗法对大量患者有效。

无论中医西医,大多数尝试的疗法都会失败。如何面对失败,才是问题的关键。

勇于承认失败,但不放过任何线索,刨根问底。这才是科学的态度,才是对每一位参与临床试验患者生命的基本尊重。

西医也会异病同治

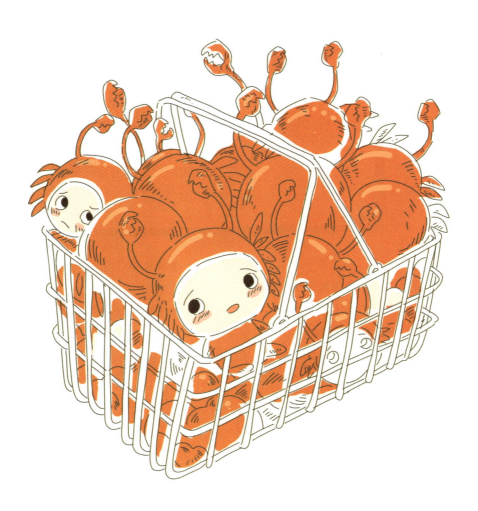

"异病同治,同病异治"很多人以为是传统中医才有的理论,其实西方现代医学也是如此。在癌症精准医疗系统中,这更是主流思想。

目前欧美有一类"异病同治"的临床试验正在进行。只不过呢,西方人比咱们语言能力匮乏得多,取了个土得掉渣的名字,叫"篮子试验"。大概意思就是说把表面看起来不同,但内在特征(主要是基因突变)类似的癌症患者都放在一起,尝试相同的治疗,看效果如何。

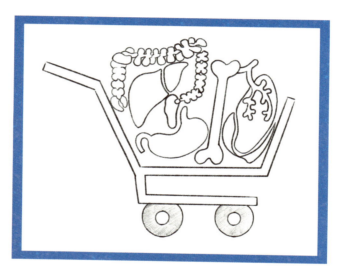

这就像做菜。鸡和兔子表面看来很不同,一个两条腿带翅膀,一个四条腿长耳朵,传统认为它们差异很大,应该不同吃法。但后来出现了四川大厨,发现一旦剁成块状,鸡和兔本质上都是带小碎骨头的肉,于是猜想可以使用相似烹饪方法。尝试"干煸鸡""干煸兔",果然都很好吃。

既然鸡肉和兔肉干煸都很好吃,不同的癌症或许也使用同样疗法。

下面就讲一个成功的例子。

罕见的病,不罕见的基因突变

你听说过"朗格汉斯细胞组织增生症"吗?

很可能没有,除非你是医生,或者看过美剧《豪斯医生》。第三季有一位小女孩患者叫阿比盖尔（Abigail），她个子异常矮小，后来发现是因为肿瘤压迫了脑垂体，导致生长激素分泌不足。她后来被确诊的正是"朗格汉斯细胞组织增生症"。

这是一种由于骨髓里的"朗格汉斯细胞"异常增生导致的儿童罕见病。它介于良性和恶性之间，虽然名字不带"癌"字，但其实类似白血病，患者也需要接受化疗、放疗。即便这样，仍然有 10% 的高危儿童会复发，这时候通常只能听天由命了。

以往，这类罕见病，几乎没有新药，因为为少数人开发药物，科学和商业的风险都太大。

但最近，这些患者的命运终于出现曙光。

以前大家不知道这种病的发病原因，但 2010 年，科学家首次发现高达 60% 的"朗格汉斯细胞组织增生症"患者都携带 BRAF 致癌基因突变（具体说是 BRAF V600E 突变，为了简单，下文都以"BRAF 突变"指代）！

这个发现有两个重大的意义：

- 解释了发病原因，是由于 BRAF 基因突变后导致的细胞增生，说明这种病和癌症本质类似。
- 更重要的，它指明了一个值得尝试的新型治疗方式：BRAF 靶向药物！

更棒的是，市场上已经有两个针对 BRAF 突变的靶向药物：威罗菲尼和达拉菲尼！

哪里来的 BRAF 靶向药物？

威罗菲尼和达拉菲尼被发明的时候，大家根本不知道"朗格汉斯细胞组织增生症"有 BRAF 突变，那这些药在市场上是干什么的呢？

治疗晚期黑色素瘤，一种恶性皮肤癌。

众所周知，西方白人有个爱好：酷爱晒太阳！不是喜欢，是酷爱！这边又没有雾霾，因此紫外线特别强，这是明确致癌因素。但无论科学家如何警告，西方人还是坚持不懈去烈日下暴晒，结果就是一些人收获了可以显摆的古铜色，同时也收获了恶性皮肤癌。美国加利福尼亚州和澳大利亚东海岸，两个阳光明媚的地方，白人皮肤癌发病率遥遥领先。

所以说，无论东方西方，有些爱好真是害死人。

10多年前，科学家已经发现很多恶性黑色素瘤患者携带BRAF突变。但经过无数人近10年的辛苦研究和临床试验，威罗菲尼和达拉菲尼这两个BRAF靶向药物才分别于2011年和2013年被批准上市，用于治疗BRAF突变的黑色素瘤。

能帮助更多患者吗？

虽然药物是为了黑色素瘤患者开发的，对于药厂来说，一旦新药上市，最感兴趣的问题之一就是：药是否能用到更多患者身上，既帮助患者，又多赚钱，实现双赢？

在这里，这个问题等价于两个问题：

- 除了黑色素瘤，还有别的癌症有BRAF突变吗？
- 这个药对别的BRAF突变癌症有效吗？

随着越来越多癌症被基因测序，第一个问题答案很快揭晓：的确，很多别的癌症也有BRAF突变！公司眼前一亮！

这其中，就有"朗格汉斯细胞组织增生症"。除此之外，还有部分肺癌、结直肠癌、甲状腺癌、神经胶质瘤、胆管癌、白血病、多发性骨髓瘤，等等。

但还得回答第二个问题。虽然这些癌症都含有BRAF基因突变，使用同样的靶向药物是否都有效果呢？

癌症对靶向药物的响应，不仅受到基因突变类型影响，也受到癌症起源部位影响。

比如靶向药物赫赛汀，对HER2基因扩增的乳腺癌患者来说是革命性药物，无论是用于晚期转移癌症患者治疗，还是用于早期患者手术后的辅助化疗，防止复发，都有很不错的疗效。但用在同样HER2扩增的胃癌上面，虽然也有效，但远没有在乳腺癌患者里面那么好，其中的原因并不完全清楚。

因此，发现其他癌症有BRAF突变后，下一步传统做法就是在每种癌症中寻找一批BRAF基因突变的患者，然后单独做临床试验。但这太慢了，而且几乎不可能实现。因为这些BRAF突变癌症都属于"罕见癌症"，要不就是癌症种类罕见，比如"朗格汉斯细胞组织增生症"，要不然就是常见癌症，但比例特别低，比如肺癌中只有不足 1% 的 BRAF 突变。

要找到足够多患者参加临床试验，需要等很长时间。要在以往，很多药厂就放弃了。

怎么办？

"篮子试验"闪亮登场！

干脆不管肿瘤类型，把 BRAF 突变的患者都放在一个"篮子"里，统一用 BRAF 靶向药物治疗，先看看效果如何。

BRAF "篮子试验"的启示

在最近公布结果的 BRAF 突变"篮子试验"中，122 位患有 10 多种不同癌症，但都是 BRAF V600E 突变的患者，被全部放到一个"BRAF 突变癌症篮子"里，统一使用了威罗菲尼治疗。

结果发现包括"朗格汉斯细胞组织增生症"在内的一些患者，对本来用于黑色素瘤的威罗菲尼有很好的响应！

放在以前，是不可能这么快知道的。正是由于有了基因测序，有了"篮子试验"，才迅速证明了这些罕见患者适合使用本来针对黑色素瘤的药物。这叫作"药物创新型使用"（drug repurposing），也是名副其实的"异病同治"。

"篮子试验"带来的也不全是好消息，同样对于 BRAF 突变的结直肠癌，单独使用威罗菲尼就没什么效果，一定需要混合疗法。这再次证明了癌症对靶向药物的响应，不仅要考虑基因突变，还要考虑起源部位。

大规模"篮子试验"

目前最大的"篮子试验"是美国癌症研究所的 NCI-MATCH 试验，目前计划是招募 5000 人，同时开展 24 组根据基因突变类型而分类的试验（见下表）。使用的药物除了 10 多种靶向药物，还加入了明星免疫药物 Opdivo。大概流程就是无论什么癌症患者，样品先测序，根据基因型再选择加入不同的组。

组别	基因突变类型	治疗药物
A	EGFR突变	Afatinib
B	HER2突变	Afatinib
C1	MET扩增	Crizotinib
C2	MET14外显子缺失	Crizotinib
E	EGFR T790M突变	AZD9291
F	ALK突变	Crizotinib
G	ROS1突变	Crizotinib
H	BRAF V600突变	Dabrafenib+trametinib
I	PIK3CA突变	Taselisib
N	PTEN突变	GSK2636771
P	PTEN缺失	GSK2636771
Q	HER2扩增	Kadcyla
R	BRAF非V600突变	Trametinib
S1	NF1 突变	Trametinib
S2	GNAQ/GNA11突变	Trametinib
T	SMO/PTCH1突变	Vismodegib
U	NF2缺失	Defactinib
V	cKIT 突变	Sunitinib
W	FGFR1/2/3突变	AZD 4547
X	DDR2 突变	Dasatinib
Y	AKT1 突变	AZD 5363
Z1A	NRAS 突变	Binimetinib
Z1B	CCND1/2/3扩增	Palbociclib
Z1D	dMMR突变	Nivolumab

2016年初，同时开始了大型针对儿童癌症的 Pediatric MATCH，验证是否有儿童能从为成人癌症开发的新药中获益。

"篮子试验"出现，对癌症治疗有划时代的意义，因为癌症治疗不再被传统分类方式（发病部位）所限制，而加入了基因突变类型，按照本书前面的说法，就是从 1.0 升级到了 3.0。

这对各种难以单独做临床试验的"罕见癌症"尤为重要。

既然已经有了"朗格汉斯细胞组织增生症"这样成功的例子，我们有理由充满希望，拭目以待。

人工智能如何帮助癌症治疗？

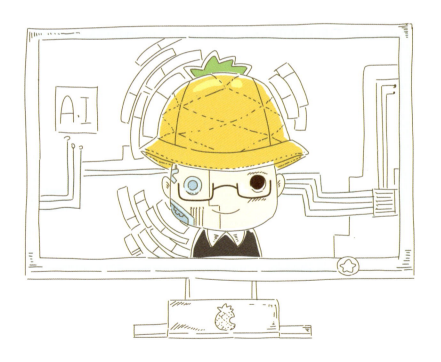

爆发的新药数量

这几年抗癌新药数量井喷,治疗手段日新月异,令人振奋。

2011 年,晚期黑色素瘤患者,唯一的选择是化疗,平均存活时间仅为 10 个月。

2016 年,多数患者无须化疗,很多人可以存活 5 年、10 年,甚至被治愈。

因为在这短短 5 年之中,有 10 种治疗黑色素瘤的新药上市。涵盖了靶向药物、免疫药物、癌症疫苗,效果都显著优于普通化疗(例子见下表)。

	批准时间	响应率	肿瘤消失	两年存活率
化疗(DTIC)	1975	10%~20%	极少	15%
大剂量IL2	1998	10%~15%	6%	25%
BRAF	2011	45%~51%	4%~9%	38%
CTLA4	2011	10%	2%	30%
BRAF+MEK组合	2014	64%~76%	9%~13%	51%~60%
PD-1	2014	28%~40%	3%~7%	43%~48%
PD-1+CTLA4组合	2015	53%	5%(31%几乎消失)	75%

最新免疫组合疗法(PD-1+CTLA4)临床试验中,36% 患者肿瘤消失或者几乎消失,试验结束时,75% 患者存活超过两年。医生还在继续跟踪这批患者。有理由相信,这里面会出现不少癌症痊愈的例子。

短短 5 年时间,患者从绝望,变为充满希望。这是科学的胜利,患者的福祉,是科学家和医生努力工作的动力。类似的革命性进展也开始在别的癌症中出现苗头,比如肺癌、肾癌、多发性骨髓瘤等。

这显然是好事,但对于癌症患者来说,带来了选择困难症:多种不同且看起来都有效的治疗方法,怎么选?

这就像从北京到广州以前只能骑马,非常慢,现在突然有了高速公路、高铁、飞机，都明显更快，应该选哪一种？

拿黑色素瘤来说，是否应该选最新、平均 2 年生存率最高的 PD-1+CTLA4 免疫组合疗法？

不一定。

第一，免疫组合整体疗效好，但副作用也更强，不仅 53% 患者都出现显著副作用，而且高达 36.4% 的患者都因为无法承受副作用而退出了临床试验。

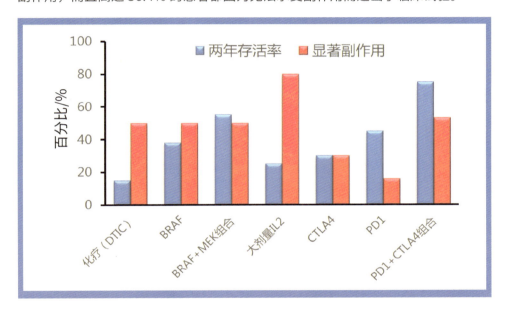

第二，虽然整体疗效很好，但仍对 15%~25% 患者无效。

第三，组合疗法价格非常昂贵，如果没有保险，目前需要接近 200 万元人民币。

对比下面两种免疫疗法方案：

方案 A（PD-1 疗法）：35% 有效，45% 两年生存，8% 严重副作用，价格 100 万元。

方案 B（PD-1+CTLA4 组合疗法）：50% 有效，75% 两年生存，36% 严重副作用，价格 200 万元。

方案 B 显然响应率更高，但副作用高很多，而且贵。选择哪一个需考虑患者身体情况和经济情况。

从北京去广州,飞机虽然比高铁快,但如果 36% 的机会被取消航班,价格还贵一倍,你一定选飞机吗?

如果再加上靶向药物,事情更复杂。

这并非黑色素瘤特有的难题。多发性骨髓瘤,2015 年就上市了 3 种新药,目前临床在用的至少有 6 大类,20 余种药物。

化疗药物	激素,多肽药物	免疫调节药物
Melphalan,Oncovin,Cytoxan,VP-16,Adriamycin,Doxil,Treanda	Dexamethasone,Prednisone,Interferon	Thalomid,Revlimid,Pomalyst
蛋白酶体抑制剂	组蛋白脱乙酰酶抑制剂	单克隆抗体药物
Velcade,Kyprolis,Ninlaro	Farydak	Darzalex,Empliciti

这些药多数并没有互相比较过,无法知道哪种最好。考虑组合疗法则更加麻烦,6 大类药物,两两组合有 15 种选择,三种药物组合,则有 20 种选择。

但每位患者只有 1 种选择,而且无法重来。

你选哪个?

以往,遇到选择困难症,我们会依靠医生,相信他们能做出最好的选择,因为医生至少有两个法宝:权威临床指南(比如 NCCN 指南)和自己的经验。

但到了精准医疗时代,这两个法宝都受到了挑战。

首先,指南一般根据临床试验结果,提供对"一类患者"的主流治疗方案推荐,但这不是对所有患者的最优疗法。这就像中

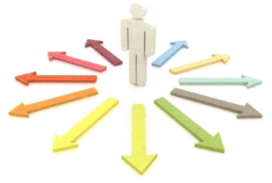

学老师,上课往往针对"中等生",结果优等生觉得无聊,差等生听不懂,一半的学生都在浪费时间。

因此,要给每个患者最好的治疗,还得靠医生经验来调整。

医生经验有多可靠?

很难讲。

由于最近治疗方案日新月异,新药出现得太快,信息呈现爆炸性增长,医生不可能有足够多时间来消化和练习,而等练习够了的时候,完全不同的新药又来了,指南又换了。有20年丰富化疗经验的主任医师,遇到靶向药物和免疫药物,也得从头学起,虽然以往的经验依然有价值,但大打折扣。

这不是中国的问题。即使在美国,癌症患者如果看3个同样权威的医生,极有可能得到3种不同的治疗方案。应该相信谁呢?

完全依靠医生个人经验的另一个后果是:一线医院人满为患,二线医院无人问津。

在知识爆炸的时代,医生水平差距会进一步拉大。当三甲医院医生已经可以根据肺癌基因突变,熟练使用靶向药物的时候,部分二三线城市医生或许连肺癌中最常见的基因突变类型都不清楚。

中国顶尖三甲肿瘤医院拥挤不堪,医生和患者都怨声载道。根本原因就是他们各方面都领先其他医院太多。政府非常想要分流患者,但如果治疗方案的制定只依赖医生自己的经验,这注定是条死胡同。

如何让每位患者都接受最好的治疗方案?

如何让中国二三线城市医生,也成为最好的医生?

靠人工智能和逻辑算法!

20年前,"深蓝"打败国际象棋世界冠军,已经说明算法能战胜人类经验。2016年初,"阿尔法狗"(AlphaGo)围棋战胜李世石,让很多人发现,所谓多年练习产生的直觉,所谓"棋感",依然可以被逻辑算法战胜。

医学领域也早有这样的例子。比如,精神科诊断非常困难,医生通常要靠问卷、行为观察等方式来对患者进行判断,误诊率很高。比如2015年一项针对精神病高危年轻人的研究发现,职业医生通过标准调查问卷,只有40%的概率预测谁会在两年半之内发病。但计算机程序凭借分析受试者说话的特征(断句、偏好的词汇等），预测准确率接近100%。

事实上，目前为止，"专家经验"对战"计算机程序"的研究中，计算机赢或者打平的时候占了绝大多数。

随着数据越来越多，开发人工智能来帮助医生做出判断，是大势所趋。数据越多越复杂，程序优势越明显。好几个大公司都在开发类似的计算系统。"沃森肿瘤医生"（Watson Oncology）是其中一个代表。

"沃森"是IBM开发的认知计算系统，也算是人工智能。它模仿人类思考的过程，通过读书看报上网，自动提取信息和学习，最后做出自己的判断。它做的事可大可小，能通过分析网络信息，提前预判服饰流行趋势，也能通过学习其他厨师菜谱，自己创造"沃森新菜式"。

"沃森肿瘤医生"是IBM和美国顶尖癌症研究中心的合作项目。"沃森肿瘤医生"用两年时间掌握了基础医学知识，从医学院顺利"毕业"。现在肿瘤中心的顶尖专家正在教"沃森肿瘤医生"学习和解读癌症医学报告，等这个阶段完成，它就会成为一名合格的肿瘤医生助手了。

这应该会是全世界最强的助手！

它不吃饭，不睡觉，不健忘，每天可学习上万篇研究文献，整理海量数据。而且它很靠谱，因为"科学是它判断的唯一标准"。

"沃森医生"的目标是帮助医生实现真正的精准医疗。它通过整合患者所有信息，包括病理、各种组学研究（基因组、代谢组、肠道菌群组等）、既往病史等，用来匹配历史上已有的数据，最后计算出每位患者最好的治疗方案。它不是非黑即白，而是通过概率，告诉医生几个最优选择，类似下页表所示。

重要的是，由于"沃森肿瘤医生"不受地域限制，只要有网络连接，任何人都能用，因此全世界任何角落的医生都能得出同样的治疗方案，这对解决患者过度集中问题非常重要。试想，如果在丽江古镇能得到和北京三甲医院完全一样的治疗，你选哪一个？

人工智能会彻底取代医生吗？我觉得不会，因为医疗是科学也是艺术，不仅需要数据，也需要情感和交流。但毫无疑问它们会成为医生最好的助手，把人类从繁复的文件分析中解放出来，而把更多时间花在和患者交流上面。

中国医患交流时间太少，医生几分钟要完成看病历、问询、诊断、给出治疗

治疗方案	预测临床有效率	符合病人个性化需求 （本地治疗，自费<20万）	推荐优先级
A计划	80%	10%	2
B计划	80%	100%	1
C计划	50%	100%	3

方案等一系列操作，根本谈不上交流。医生累成狗，患者觉得被无视，双方都有说不出的苦，正是矛盾的根源。

想象一下，以后诊断早在医生和患者见面之前已经由计算机完成，治疗方案直接呈现在屏幕上。医生的任务就是陪患者聊天，答疑解惑，世界多么美好。

这不是科幻，而是可预见的未来就会出现的现实。

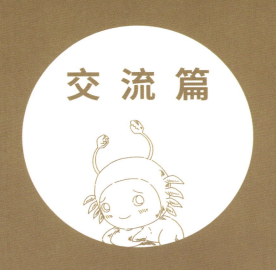

交流篇

聪明人不总能给出正确的答案，但总能问出正确的问题。
——列维·斯特劳斯

遭遇肺癌，先问医生这几件事儿

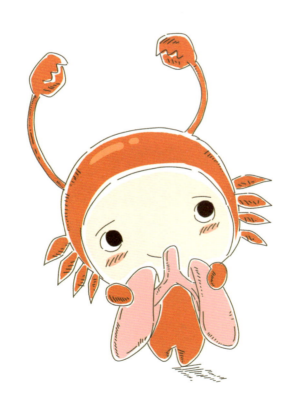

如果亲人或朋友得了肺癌首先需要了解的是：

到底得的是何种肺癌？

首先需要依据病理确诊肺癌类型。比如，是小细胞肺癌还是非小细胞肺癌？腺癌还是鳞癌？还是别的肺癌类型？这是最重要的一个问题。肺癌种类很多，病理确诊是一切治疗方案的前提。没有病理确诊，再顶尖的医生也会无从下手。

肿瘤分期是多少？

也就是说，从影像学检查上，比如胸部 CT，显示癌症处于什么阶段。

肿瘤的分子病理分型是什么？

除了传统病理，对于肺癌，还需要知道肿瘤的分子病理分型是什么，是否是特定的基因突变，比如 EGFR、ALK 等，可以让患者使用靶向药物。

治疗的目的是什么？

是根治性治疗方案，还是姑息性治疗方案？根治性治疗以治愈为目的，姑息性治疗是为了延长生命，提高生活质量为目的，这两种策略有根本区别。

治愈性治疗的具体方案是什么？

如果是治愈性目的，是只需要手术，只需要放疗，还是需要化疗（含靶向药物）配合，还是需要手术 + 放疗 + 化疗同时使用？医生为何选择该方案？有什么优越性？对生存期有什么影响？

注：本文作者——张玉蛟，美国 MD Anderson 癌症中心终身教授和放射外科中心主任。

治疗完成后的随访应如何安排？

随访对于患者来说非常重要,对于肺癌来说,即使是被治愈的患者,其一生中还有大约 30% 的概率会出现二次肿瘤。对于没有治愈的患者,随访对提高生活质量也是很重要的。一般会推荐治疗后 3~6 个月随访一次,2~3 年后改为半年随访一次,5 年后改为每年随访一次,直至终身。随访的理念在中国患者中比较缺乏,但这是非常非常重要的。

预计患者 5 年生存率是多少？

根据癌症的类型和分期情况,预计 5 年生存率是多少？中国人比较忌讳谈死亡,但如果患者可以接受,家属可以接受,还是希望他们问这个问题。因为这无论对于患者还是家属,都能更好地对未来有所准备。

4 期肺癌的 1 年生存率是多少？

如果确定是 4 期的晚期肺癌,那 1 年、2 年生存率是多少？4 期肺癌目前认为是无法治愈的,因此我们不谈 5 年生存率,而是 1 年、2 年。这样,患者和家属对生活和工作都能做好相应的安排。

遭遇乳腺癌，先问医生这几件事儿

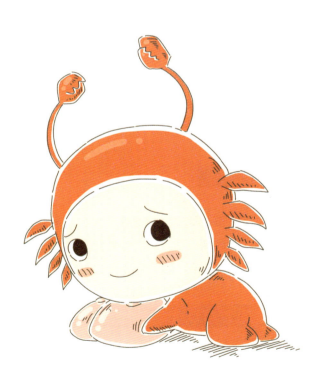

如果亲人或朋友得了乳腺癌，首先需要了解的是：

患者的乳腺癌是哪种病理类型？

"病理类型"就是所谓的组织学分类，包括导管原位癌、小叶原位癌、浸润性导管癌、浸润性小叶癌，等等。不同的病理类型所应采取的治疗措施和手段也是不一样的。

病理是诊断恶性肿瘤的最权威依据。所以，如果乳腺癌是通过查体或者影像学发现的，那么通过进一步的穿刺活检来明确病理诊断还是非常有必要的。

患者的乳腺癌是哪种亚型？

患者的病理免疫组化报告单上可能会有"ER""PR""HER2"等字眼，目前最经典的乳腺癌分型方法就是根据这些指标将其分为四个亚型，不同亚型对应的治疗方案也是大大的不同。

患者目前是癌症几期？

通过一系列影像学检查，医生会根据肿瘤大小、淋巴结转移情况以及远处器官转移情况，对患者进行肿瘤分期。不同分期对应的治疗手段不同，如果您想对未来生存期等问题有个心理准备，也可以请医生通过这个分期来进行初步的估计。

患者有基因突变吗？可以选靶向治疗吗？

除了传统的病理分型之外，目前还有不少特定的基因突变可以指导治疗方案的选择。通过基因检测，患者可以和医生讨论，看看是否携带有对症靶向药物的基因突变，比如 PIK3CA、mTOR、CDK4/6、BRCA1/2 等。

注：本文作者——徐佳晨，北京协和医学院临床医学博士，中国医学科学院肿瘤医院医生。

应该怎么治疗？

患者需要了解病情，是否可以手术治疗，术前术后是否需要放疗、化疗、内分泌治疗或者靶向治疗，具体什么时间开始、用什么方案……

医生会根据患者具体情况（比如身体情况、绝经与否、病理类型、分期等）和发展趋势，将手术、化疗、放疗、内分泌治疗、靶向治疗等一系列现有的治疗手段，合理地、有计划、有步骤地进行组合，目的是为了尽可能让患者活得长、活得好。

该选哪种手术方式？要切乳房吗？

目前临床上主要的乳腺癌手术方式有乳腺癌改良根治术、乳腺癌保留乳房手术（简称为保乳术）。如果大夫综合考虑患者的情况后认为可以手术，而患者又对保留乳房有一定的愿望，那么还需要根据患者的肿瘤距离乳头的位置、大小、多少以及前哨淋巴结活检情况来综合决定最终的手术方式。

患者很想保留乳房，但病情不允许，怎么办？

很多患者有保留乳房的强烈愿望，但是病情实在是不允许。不过，也不用太难过，目前一些医院是可以在乳腺癌根治术后直接就进行即刻乳房再造的，目前一般是用自身肌肉组织或者硅胶水囊来填充、再塑乳房外形。

应当多久复查一次？查些什么？

为了更早发现疾病复发、及时调整治疗方案，最好是在完成术后辅助放化疗的头 2 年，每 3~6 个月复查一次；术后 2 年以上，至少每 6 个月复查一次；术后 5 年以上，复发风险相对比较低了，1 年来复查一次即可。

每次都需要进行常规的查体、X 线胸片、B 超以及血常规生化、肿瘤标志物的检查。如果患者处于围绝经期，还需要检测血激素水平。

遭遇结直肠癌,先问医生这几件事儿

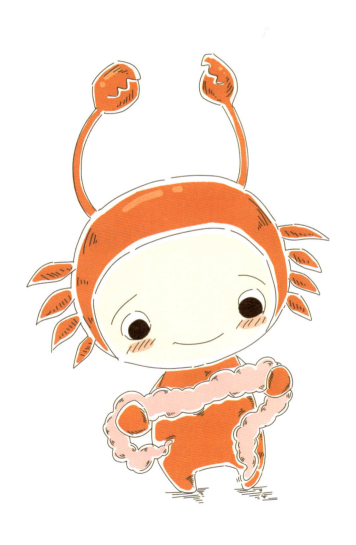

交流篇

如果亲人或朋友得了结直肠癌，首先需要了解的是：

如何确诊结直肠癌？

如果癌症的诊断只是根据影像学的报告得来，一定要通过活检来确定，多数活检使用直肠镜或结肠镜，只有活检才能确定诊断。如果怀疑有转移病灶，也可以在转移灶，譬如肝脏进行穿刺确定诊断。

另外，结肠癌和直肠癌有很多不同，包括治疗方法，所以大家一定要搞清楚到底是哪种癌症。

如何确定癌症早晚期？

如果已经确诊，下一步就要确定癌症是早期还是晚期，常用的影像学手段包括 CT、PET、磁共振检查。

结肠癌转移多数是转移到肝脏，如果已经转移到肝脏就是晚期（4 期），如果只是转移到周边淋巴结，还属于早期（3 期）。

直肠癌的话，有可能转移到肺部或其他部位，如果有转移就属于 4 期了。

早期结直肠癌采用哪种治疗办法？

包括 1 期 /2 期 /3 期，属于可以治愈的癌症。

结肠癌以手术切除为主，如果已经转移到淋巴结就是 3 期，手术后就应该考虑化疗，一部分 2 期结肠癌根据具体情况也可以考虑术后化疗。

直肠癌治疗比较复杂，如果没有远处转移，只是局部淋巴结的转移，就要考虑放疗化疗同时进行，然后考虑手术，还要考虑辅助化疗。

注：本文作者——田刚，协和医科大学医学博士，美国孟菲斯 West 肿瘤中心肿瘤科医生，NCCN 肝胆肿瘤委员会成员。

晚期结直肠癌应该怎么治疗？

治疗一般以化疗和靶向治疗为主，手术和放疗只对于解除局部症状有效。一些介入治疗包括射频消融和微波消融等，对局部病灶也有一定的控制效果。

早期结直肠癌可否用靶向治疗或免疫治疗？

目前没有证据证明靶向治疗或者免疫治疗对早期结直肠癌有任何益处。相反，大量临床试验已经证实手术后的化疗能够改善治愈率。

晚期结直肠癌可否用靶向治疗或免疫治疗？

临床上已经使用了几个口服或静脉的靶向治疗药物，可以结合化疗使用或者在化疗失效后使用。免疫疗法在晚期结直肠癌的研究刚开始，对一部分患者（尤其是微卫星不稳定型）效果不错。更多的新药正在临床试验，大家也可以继续关注。

中医治疗在晚期结直肠癌的作用如何？

针灸或中药常常能帮助改善癌症相关的症状和治疗带来的副作用，改善患者的生活质量，协助患者的治疗。

主要治疗手段还是推荐以有证据、确定有效的疗法为主。

有没有预防或检测结直肠癌的办法？

目前证实有效地检测结直肠癌办法是结肠镜。

对多数人（无家庭遗传史，非高危人群），50岁开始，每10年一次，对于有家族史或有异常发现的，会有所不同，一般来说，建议增加结肠镜检查的频率，起始年龄也会相应提前。

流行病学的证据支持多纤维少肉食物有可能会减低直肠癌或结肠癌的发病率，也有些证据支持阿司匹林能减低结肠癌的发病率。

遭遇肝癌，先问医生这几件事儿

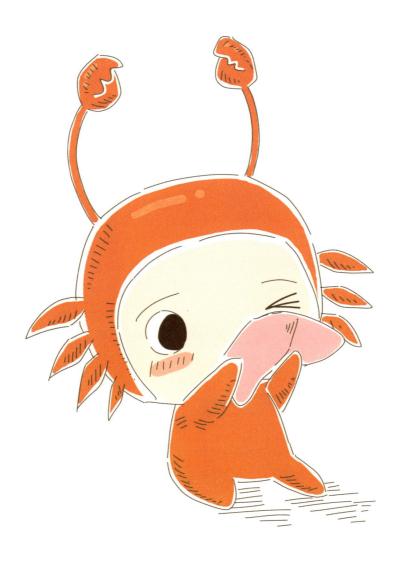

要如何确诊肝癌?

肝癌的诊断是影像学检查、血液化验以及相关肝炎病史综合考量的结果,但是医学存在其不确定性,只有通过活检或手术切除,取得肿瘤病理,才能最终明确诊断。

检查发现肝脏病灶,一定要做肝穿刺吗?

并不是所有患者都需要进行肝穿刺,如果肝脏肿瘤经影像学检查不能定性,但医生认为能够手术切除时,则没有必要进行肝穿刺;如果患者不适合手术治疗,则需要根据具体情况而定,若怀疑为恶性或难以明确,可以考虑进行肝穿刺,指导进一步的治疗。若影像学考虑肿瘤为良性,则仅需定期观察,无须做肝穿刺。

肝癌病情是否严重?

如何判断病情属于早期、中期还是晚期?

早期肝癌是指单个癌结节最大直径小于 3cm 或者两个癌结节合计最大直径小于 3cm 的原发性肝癌,一般没有临床症状。疾病的中期是指肿瘤癌肿直径大于 3cm,侵犯肝内大血管或直接侵犯邻近脏器。如果病情进一步进展,有区域淋巴结转移或远处转移,则属于疾病晚期,这时患者往往会出现腹痛、乏力、黄疸或腹水等症状。

对于肝癌的分期,不能仅仅从临床症状来判断,只有通过专科医生全面评估,才能判定病情的早晚。

肝癌应该选择哪种治疗方式?

肝癌的治疗方式主要包括外科治疗、介入治疗、靶向治疗以及中医药治疗等,每种治疗方法均有各自的特点和使用范围。

注:本文作者——赵宏,协和医科大学医学博士,中国医学科学院肿瘤医院腹部外科主任医师,首都十大杰出青年医生。

要选择合适的治疗方式，首先需要明确肝癌的分期，了解病灶的局部情况，评估患者全身状况、肝功能等情况，这对于缺乏医学专业知识的人来说是十分困难的，因此最重要的是选择正规的肿瘤医院或肿瘤专科就诊，在医生的指导下进行规范的诊疗，切莫有病乱投医，以免贻误治疗时机、耗费钱财。

肝癌患者是不是必须做手术治疗？

手术是目前治疗肝癌最有效的方法，但由于局部或全身条件的限制，仅有20%~30%的肝癌患者在就诊时有手术切除的机会。对于身体条件能耐受，局部能切除的病例应尽量进行手术治疗，而对于身体条件、肝功能不能耐受手术的患者，可考虑进行射频消融、介入及靶向治疗等方法。

哪些患者不宜做手术？主要包括：全身状况较差的患者；肝功能失代偿严重的患者（如出现严重黄疸、胸腹水等症状）；肿瘤巨大、弥漫分布或者侵犯重大血管，无法手术完整切除；肿瘤已出现肺、骨等远处转移患者等。患者具体是否可行手术，应由专科医师根据患者的具体情况来最终决定。

什么是肝癌的介入治疗？

肝癌的介入治疗主要指经动脉栓塞化疗（TACE），就是通过导管栓塞剂和化疗药物选择性地释放入肿瘤部位的血管内，引起动脉暂时性或永久性的阻塞，通过阻断肿瘤供血以及局部化疗用药来治疗肿瘤。

由于介入治疗很少能达到根治的效果，目前主要被用来治疗无法进行手术切除的肝癌病灶，或者用于术前使肿瘤缩小利于切除，以及术后预防复发等。

介入治疗特点主要为微创，损伤小，恢复快，对机体正常脏器功能影响较小。

什么是射频消融治疗？

射频消融治疗是指在影像学引导下，将破坏肿瘤蛋白的化学药物或引起温度改变的电极直接穿刺入肝脏肿瘤内，消融癌组织，使肿瘤组织完全坏死破坏，达到治疗肿瘤的目的。目前常用的消融方式有射频消融、微波消融、冷冻治疗、高功率超声聚焦消融、无水酒精注射治疗等。

消融治疗有哪些优势？哪些患者适合做射频消融？

与手术相比，射频消融具有损伤小、住院时间短、经济的优势，对于小肝癌能够达到和手术切除相同的疗效。射频消融对于单发、直径小于 3.0cm 的肝癌疗效最好。

肝癌的靶向治疗效果如何？

靶向治疗是指一种能够特异性作用于肿瘤细胞生长过程，从而达到杀死肿瘤细胞的治疗方式，由于其"精确制导"的特异性较强，因此最大程度地保护了正常细胞，与传统化疗相比，其具有作用更明显，副作用更小的优点，主要用于中晚期的肝癌患者。

目前已经证实对肝癌有效的靶向药物索拉非尼可明显改善中晚期肝癌患者的预后，延长了生存期，但目前价格高昂，仍未列入医保范围，建议肿瘤广泛转移并且其他治疗效果较差且经济条件允许的患者选用。

中医药治疗在肝癌患者中作用如何？

中医药有助于改善癌症相关的症状和患者的生活质量，可能延长患者的生存期，可以作为肝癌治疗的重要辅助手段，具有一定的疗效。

然而单纯采用中医药治疗肝癌是不可取的，目前中医药的治疗水平尚不能治愈或控制肝癌的发展，因此在肝癌方面我们应该重视中医的辅助治疗作用，但不可单纯采用中医治疗而拒绝进行西医的治疗。

遭遇胃癌,先问医生这几件事儿

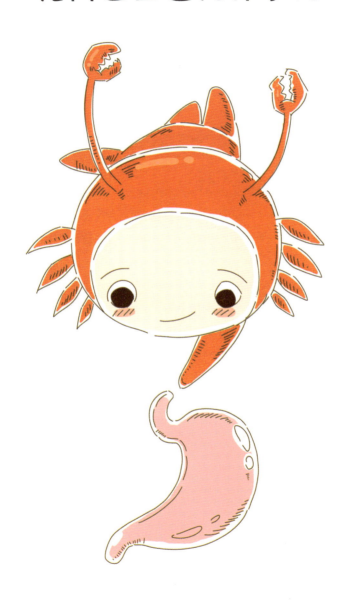

胃镜发现胃癌后，还需要哪些检查？

胃镜发现胃癌后还需要进一步完善影像学检查。

我们知道，胃是一个空腔脏器，就像一个兜子一样，分里层和外层。胃镜相当于从里面将兜子一探究竟，结果发现了问题。

那么外层怎么样呢，病灶是否累及了外层呢？很可惜，我们此时还不知道。这时就需要做腹腔及盆腔 CT 等检查做进一步了解，比如肿瘤是否长出来了，周围淋巴结情况如何，肝、肺或腹腔内有没有转移。只有根据影像学从外面看的结果，才能对疾病有一个初步的整体了解。

下一步怎么治疗？能否进行手术切除？

并不是所有胃癌的患者都适合进行手术治疗。

随着人们对实体肿瘤认识的加深，目前肿瘤的治疗已经不是外科切除的单一模式，大量的证据表明对于特定的病情，术前或术后的放化疗能够显著的改善患者预后。

这就好比战争一样，之前的方法比较少，只能步兵上去拼刺刀搏命，而现在的方法多了，技术强了，就要考虑步兵上去之前要不要先地毯式轰炸一下，要不要先实施个精确的"斩首行动"。总之无论选择怎样的战术，目的就是为了更好地消灭敌人。

因此，对于初诊胃癌的患者和家属，并不一定要焦急于什么时候手术，这时认真请教相关专家，咨询最适合患者的治疗方案才是重中之重。

病情是否严重？会复发转移吗？能活多久？

有时，面对仅仅拿了一张胃镜结果而又焦急无比的初诊患者，医生常常觉得

注：本文作者——赵宏，协和医科大学医学博士，中国医学科学院肿瘤医院腹部外科主任医师，首都十大杰出青年医生。

无可奈何，难以回答这一连串的问题。因为医学讲究循证，是需要证据的，所谓巧妇难为无米之炊，这时最起码需要有影像学结果，才能粗略的明确诊断、分期，进而推测出患者的预后，当然这也只是一个大致的答案。最终的判断有赖于手术之后的病理学结果作为金标准。

另外，在医学上所说的预期生存时间、5 年生存率之类的词语，属于统计学范畴，针对每个个体只能用于参考，并没有明确的意义，患者及家属需要了解这一点。

在饮食生活上需要注意些什么？

检查发现胃癌的患者在饮食上应当以容易消化的食物为主，比如富含蛋白质、脂肪的烹饪较烂的食物，以液体状或糊状为主，尽量不吃辛辣刺激的食物，以及比较坚硬、不易消化的食物，同时尽量减少富含纤维素的蔬菜等食品。一旦出现吞咽困难、腹胀腹痛、呕血、黑粪等症状，应当及时到附近医院就诊，必要时可能需要禁食，通过静脉输液补充营养。

发现时为晚期胃癌已扩散该怎么治疗？

如果胃癌晚期已经扩散，可能不能进行手术，需要至肿瘤内科就诊，以化疗为主。同时注意加强营养支持，提高自身免疫力，积极的治疗还是能够有益于整体的生存。

另外，中医治疗对于机体的调节也有一定的帮助，可以到正规的中医医院就诊治疗。

遭遇白血病,
先问医生这几件事儿

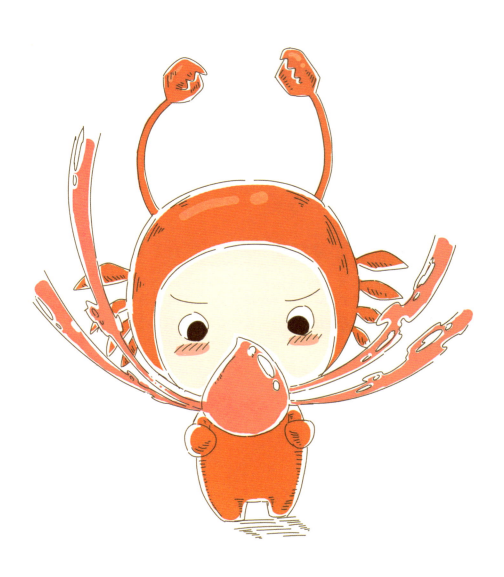

到底是哪一种类型的白血病？

不同白血病类型之间治疗方式、预期寿命有极大的差异。首先要能明确，是急性还是慢性，是髓系还是淋巴系，再具体向主治医师明确是否属于急性早幼粒细胞白血病（APL），这一点很重要，白血病是异质性极大的疾病总称，治疗的起点是明确的诊断。

治疗的目的是什么？

治疗的目的一般分为根治性和姑息性两大类，急性白血病一般为根治性治疗，但老年、一般情况不佳患者有时也只能接受姑息性，甚至支持性治疗，向主治医师明确这一点有助于建立正确的治疗预期。

治疗的流程是怎样的？

急性白血病根治性治疗的一般流程是诱导缓解、巩固和维持三大阶段。治疗前首先需要了解的是，是否需要移植（异基因造血干细胞移植），如果需要的话大概什么时候进行，供者如何选择，移植的费用预期是多少。

有没有特征性的分子生物学突变？

一般治疗开始两周以后，分子生物学和细胞生物学检查的结果就陆续出来了，可以向主治医师咨询特征性的分子生物学突变标志，这些突变有些可以作为靶向治疗的靶标，有些具有预测预后的意义，或者可以作为微小残留病灶检测的靶点。

注：本文作者——王维达，临床医学博士，中山大学肿瘤防治中心血液肿瘤科主治医师。

是否有临床试验可供参加？

一般来说，年轻、初治、一般情况良好的患者按照诊疗常规治疗即可，复发、老年或伴有某些特殊分子遗传学突变的患者接受临床试验更可能获益。如果参加临床试验的话，患者权益相关的信息可以在签署知情同意书集中向研究者咨询，通常需要了解的问题包括：试验干预的预期获益是什么？对照组疾病进展后是否有方案交叉或其他补救？受试者还能从中得到哪些补偿？如果不参加试验的话，应该接受的治疗是怎样？

治疗效果的预期是怎样的？

根据白血病的类型和患者的并发症情况，接受医嘱治疗的生存预期如何？5年累计复发率有多高？接受移植的患者还需明确治疗相关病死率多高？非复发病死率多高？移植后发生急慢性移植物抗宿主病的风险有多高？预期生存治疗会有怎样的改变？

治疗完成后的随访应如何安排？

一般移植后患者可能1个月随访一次，逐渐过渡至3个月、6个月一次；化疗巩固的患者可能3个月随访一次，逐渐过渡为6个月至1年，5年后改为每年随访一次。随访期间需要注意哪些生活细节？有哪些需要警惕的复发报警征象？

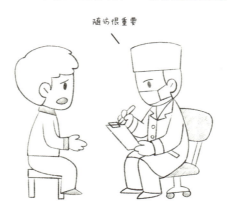

参考文献

AN S J, CHEN Z H, SU J, et al. Identification of enriched driver gene alterations in subgroups of non-small cell lung cancer patients based on histology and smoking status[J]. PloS one 7, 2012:e40109.

ANGELO M G, ZIMA J, TAVARES DA SILVA F, et al. Post-licensure safety surveillance for human papillomavirus-16/18-AS04-adjuvanted vaccine: more than 4 years of experience[J]. Pharmacoepidemiology and drug safety,2014,23:456-465.

ASAKA M, MABE K. Strategies for eliminating death from gastric cancer in Japan. Proceedings of the Japan Academy Series B[J].Physical and biological sciences , 2014,90:251-258.

BADALIAN-VERY G, VERGILIO J A, DEGAR B A, et al. Recurrent BRAF mutations in Langerhans cell histiocytosis[J]. Blood, 2010,116:1919-1923.

BAJPAI R, MATULIS S M, WEI C, et al. Targeting glutamine metabolism in multiple myeloma enhances BIM binding to BCL-2 eliciting synthetic lethality to venetoclax[J]. Oncogene, 2016,35:3955-3964.

BALACHANDRAN V P, CAVNAR M J, ZENG S, et al. Imatinib potentiates antitumor T cell responses in gastrointestinal stromal tumor through the inhibition of Ido[J]. Nature medicine , 2011,17:1094-1100.

BATE-EYA L T, DEN HARTOG I J, VAN DER PLOEG I, et al. High efficacy of the BCL-2 inhibitor ABT199 (venetoclax) in BCL-2 high-expressing neuroblastoma cell lines and xenografts and rational for combination with MCL-1 inhibition[J]. Oncotarget, 2016, 7: 27946-27958.

BEDI G, CARRILLO F, CECCHI G A, et al. Automated analysis of free speech predicts psychosis onset in high-risk youths[J]. NPJ schizophrenia , 2015,1:15030.

BEDNARCZYK R A, DAVIS R, AULT K, et al. Sexual activity-related outcomes after human papillomavirus vaccination of 11- to 12-year-olds[J]. Pediatrics, 2012, 130:798-805.

BERNSTEIN M B, KRISHNAN S, HODGE J W, et al. Immunotherapy and stereotactic ablative radiotherapy (ISABR): a curative approach? [J]. Nature reviews Clinical oncology, 2016, 13:516-524.

BEZU L, GOMES-DE-SILVA L C, DEWITTE H, et al. Combinatorial strategies for the induction of immunogenic cell death[J]. Frontiers in immunology, 2015, 6: 187.

BONA C, BOT A. The 2011 Nobel Prize–honoring the memory of Dr. Ralph Steinman[J]. International reviews of immunology, 2011, 30:233-234.

BOSETTI C, MALVEZZI M, CHATENOUD L, et al. Trends in cancer mortality in the Americas, 1970-

2000[J]. Annals of oncology , 2005, 16:489-511.

BOUTROS C, TARHINI A, ROUTIER E, et al. Safety profiles of anti-CTLA-4 and anti-PD-1 antibodies alone and in combination[J]. Nature reviews Clinical oncology, 2016, 13: 473-486.

BOYLE G M, D'SOUZA M M, PIERCE C J, et al. Intra-lesional injection of the novel PKC activator EBC-46 rapidly ablates tumors in mouse models[J].PloS one 9, 2014: e108887.

BOYMAN O, SPRENT J. The role of interleukin-2 during homeostasis and activation of the immune system[J]. Nature reviews Immunology , 2012, 12: 180-190.

BUCHBINDER R, OSBORNE R H, EBELING P R, et al. A randomized trial of vertebroplasty for painful osteoporotic vertebral fractures[J]. The New England journal of medicine , 2009,361:557-568.

CARDOSO F, VAN'T VEER L J, BOGAERTS J, et al. 70-Gene Signature as an Aid to Treatment Decisions in Early-Stage Breast Cancer[J]. The New England journal of medicine,2016, 375: 717-729.

CASTELLSAGUE X, SCHNEIDER A, KAUFMANN A M, et al. HPV vaccination against cervical cancer in women above 25 years of age: key considerations and current perspectives[J]. Gynecologic oncology, 2009, 115: S15-23.

Centers for Disease and Prevention.Annual smoking-attributable mortality, years of potential life lost, and productivity losses–United States, 1997-2001[J]. MMWR Morbidity and mortality weekly report , 2005, 54:625-628.

CHAO M, WU H, JIN K, et al. A nonrandomized cohort and a randomized study of local control of large hepatocarcinoma by targeting intratumoral lactic acidosis[J]. eLife , 2016, 5.

CHEN G Q, ZHU J, SHI X G, et al. In vitro studies on cellular and molecular mechanisms of arsenic trioxide (As_2O_3) in the treatment of acute promyelocytic leukemia: As_2O_3 induces NB4 cell apoptosis with downregulation of BCL-2 expression and modulation of PML-RAR alpha/PML proteins[J]. Blood, 1996,88:1052-1061.

CHEN M, CHANG C H, TAO L, et al. Residential Exposure to Pesticide During Childhood and Childhood Cancers: A Meta-Analysis[J]. Pediatrics , 2015a,136:719-729.

CHEN W, ZHENG R, BAADE P D, et al. Cancer statistics in China, 2015[J]. CA: a cancer journal for clinicians, 2016, 66:115-132.

CHEN Z, PETO R, ZHOU M, et al. Contrasting male and female trends in tobacco-attributed mortality in China: evidence from successive nationwide prospective cohort studies[J]. Lancet , 2015b,386:1447-1456.

CHIOU V L, BUROTTO M. Pseudoprogression and Immune-Related Response in Solid Tumors[J] Journal of clinical oncology , 2015, 33:3541-3543.

COYNE G O, TAKEBE N, CHEN A P. Defining precision: The precision medicine initiative trials NCI-MPACT and NCI-MATCH[J]. Current problems in cancer, 2017, S0147-0272 (17) 30016-30018.

CURTIN J A, FRIDLYAND J, KAGESHITA T, et al. Distinct sets of genetic alterations in melanoma[J]. The New England journal of medicine , 2005, 353: 2135-2147.

DE LEON J. Atypical antipsychotic dosing: the effect of smoking and caffeine[J]. Psychiatric services, 2004,55: 491-493.

DEVITA V T, CHU E. A history of cancer chemotherapy[J]. Cancer research, 2008, 68: 8643-8653.
DO K, O'SULLIVAN COYNE G, CHEN A P. An overview of the NCI precision medicine trials-NCI MATCH and MPACT[J]. Chinese clinical oncology, 2015, 4:31.
DUNN G P, OLD L J, SCHREIBER R D. The three Es of cancer immunoediting[J]. Annual review of immunology, 2004, 22:329-360.
EMENS L A, MIDDLETON G. The interplay of immunotherapy and chemotherapy: harnessing potential synergies[J]. Cancer immunology research, 2015, 3:436-443.
FREDERICK D T, PIRIS A, COGDILL A P, et al. BRAF inhibition is associated with enhanced melanoma antigen expression and a more favorable tumor microenvironment in patients with metastatic melanoma[J]. Clinical cancer research, 2013,19:1225-1231.
FREISE K J, JONES A K, ECKERT D, et al. Impact of Venetoclax Exposure on Clinical Efficacy and Safety in Patients with Relapsed or Refractory Chronic Lymphocytic Leukemia[J]. Clinical pharmacokinetics, 2017, 56:515-523.
GAFFEN S L, LIU K D. Overview of interleukin-2 function, production and clinical applications[J]. Cytokine, 2004, 28: 109-123.
GALMARINI D, GALMARINI C M, GALMARINI F C. Cancer chemotherapy: a critical analysis of its 60 years of history[J]. Critical reviews in oncology/hematology, 2012, 84:181-199.
GAMBACORTI-PASSERINI C, ANTOLINI L, MAHON F X, et al. Multicenter independent assessment of outcomes in chronic myeloid leukemia patients treated with imatinib[J]. Journal of the National Cancer Institute , 2011,103:553-561.
GOLDEN E B, APETOH L. Radiotherapy and immunogenic cell death[J]. Seminars in radiation oncology , 2015,25, 11-17.
GOTO E, TOMITA A, HAYAKAWA F, et al. Missense mutations in PML-RARA are critical for the lack of responsiveness to arsenic trioxide treatment[J]. Blood, 2011, 118:1600-1609.
GROVE W M, ZALD D H, LEBOW B S, et al. Clinical versus mechanical prediction: a meta-analysis[J]. Psychological assessment, 2000, 12:19-30.
HA S Y, CHOI S J, CHO J H, et al. Lung cancer in never-smoker Asian females is driven by oncogenic mutations, most often involving EGFR[J]. Oncotarget, 2015, 6: 5465-5474.
HE J, ZHANG X, WEI Y, et al. Low-dose interleukin-2 treatment selectively modulates CD4(+) T cell subsets in patients with systemic lupus erythematosus[J]. Nature medicine, 2016,22:991-993.
HERN W M. Has the human species become a cancer on the planet? A theoretical view of population growth as a sign of pathology[J]. Current world leaders , 1993,36(1):89-124.
HODI F S, O'DAY S J, MCDERMOTT D F, et al. Improved survival with ipilimumab in patients with metastatic melanoma[J]. The New England journal of medicine, 2010, 363: 711-723.
HORIKAWA N, YAMAZAKI T, SAGAWA M, et al. The disclosure of information to cancer patients and its relationship to their mental state in a consultation-liaison psychiatry setting in Japan[J]. General hospital psychiatry , 1999,21:368-373.
HOSAKA T, AWAZU H, FUKUNISHI I, et al. Disclosure of true diagnosis in Japanese cancer patients[J]. General hospital psychiatry, 1999,21:209-213.

HOUGHTON S C, REEVES K W, HANKINSON S E, et al. Perineal powder use and risk of ovarian cancer[J]. Journal of the National Cancer Institute , 2014,106.

HOWICK J, BISHOP F L, HENEGHAN C, et al. Placebo use in the United kingdom: results from a national survey of primary care practitioners[J]. PloS one, 2013,8:e58247.

HU J, LIU Y F, WU C, et al. Long-term efficacy and safety of all-trans retinoic acid/arsenic trioxide-based therapy in newly diagnosed acute promyelocytic leukemia[J]. Proceedings of the National Academy of Sciences of the United States of America, 2009, 106:3342-3347.

HUANG H L, CHENG S Y, YAO C A. Truth Telling and Treatment Strategies in End-of-Life Care in Physician-Led Accountable Care Organizations: Discrepancies Between Patients' Preferences and Physicians' Perceptions[J]. Medicine, 2015, 94: e657.

HUANG H Y, SHI J F, GUO L W, et al. Expenditure and financial burden for the diagnosis and treatment of colorectal cancer in China: a hospital-based, multicenter, cross-sectional survey[J]. Chinese journal of cancer, 2017, 36, 41.

HUGHES P E, CAENEPEEL S, WU L C. Targeted Therapy and Checkpoint Immunotherapy Combinations for the Treatment of Cancer[J]. Trends in immunology , 2016,37:462-476.

HUH J R, GUO M, HAY B A. Compensatory proliferation induced by cell death in the Drosophila wing disc requires activity of the apical cell death caspase Dronc in a nonapoptotic role[J]. Current biology , 2004, CB 14:1262-1266.

HYMAN D M, PUZANOV I, SUBBIAH V, et al. Vemurafenib in Multiple Nonmelanoma Cancers with BRAF V600 Mutations[J]. The New England journal of medicine, 2015, 373:726-736.

ITO T, ANDO H, SUZUKI T. Identification of a primary target of thalidomide teratogenicity[J]. Science , 2010, 327:1345-1350.

IYER G, HANRAHAN A J, MILOWSKY M I, et al. Genome sequencing identifies a basis for everolimus sensitivity[J]. Science , 2012, 338:221.

JEMAL A, SIEGEL R, XU J, et al. Cancer statistics, 2010[J]. CA, 2010, 60:277-300.

JOOSSENS J V, HILL M J, ELLIOTT P, et al. Dietary salt, nitrate and stomach cancer mortality in 24 countries. European Cancer Prevention (ECP) and the INTERSALT Cooperative Research Group[J]. International journal of epidemiology, 1996, 25: 494-504.

KALLMES D F, COMSTOCK B A, HEAGERTY P J, et al. A randomized trial of vertebroplasty for osteoporotic spinal fractures[J]. The New England journal of medicine, 2009, 361:569-579.

KAZDAGLIS G A, ARNAOUTOGLOU C, KARYPIDIS D, et al. Disclosing the truth to terminal cancer patients: a discussion of ethical and cultural issues[J]. Eastern Mediterranean health journal , 2010, 16:442-447.

KHAW S L, SURYANI S ,EVANS K, et al. Venetoclax responses of pediatric ALL xenografts reveal sensitivity of MLL-rearranged leukemia[J]. Blood, 2016, 128:1382-1395.

KIM E S, HERBST R S, WISTUBA II, et al. The BATTLE trial: personalizing therapy for lung cancer[J]. Cancer discovery, 2011, 1:44-53.

KIM R, EMI M, TANABE K. Cancer immunoediting from immune surveillance to immune escape[J]. Immunology, 2007, 121:1-14.

KINGSLEY D P. An interesting case of possible abscopal effect in malignant melanoma[J]. The

British journal of radiology, 1975, 48: 863-866.

KIVIMAKI M, JOKELA M, NYBERG S T, et al. Long working hours and risk of coronary heart disease and stroke: a systematic review and meta-analysis of published and unpublished data for 603,838 individuals[J]. Lancet, 2015, 386: 1739-1746.

KONOPLEVA M, POLLYEA D A, POTLURI J, et al. Efficacy and Biological Correlates of Response in a Phase II Study of Venetoclax Monotherapy in Patients with Acute Myelogenous Leukemia[J]. Cancer discovery, 2016, 6: 1106-1117.

KROEMER G, GALLUZZI L, KEPP O, et al. Immunogenic cell death in cancer therapy[J]. Annual review of immunology, 2013, 31:51-72.

LAN Q, HSIUNG C A, MATSUO K, et al. Genome-wide association analysis identifies new lung cancer susceptibility loci in never-smoking women in Asia[J]. Nature genetics, 2012, 44:1330-1335.

LARKIN J, CHIARION-SILENI V, GONZALEZ R, et al. Combined Nivolumab and Ipilimumab or Monotherapy in Untreated Melanoma[J]. The New England journal of medicine, 2015,373: 23-34.

LEDERMANN J, HARTER P, GOURLEY C, et al. Olaparib maintenance therapy in platinum-sensitive relapsed ovarian cancer[J]. The New England journal of medicine, 2012, 366: 1382-1392.

LI Y, LI Y, YANG T, et al. Clinical significance of EML4-ALK fusion gene and association with EGFR and KRAS gene mutations in 208 Chinese patients with non-small cell lung cancer[J]. PloS one, 2013, 8: e52093.

LIN J J, RIELY G J, SHAW A T. Targeting ALK: Precision Medicine Takes on Drug Resistance[J]. Cancer discovery, 2017, 7: 137-155.

LIN K Y, KRAUS W L. PARP Inhibitors for Cancer Therapy[J]. Cell, 2017, 169: 183.

Lind S E, DelVecchio Good M J, Minkovitz C S, et al. Oncologists vary in their willingness to undertake anti-cancer therapies[J]. British journal of cancer, 1991,64:391-395.

LO-COCO F, AVVISATI G, VIGNETTI M, et al. Retinoic acid and arsenic trioxide for acute promyelocytic leukemia[J]. The New England journal of medicine, 2013, 369: 111-121.

MA J L, ZHANG L, BROWN L M, et al. Fifteen-year effects of Helicobacter pylori, garlic, and vitamin treatments on gastric cancer incidence and mortality[J]. Journal of the National Cancer Institute, 2012, 104: 488-492.

MACKIE R M, REID R, JUNOR B. Fatal melanoma transferred in a donated kidney 16 years after melanoma surgery[J]. The New England journal of medicine, 2003, 348: 567-568.

MACKILLOP W J, O'SULLIVAN B, WARD G K. Non-small cell lung cancer: how oncologists want to be treated[J]. International journal of radiation oncology, biology, physics, 1987,13: 929-934.

MAILANKODY S, PRASAD V. Five Years of Cancer Drug Approvals: Innovation, Efficacy, and Costs[J]. JAMA oncology, 2015, 1: 539-540.

MATULIS S M, GUPTA V A, NOOKA A K, et al. Dexamethasone treatment promotes BCL-2 dependence in multiple myeloma resulting in sensitivity to venetoclax[J]. Leukemia, 2016, 30:1086-1093.

MELLMAN I, NUSSENZWEIG M. Retrospective. Ralph M. Steinman (1943-2011)[J]. Science，2011,334:466.

MILLER K D, SIEGEL R L, LIN C C, et al. Cancer treatment and survivorship statistics[J]. CA, 2016, 66:271-289.

MILOWSKY M I, IYER G, REGAZZI A M, et al. Phase II study of everolimus in metastatic urothelial cancer[J]. BJU international, 2013, 112: 462-470.

MIRZA M R, MONK B J, HERRSTEDT J, et al. Niraparib Maintenance Therapy in Platinum-Sensitive, Recurrent Ovarian Cancer[J]. The New England journal of medicine，2016, 375: 2154-2164.

MIYATA H, TAKAHASHI M, SAITO, et al. Disclosure preferences regarding cancer diagnosis and prognosis: to tell or not to tell? [J]. Journal of medical ethics, 2005, 31: 447-451.

MOORE S C, LEE I M, WEIDERPASS E, et al. Association of Leisure-Time Physical Activity With Risk of 26 Types of Cancer in 1.44 Million Adults[J]. JAMA internal medicine，2016, 176: 816-825.

MORICKE A, ZIMMERMANN M, VALSECCHI M G, et al. Dexamethasone vs. prednisone in induction treatment of pediatric ALL: results of the randomized trial AIEOP-BFM ALL 2000[J]. Blood，2016, 127: 2101-2112.

MU L, LIU L, NIU R, et al. Indoor air pollution and risk of lung cancer among Chinese female non-smokers[J]. Cancer causes & control : CCC，2013, 24: 439-450.

NAUD P S, ROTELI-MARTINS C M, DE CARVALHO N S, et al. Sustained efficacy, immunogenicity, and safety of the HPV-16/18 AS04-adjuvanted vaccine: final analysis of a long-term follow-up study up to 9.4 years post-vaccination[J]. Human vaccines & immunotherapeutics，2014, 10: 2147-2162.

NORRIS R E, ADAMSON P C. Challenges and opportunities in childhood cancer drug development[J]. Nature reviews Cancer，2012, 12: 776-782.

OKAMURA H, UCHITOMI Y, SASAKO M, et al. Guidelines for telling the truth to cancer patients[J]. Japanese journal of clinical oncology，1998，28: 1-4.

OLIVIER M, HOLLSTEIN M, HAINAUT P. Tp53 mutations in human cancers: origins, consequences, and clinical use[J]. Cold Spring Harbor perspectives in biology 2, 2010, a001008.

OZA A M, CIBULA D, BENZAQUEN A O, et al. Olaparib combined with chemotherapy for recurrent platinum-sensitive ovarian cancer: a randomised phase 2 trial[J]. The Lancet Oncology，2015,16: 87-97.

PARK K, TAN E H, O'BYRNE K, et al. Afatinib versus gefitinib as first-line treatment of patients with EGFR mutation-positive non-small-cell lung cancer (LUX-Lung 7): a phase 2B, open-label, randomised controlled trial[J].The Lancet Oncology，2016, 17: 577-589.

PATHAK N, DODDS J, ZAMORA J, et al. Accuracy of urinary human papillomavirus testing for presence of cervical HPV: systematic review and meta-analysis[J]. Bmj，2014,349: g5264.

PLACE A E, STEVENSON K E, VROOMAN L M, et al. Intravenous pegylated asparaginase versus intramuscular native Escherichia coli L-asparaginase in newly diagnosed childhood acute lymphoblastic leukaemia (DFCI 05-001): a randomised, open-label phase 3 trial[J]. The Lancet Oncology，2015, 16: 1677-1690.

POSTOW M A, CALLAHAN M K, BARKER C A, et al. Immunologic correlates of the abscopal effect in a patient with melanoma[J]. The New England journal of medicine, 2012, 366: 925-931.

PUNNOOSE E A, LEVERSON J D, PEALE F, et al. Expression Profile of BCL-2, BCL-XL, and MCL-1 Predicts Pharmacological Response to the BCL-2 Selective Antagonist Venetoclax in Multiple Myeloma Models[J]. Molecular cancer therapeutics, 2016, 15: 1132-1144.

RECHER C, COIFFIER B, HAIOUN C, et al. Intensified chemotherapy with ACVBP plus rituximab versus standard CHOP plus rituximab for the treatment of diffuse large B-cell lymphoma (LNH03-2B): an open-label randomised phase 3 trial[J]. Lancet, 2011, 378: 1858-1867.

RECK M, RODRIGUEZ-ABREU D, ROBINSON A G, et al. Pembrolizumab versus Chemotherapy for PD-L1-Positive Non-Small-Cell Lung Cancer[J]. The New England journal of medicine, 2016, 375: 1823-1833.

RIBAS A, KEFFORD R, MARSHALL M A, et al. Phase III randomized clinical trial comparing tremelimumab with standard-of-care chemotherapy in patients with advanced melanoma[J]. Journal of clinical oncology : official journal of the American Society of Clinical Oncology, 2013, 31: 616-622.

ROBERTS A W, DAVIDS M S, PAGEL J M, et al. Targeting BCL-2 with Venetoclax in Relapsed Chronic Lymphocytic Leukemia[J]. The New England journal of medicine, 2016, 374: 311-322.

ROEMER M G, ADVANI R H, LIGON A H, et al. PD-L1 and PD-L2 Genetic Alterations Define Classical Hodgkin Lymphoma and Predict Outcome[J]. Journal of clinical oncology, 2016, 34: 2690-2697.

ROSENBERG S A, PACKARD B S, AEBERSOLD P M, et al. Use of tumor-infiltrating lymphocytes and interleukin-2 in the immunotherapy of patients with metastatic melanoma. A preliminary report[J]. The New England journal of medicine, 1988, 319: 1676-1680.

ROSS C J, KATZOV-ECKERT H, DUBE M P, et al. Genetic variants in TPMT and COMT are associated with hearing loss in children receiving cisplatin chemotherapy[J]. Nature genetics, 2009, 41: 1345-1349.

ROWHANI-RAHBAR A, MAO C, HUGHES J P, et al. Longer term efficacy of a prophylactic monovalent human papillomavirus type 16 vaccine[J]. Vaccine, 2009, 27: 5612-5619.

SCHADENDORF D, HODI F S, ROBERT C, et al. Pooled Analysis of Long-Term Survival Data From Phase II and Phase III Trials of Ipilimumab in Unresectable or Metastatic Melanoma[J]. Journal of clinical oncology : official journal of the American Society of Clinical Oncology, 2015, 33: 1889-1894.

SHAW A T, ENGELMAN J A. Ceritinib in ALK-rearranged non-small-cell lung cancer[J]. The New England journal of medicine, 2014, 370: 2537-2539.

SHAW A T, GANDHI L, GADGEEL S, et al. Alectinib in ALK-positive, crizotinib-resistant, non-small-cell lung cancer: a single-group, multicentre, phase 2 trial[J]. The Lancet Oncology, 2016, 17: 234-242.

SHAW A T, KIM D W, NAKAGAWA K, et al. Crizotinib versus chemotherapy in advanced ALK-positive lung cancer[J]. The New England journal of medicine, 2013, 368: 2385-2394.

SHI V Y, TRAN K, PATEL F, et al. 100% Complete response rate in patients with cutaneous metastatic melanoma treated with intralesional interleukin (IL)-2, imiquimod, and topical retinoid combination therapy: results of a case series[J]. Journal of the American Academy of Dermatology, 2015, 73: 645-654.

SIEGEL R L, MILLER K D, JEMAL A. Cancer Statistics, 2017[J]. CA: a cancer journal for clinicians, 2017, 67: 7-30.

SINGHAL S, MEHTA J, DESIKAN R, et al. Antitumor activity of thalidomide in refractory multiple myeloma[J]. The New England journal of medicine, 1999, 341: 1565-1571.

SLADE B A, LEIDEL L, VELLOZZI C, et al. Postlicensure safety surveillance for quadrivalent human papillomavirus recombinant vaccine[J]. JAMA, 2009, 302:750-757.

SMITH T J, DESCH C E, DAVID M, et al. Would oncologists want chemotherapy if they had non-small-cell lung cancer? [J]. Oncology, 1998, 12: 360, 363, 365.

SOLOMON B J, MOK T, KIM D W, et al. First-line crizotinib versus chemotherapy in ALK-positive lung cancer[J]. The New England journal of medicine, 2014, 371:2167-2177.

STANGELBERGER A, WALDERT M, DJAVAN B. Prostate cancer in elderly men[J]. Reviews in urology, 2008, 10:111-119.

STEINMAN R M. Dendritic cells and vaccines[J]. Proceedings, 2008: 21, 3-8.

STINTZING S, FISCHER VON WEIKERSTHAL L, VEHLING-KAISER U, et al. Correlation of capecitabine-induced skin toxicity with treatment efficacy in patients with metastatic colorectal cancer: results from the German AIO KRK-0104 trial[J]. British journal of cancer, 2011,105:206-211.

STOREY A, THOMAS M, KALITA A, et al. Role of a p53 polymorphism in the development of human papillomavirus-associated cancer[J]. Nature, 1998, 393:229-234.

SUBRAMANIAN J, GOVINDAN R. Lung cancer in never smokers: a review[J]. Journal of clinical oncology, 2007,25: 561-570.

SUN S, SCHILLER J H, GAZDAR A F. Lung cancer in never smokers–a different disease[J]. Nature reviews Cancer, 2007, 7: 778-790.

TATTERSALL M H, GATTELLARI M, VOIGT K, et al. When the treatment goal is not cure: are patients informed adequately? [J]. Supportive care in cancer, 2002,10:314-321.

THUN M J, HANNAN L M, ADAMS-CAMPBELL L L, et al. Lung cancer occurrence in never-smokers: an analysis of 13 cohorts and 22 cancer registry studies[J]. PLoS medicine, 2008, 5: e185.

UGUREL S, ROHMEL J, ASCIERTO P A, et al. Survival of patients with advanced metastatic melanoma: The impact of novel therapies[J]. European journal of cancer, 2016, 53:125-134.

VAN 'T VEER L J, DAI H, VAN DE VIJVER, et al. Gene expression profiling predicts clinical outcome of breast cancer[J]. Nature, 2002, 415:530-536.

VAN MAAREN M C, DE MUNCK L, DE BOCK G H, et al. 10 year survival after breast-conserving surgery plus radiotherapy compared with mastectomy in early breast cancer in the Netherlands: a population-based study[J]. The Lancet Oncology, 2016, 17:1158-1170.

VAN MAELE-FABRY G, LANTIN A C, HOET P, et al. Residential exposure to pesticides and childhood leukaemia: a systematic review and meta-analysis[J]. Environment international,

2011,37:280-291.

WAKELEE H A, CHANG E T, GOMEZ S L, et al. Lung cancer incidence in never smokers[J]. Journal of clinical oncology, 2007, 25:472-478.

WANG S Y, CHEN C H, CHEN Y S, et al. The attitude toward truth telling of cancer in Taiwan[J]. Journal of psychosomatic research , 2004, 57:53-58.

WEBER J S, KAHLER K C, HAUSCHILD A. Management of immune-related adverse events and kinetics of response with ipilimumab[J]. Journal of clinical oncology, 2012,30:2691-2697.

WECHSLER M E, KELLEY J M, BOYD I O, et al. Active albuterol or placebo, sham acupuncture, or no intervention in asthma[J]. The New England journal of medicine, 2011,365:119-126.

WERSALL P J, BLOMGREN H, PISA P, et al. Regression of non-irradiated metastases after extracranial stereotactic radiotherapy in metastatic renal cell carcinoma[J]. Acta oncologica, 2006, 45:493-497.

WHYSNER J, MOHAN M. Perineal application of talc and cornstarch powders: evaluation of ovarian cancer risk[J]. American journal of obstetrics and gynecology , 2000,182:720-724.

WILLMAN C L, BUSQUE L, GRIFFITH B B, et al. Langerhans'-cell histiocytosis (histiocytosis X)–a clonal proliferative disease[J]. The New England journal of medicine, 1994, 331:154-160.

YANG J C, ROSENBERG S A. Adoptive T-Cell Therapy for Cancer[J]. Advances in immunology, 2016, 130:279-294.

YOU W C, BROWN L M, ZHANG L LI, et al. Randomized double-blind factorial trial of three treatments to reduce the prevalence of precancerous gastric lesions[J]. Journal of the National Cancer Institute, 2006, 98:974-983.

ZARDAVAS D, PICCART-GEBHART M. 2015, Clinical Trials of Precision Medicine through Molecular Profiling: Focus on Breast Cancer[J]. Am Soc Clin Oncol Educ Book, 2015:e183-190.

ZHANG X W, YAN X J, ZHOU Z R, et al. Arsenic trioxide controls the fate of the PML-RARalpha oncoprotein by directly binding PML[J]. Science , 2010, 328: 240-243.

ZHOU, C. Lung cancer molecular epidemiology in China: recent trends[J]. Translational lung cancer research, 2014, 3:270-279.

ZHU H H, QIN Y Z, HUANG X J. Resistance to arsenic therapy in acute promyelocytic leukemia[J]. The New England journal of medicine, 2014, 370:1864-1866.

ZHU H H, WU D P, JIN J, et al. Oral tetra-arsenic tetra-sulfide formula versus intravenous arsenic trioxide as first-line treatment of acute promyelocytic leukemia: a multicenter randomized controlled trial[J]. Journal of clinical oncology , 2013,31:4215-4221.

ZITVOGEL L, APETOH L, GHIRINGHELLI F, et al. Immunological aspects of cancer chemotherapy[J]. Nature reviews Immunology, 2008, 8: 59-73.

ZITVOGEL L, RUSAKIEWICZ S, ROUTY B, et al. Immunological off-target effects of imatinib[J]. Nature reviews Clinical oncology, 2016, 13: 431-446.

ZOU H Y, FRIBOULET L, KODACK D P, et al. PF-06463922, an ALK/ROS1 Inhibitor, Overcomes Resistance to First and Second Generation ALK Inhibitors in Preclinical Models[J]. Cancer cell, 2015, 28:70-81.

方建培，罗学群，等 . GZ-2002 急性淋巴细胞白血病化疗方案治疗非高危儿童急性淋巴细胞白血病多

中心协作临床研究 [J]. 中国小儿血液与肿瘤杂志, 2011, 16(2): 60-65.

吴敏媛, 等. 儿童急性淋巴细胞白血病多中心治疗研究的体会及思考 [J]. 中华妇幼临床医学杂志, 2014, 10(3): 269-273.

于洁, 张银娟. 儿童急性髓系白血病化疗相关进展 [J]. 中华实用儿科临床杂志, 2013, 28(15): 1195-1198.

陈静, 等. AML-XH-99 方案治疗婴幼儿急性髓系白血病临床总结 [J]. 临床儿科杂志, 2012, 8: 764-766.

罗学群, 等. 华南地区儿童急性早幼粒白血病多中心研究中期报告 [C]. 中国抗癌协会 2016 大会发言论文, 2016.

吴敏媛, 等. 205 例儿童急性淋巴细胞白血病疗效分析 [J]. 中华血液学杂志, 1994, 15(5):248.

沈树红, 等. 上海儿童医学中心急性淋巴细胞性白血病 2005 方案疗效多中心研究 [J]. 中华儿科杂志, 2013, 51(7):495-503

后记

2015年出版的《癌症·真相：医生也在读》，是我的第一本书。它得了不少奖，带给我很多收获，也带来很多思考。

最重要的一点，它证明了即使在哗众取宠的标题党满天飞的浮躁社会，依然有朴实的内容能得到认可，依然有很多人愿意静下心来阅读。

这给了我莫大的鼓励，于是经过两年的写作，又有了这本《癌症·新知：科学终结恐慌》。

它是上一本书的延续，目的还是用大家都能读懂的语言，更多地解读关于癌症的最前沿科学，破除最不靠谱的流言，分享最激动人心的抗癌进展。

如果您是患者或家属，我希望这两本书能带给您更清晰的思路，让您能更乐观、更理性地和疾病作战。

如果您是生物医药相关行业人员，我希望这两本书能让您感觉到自己工作的价值，它超越了眼前的苟且。

如果您纯粹对生物学感兴趣，我希望这两本书能让您进一步爱上科学，成为您阅读更多好书的垫脚石。

这本书的完成要感谢很多人：

感谢父母、太太和儿子。我过去两年几乎所有业余时间都花在了阅读和写作上，很幸运能一直得到家人的陪伴和理解。

感谢吴一龙教授百忙之中为本书作序。

感谢李一诺、冯唐、张晓龙、姬十三、魏坤琳几位大咖好友的推荐。

感谢清华大学出版社，尤其是胡洪涛和王华两位编辑，很高兴能一起把癌症科普进行下去。

感谢木佚在吃瓜 mm、张玉蛟博士、赵宏博士、田刚博士、张晓彤医生、黄婴博士、张洪涛博士、王维达博士、徐佳晨博士、陈浪博士和杨运波博士为本书提供优质文章。

感谢三乖和铅笔两位插画师的妙笔丹青，感谢图南 mm 和浩哥提供封面设计灵感。

感谢 uu 和美超两位"菠萝因子"科普公众号背后的英雄。

感谢关心并支持"菠萝"的所有读者。

这本书，献给所有相信科学，永不放弃的患者和家属！

李治中（菠萝）

2017 年 7 月